Getretu dem Eid des Hippokrates

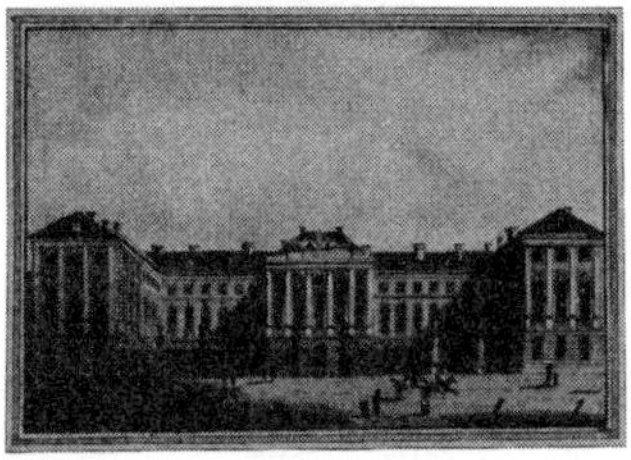

Österreichs große Ärzte

Herausgegeben von
Gerd Holler

Mit 24 Abbildungen

Getreu dem Eid des Hippokrates

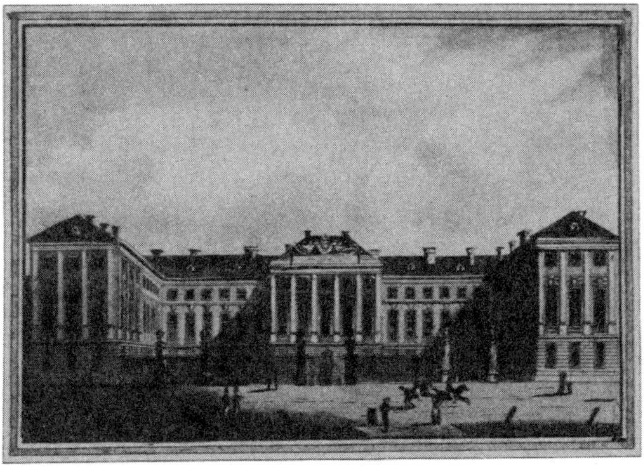

Österreichs große Ärzte

Amalthea

Sämtliche Abbildungen im Buch stammen aus dem Bildarchiv der Österreichischen Nationalbibliothek.
Die Abbildung auf dem Schutzumschlag stammt aus dem Historischen Museum der Stadt Wien.

Umschlag und Herstellung: VerlagsService Dr. Helmut Neuberger und Karl Schaumann GmbH, Heimstetten
Satz: Fotosatz Völkl, Germering
Gesetzt aus 10/12 Punkt Garamond
Druck und Bindung: Wiener Verlag, Himberg bei Wien
Printed in Austria 1990
ISBN 3-85002-294-3

Inhalt

Vorwort

Das vorliegende Buch, das namhafte Persönlichkeiten der österreichischen medizinischen Wissenschaft vorstellt, würdigt deren Leistungen und Werke, die Jahrzehnte zurückliegen und im Bewußtsein unserer Zeit schon fast vergessen sind. Der Herausgeber ist sich bewußt, daß die Auswahl bei dieser Fülle von Kapazitäten der Wiener Medizinischen Schule eine lückenhafte sein muß.

Die Lebensbilder der ausgewählten Ärzte Alt-Österreichs und der neueren Zeit waren seinerzeit in der »Neuen Österreichischen Biographie«, die im Jahre 1916 konzipiert und deren Publikation durch wirtschaftliche und politische Ereignisse immer wieder unterbrochen wurde, erschienen. Die Veröffentlichungen wurden einst so charakterisiert: »Eine lexikalische Sammlung, bei der die Lebens- und Zeitdaten im Kleid einer belletristischen Abhandlung erscheinen, Menschen als Schicksale, als Lese-, nicht als Zahlenstoff.«

Dieses »Kleid einer belletristischen Abhandlung« wurde im Original beibehalten. Es erscheint interessant, die Lebensbeschreibungen der verstorbenen bekannten Persönlichkeiten in Form von Essays zu erfahren, die teilweise von ihren Angehörigen – wie E. Th. Brücke, Franz Adalbert Seligmann, Albert Lorenz und Jörg Böhler – oder von ihren Mitarbeitern – wie Burckhard Breitner, Erwin Stransky, Ernst Lauda, Marlene Jantsch und Manfred Skopec – verfaßt wurden.

Nebst den Erwähnten haben bekannte Wissenschaftler und Publizisten – wie Dr. Otto Frisch, Hans Horst Meyer, N. Ortner, Alexander Fraenkel, Dr. Erna Lesky, Dr. Heinz Ackerknecht, Dr. Friedrich Wallisch, Viktor Reimann, Dr. Erwin Ringel – die bewährte Form der Lebensbeschreibungen bei den übrigen Persönlichkeiten weitergeführt.

Diese Publikation ist kein Lexikon, das den Leser mit einer Fülle von Daten überfüttern würde. Vielmehr soll es in anregender und leicht lesbarer Weise den Interessierten mit Ärzten bekanntmachen, die nicht nur auf dem Gebiet der Medizin Bahnbrechendes geleistet und zum Ruhm und zur Ehre Österreichs beigetragen haben, sondern

auch – getreu ihrem Hippokratischen Eid – ihr Leben dem Wohle ihrer Mitmenschen opferten.
Zugleich stehen sie hier stellvertretend für Tausende von Kollegen, die, im Stillen und unbemerkt von der großen Öffentlichkeit, Tag und Nacht gewirkt haben.

Baden bei Wien, im April 1990 *Dr. Gerd Holler*

Theodor Billroth

1829–1894

Billroth wurde am 26. April 1829 in Bergen auf der Insel Rügen geboren, wo sein Vater evangelischer Pfarrer war. Die nicht sehr verbreitete Familie Billroth stammt aus Schweden. Die Mutter des Th. Billroth (geborene Nagel) war aus Berlin. Ihre Mutter aus Pommern (eine geborene von Willich); ihre Mutter (die Großmutter von Th. Billroth) war eine Französin (geborene von Beaulieu). Diese Familiendaten sind einer kurzen Autobiographie aus dem handschriftlichen Nachlaß Billroths entnommen, die im Archiv der Wiener Gesellschaft der Ärzte aufbewahrt wird. Seine Abstammung gab Billroth wiederholt Anlaß zu ironisierenden Äußerungen. So in einem noch wenige Wochen vor seinem Tode an seinen Freund, den bekannten Musikhistoriker Eduard Hanslick, aus Abbazia gerichteten Briefe. »Ich bin freilich«, so schreibt er, »in Pommern geboren, doch von schwedischem Blut beiderseitiger Großeltern mit französischem Einschlag, ein sonderbarer Mischling, im Vaterland Ernst Moritz Arndts gezüchtet und erzogen. Es ist ein eigenes Ding mit den Rassen und den Abkünften von ihnen – fast so kompliziert wie mit dem Dur und Moll und dem Vierviertel- und Dreivierteltakt. Was soll man aber mit den oft gar nicht üblen Produkten machen, die bald in Dur, bald in Moll oder in keinem von beiden, und bald dazu im Vierviertel-, bald im Dreivierteltakt gehen? Ich habe es aufgegeben, darüber Gesetze, wenn auch nur der Konvention, zu finden.«

Bekanntlich ist seither die Erbkunde – zumal nach den epochalen Entdeckungen von Gregor Mendel – teils als biologisch experimentelles Forschungsgebiet im Bereiche der pflanzlichen und tierischen Organismen, teils als Erkundung und Beobachtung des Erbganges somatischer Merkmale und psychischer Anlagen, sowohl im Bereiche des Normalen als auch des Krankhaften der Vorfahren und ihrer Nachkommen beim Menschen, Gegenstand aktuellsten wissenschaftlichen Interesses. Die Familienforschung, die genealogischen Stammbäume gewinnen, in diesem Lichte gesehen, eine um so größere Bedeutung, je weiter sie in die Reihe der Vorfahren zurückgreifen und auf je eingehendere Beobachtungen der Aszendenz sie aufgebaut sind.

Inwieweit in ihrer Ahnenreihe die Anlagen für die Persönlichkeit eines Th. Billroth vorbereitet waren, darüber fehlen alle Anhaltspunkte. Nicht einmal über seinen Vater wußte Billroth Näheres zu berichten. Denn ihm, dem Erstgeborenen und kaum Fünfjährigen, verstarb dieser und hinterließ ihn mit seinen vier Brüdern der alleinigen Obhut der früh verwitweten Mutter. Wenn wir nun weiter erfahren, daß von diesen Brüdern einer nach dem anderen der Tuberkulose erlag und Billroth als einzig Überlebender in seinem 21. Lebensjahre auch seine von dieser Familienseuche heimgesuchte Mutter verlor, so mag man sich vorstellen, von welchen Mühsalen und Sorgen das Witwendasein dieser Frau erfüllt war; zugleich aber auch, daß die äußeren Umstände und Verhältnisse, unter denen Billroths Knaben- und Jünglingsjahre verliefen, nichts weniger als gute Aussichten für die künftige Gestaltung seiner Existenz eröffneten.

Als die Knaben für den Besuch des Gymnasiums reif wurden, erfolgte die Übersiedlung nach Greifswald. Hier konnte zudem die Witwe auf den Rückhalt an Freunden und Bekannten, unter diesen an Billroths Onkel, dem Professor der Arzneimittellehre Philipp Seifert, und den mit der Familie innig befreundeten Professor der Chirurgie Wilhelm Baum rechnen.

Auch als Greifswalder Gymnasiast blieb Billroth Sorgenkind seiner Mutter. Er selbst zensuriert sich in seiner Autobiographie als »Schüler unter Mittelmäßigkeit«. Hauslehrer, die zufällig alle Mediziner waren, mußten herangezogen werden, um ihm mit Müh und Not über alle Fährlichkeiten des Gymnasiums hinüberzuhelfen. Es fügt sich auch, daß einer dieser Beistände aus dieser Zeit der Bedrängnis, der nachmalige Arzt Dr. Oehlschläger, den später großartigen Aufstieg Billroths erleben sollte und seine Wahrnehmungen an dem ehemaligen Zögling in einem Berichte veröffentlichte. Daraus geht ganz unverhohlen hervor, daß er diesem eine ähnliche Entwicklung nie und nimmer zugetraut hätte. Denn er glaubte damals, dem Jungen eigentlich alle irgend nennenswerte Begabung absprechen zu müssen. Billroths Mutter wußte freilich besser Bescheid. Ihrer Einsicht war es nicht entgangen, daß, wenn ihr Sohn Theodor für die Gegenstände des Gymnasiums ein so geringes Interesse zeigte, dies vor allem durch die um so größere Neigung verursacht war, die er der Musik entgegenbrachte. Eltern und Großeltern beiderseits waren, wie Billroth in seiner Autobiographie ausdrücklich erwähnt, hervorragend musikalisch. Es lag also hier – in der Terminologie der Erbkunde –

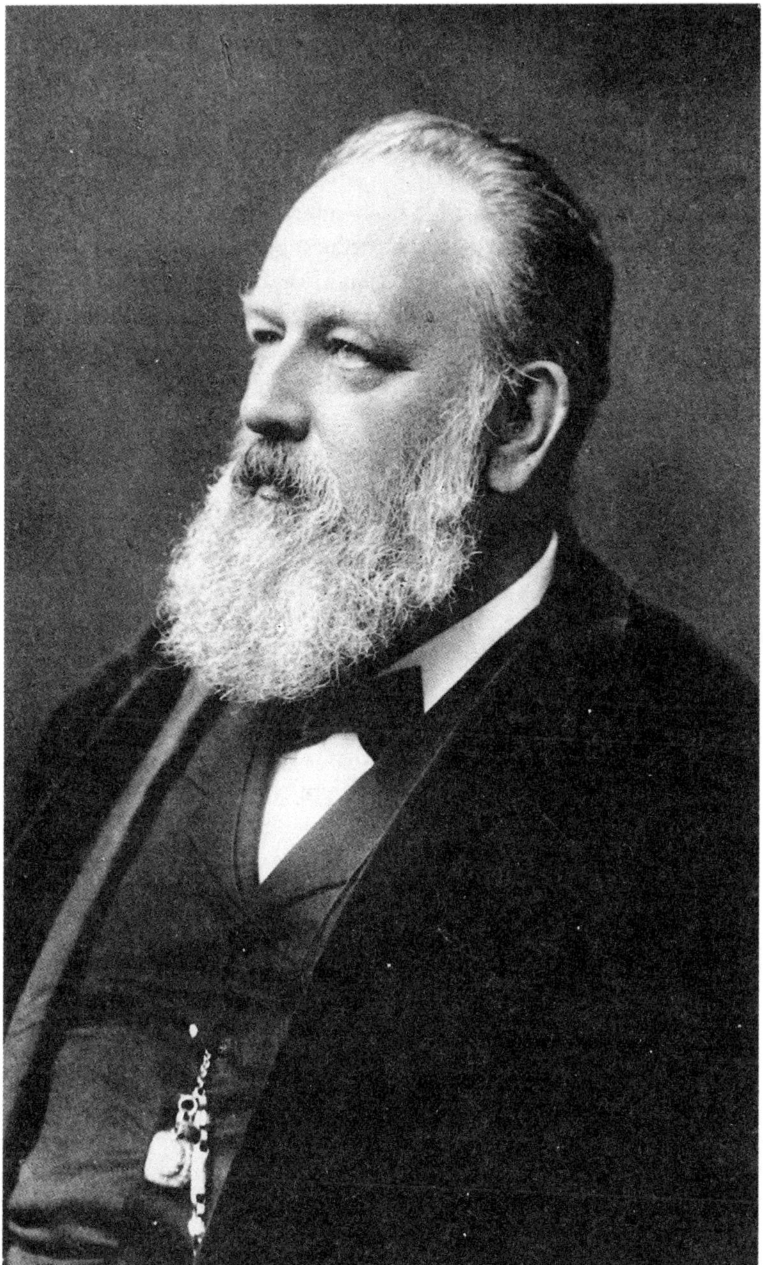

Theodor Billroth

eine dominant homozygotische Anlage vor. Begreiflich, daß diese von seinem ganzen Wesen Besitz ergriff und ihn der leidenschaftliche Wunsch beseelte, sich ausschließlich der Musik zu widmen. Es gehörte die ganze liebevolle Klugheit der Mutter dazu, um hierbei den richtigen Ausweg zu finden, um ohne die künstlerischen Anlagen und Neigungen des Knaben zu unterdrücken, darauf bedacht zu sein, ihm vor allem jenen Bildungsgang zu sichern, der für alle Fälle für die künftige Gestaltung seiner bürgerlichen Existenz die unumgängliche Voraussetzung bildete. Für die unbeirrte Durchsetzung dieses Grundsatzes in seiner Erziehung war Billroth im weiteren Verlauf seines Werdegangs der »vernünftigen Mutter« herzlich dankbar. Nachdem er recht und schlecht die Klippen des Gymnasiums umschifft hatte, bezog er die Greifswalder Universität und wurde Mediziner. Nicht etwa aus freier Wahl und durch ausgesprochene Vorliebe für den ärztlichen Beruf, sondern mehr fatalistisch unter dem bestimmenden Einfluß äußerer Umstände. Billroths Hauslehrer waren – wie erwähnt – zufällig immer Mediziner, sein fürsorglicher Onkel, Seifert, Professor an der medizinischen Fakultät, ebenso Baum, der treue Freund der Familie. Sein erstes Greifswalder Semester war noch ganz von musikalischen Interessen erfüllt. Da kam die Berufung Baums an die chirurgische Lehrkanzel nach Göttingen und Billroth folgte dem väterlichen Freunde nach seinem neuen Bestimmungsort. Hier, unter dem Einfluß hervorragender Lehrer, trat der eigentliche Wendepunkt im Lebenslauf Billroths ein, hier sollte er förmlich seinen Tag von Damaskus erleben.
Billroth selbst hat über diese geistige Wandlung, die sich in ihm vollzog, seinem ehemaligen Hauslehrer, dem früher schon erwähnten Dr. Oehlschläger gegenüber, als dieser ihn im Jahre 1870 lächelnd auf den Widerspruch in seiner früheren und späteren geistigen Entwicklung aufmerksam machte, dieses Rätsel in folgender Weise gelöst: »Den alten Sprachen vermochte ich auf dem Gymnasium durchaus kein Interesse abzugewinnen. Mit einem Schlage änderte sich das, so wie ich die Universität bezog. Die im Anfang betriebenen Naturwissenschaften boten mir etwas Greifbares und Faßbares, da gewann sofort jede Pflanze, jedes Tier Farbe und Leben für mich, meine ganze Natur war wie durch einen Zauber umgewandelt. Da gewann ich selbst für die alten Sprachen, wenn sie mir bei meiner Untersuchung etwas nützen konnten, erneutes Interesse.«

Mit der Übersiedlung nach Göttingen wird, wie man sieht, dem Lebensweg Billroths eine neue Richtung, der Ausblick in eine neue, von ihm bis dahin übersehene Welt eröffnet, und hiermit werden ihm auch die neuen Ziele gewiesen. Nicht etwa, daß er deswegen seiner ersten Liebe, der Musik, den Abschied gegeben hätte; er blieb ihr vielmehr buchstäblich treu bis in den Tod. Ihr galten seine ersten und – wie wir sehen werden – seine letzten Gedanken. Aber fortan sollte sie nicht mehr sein alleiniger Lebenszweck sein. Nur erbauen wollte er sich nach wie vor an ihr und befreiendes Ausdrucksmittel sollte sie ihm bleiben in freudvollen wie leidvollen und besinnlichen Stunden seines Daseins.

Die Wecker seiner bis dahin schlummernden Anlagen waren der Stab bedeutender Männer der Göttinger medizinischen Fakultät, vor allem der schon genannte Professor der Chirurgie Wilhelm Baum, der väterliche Freund, dem Billroth an seinen neuen Bestimmungsort gefolgt war, und der hervorragende Physiologe Rudolf Wagner.

Der entscheidende Einfluß Wilhelm Baums auf Billroths Bildungsgang kann gar nicht hoch genug angeschlagen werden. Baum war Billroths erster Lehrer in der Chirurgie; ihm und seiner vorbildlichen Art, wie er das Fach lehrte und übte, ist es zu danken, daß Billroth gerade für diesen Zweig der Heilkunde eine besondere Vorliebe bekundete. Auf der Höhe seiner Laufbahn angelangt und bis an sein Lebensende blieb er diesem seinem Lehrer und Förderer in verehrungsvoller Dankbarkeit tief verbunden. So heißt es in einem aus Berchtesgaden in der Ferienzeit an Baum gerichten Briefe Billroths: »Tausend Dank für ihr vortreffliches Bild; ich betrachte es mit inniger Dankbarkeit für alles Schöne und Gute, was ich ihnen schulde. Sie waren doch der erste, der den Funken der Begeisterung für das Erhabene und Große in der Wissenschaft in meine damals noch schwankende Seele und noch schwankenderen Charakter warf. Sie ließen mich Ziele sehen, die ich wohl nie zu erreichen hoffte, doch deren Anstrebung mich erhob und nach und nach die Energie und den Ehrgeiz in mir weckten, zu erproben, wie weit meine Kräfte wohl reichten. Ich sah in Ihnen auch, daß es möglich sei, Wissenschaft und Kunst vereint zu bewältigen, ja, daß künstlerische Bildung dazu dienen könne, die wissenschaftliche Lehrkraft zu steigern.«

Ein besonders eindrucksvolles Denkmal hat Billroth diesem seinem innig verehrten Lehrer in dem 30 Druckseiten umfassenden Nekro-

log gesetzt, den er ihm nach dessen im Jahre 1882 erfolgten Tode im »Archiv für klinische Chirurgie« gewidmet hat.
Baum ist als Lehrer Billroths in die Geschichte der Chirurgie eingegangen. Man geht vergebens im chirurgischen Schrifttum den Spuren seines geistigen Schaffens nach, auch ist keinerlei Methodisches, das an seinen Namen geknüpft wäre, in die operative Praxis übergegangen. Man konnte es damals noch zu hohem akademischen Ansehen bringen, auch ohne dickleibige Bücher zu verfassen. Man denke an den Wiener Internisten Oppolzer, an den berühmten Berliner Kliniker Schönlein, die beide auch hervorragende Schulbildner waren. Wenn es demnach Baums Wesensart nicht entsprach, auch schriftstellerisch auf die Entwicklung seines Faches Einfluß zu nehmen, so muß wohl sein Wort von um so lebendigerer Wirkung gewesen sein, und die autoritative Stellung und der Ruf, deren er sich unter seinen Zeitgenossen zu erfreuen hatte, mußten in Eigenschaften begründet gewesen sein, deren Wirkungen nur von der hohen Artung seiner Persönlichkeit ausgegangen sein konnten.
Gerade in der Geschichte der wissenschaftlichen Heilkunde – um uns nur auf dieses Gebiet zu beschränken – bildet es keine vereinzelte Erscheinung, daß die Bedeutung des Lehrers von dem Ruhme seiner Schüler überschattet wird und dem Schicksal, ganz in Vergessenheit zu geraten, nur durch deren verehrungsvoll dankbares Bekenntnis entgeht, wie tief diese sich ihrem Meister gegenüber verpflichtet fühlen. Um nur ein hierhergehöriges, besonders eindrucksvolles Beispiel anzuführen, sei Johannes Müller und die ehrfurchtsvolle Huldigung erwähnt, die er, einer der größten Naturforscher aller Zeiten, den Manen seines Lehrers K. A. Rudolphi dargebracht hat. Durch die Gedächtnisrede Müllers ist sein Lehrer Rudolphi ebenso in die Geschichte der Naturwissenschaften eingegangen, wie Wilhelm Baum durch den Nachruf seines Schülers Billroth. »In einer unedlen Stimmung würde ich mich scheuen, das Bild des väterlichen Freundes zu betrachten, und erinnere ich mich der edelsten Begegnisse meines Lebens, so fällt mir sogleich Rudolphi ein.«
Man wird im ganzen deutschen Schrifttum nicht leicht ähnlichen Bekenntnissen begegnen, in welchen die Dankbarkeit bedeutender Männer für den Anteil ihrer Lehrer an ihrer eigenen Entwicklung so erhebend tiefempfundenen Ausdruck findet.
Außer Baum war es namentlich der Professor der Physiologie Rudolf

Wagner, dem Billroth in Göttingen für seine spätere wissenschaftliche Forschungsrichtung maßgebende Belehrung und Förderung verdankte. In dessen Laboratorium »lernte er die Natur sinnig betrachten und zumal auch mit dem Mikroskop erfolgreich arbeiten«. Zugleich – so fährt Billroth in seiner Autobiographie fort – pflegte er in Göttingen die Musik eifrig und fand in dem Hause des dortigen Musikdirektors Arnold Wehrer die liebevollste Aufnahme. Teils durch diese künstlerischen Beziehungen, teils durch gleichartige wissenschaftliche Bestrebungen entwickelte sich auch ein intimes Freundschaftsverhältnis zwischen Billroth und dem ebenfalls sehr musikalischen Georg Meissner (später Professor der Physiologie in Basel, Freiburg, Göttingen). Beide Freunde arbeiteten privatissime bei R. Wagner, und beide wurden von ihrem Lehrer aufgefordert, ihn im Herbst 1851 auf einer wissenschaftlichen Reise nach Triest zu begleiten, um dort an einer damaligen histologischen Tagesfrage mitzuarbeiten, nämlich über die Enden und die Anfänge der Nerven, die elektrischen Organe, zu welchen der in Triest seitdem nicht vorkommende Zitterrochen willkommenes Material darbot. Auf dieser Reise besuchte Wagner mit seinen Schülern die Universitäten Gießen, Marburg, Heidelberg und Wien. Billroth lernte dabei die Professoren dieser Universitäten kennen und empfand die ersten mächtigen Eindrücke von den Alpen Oberitaliens und dem Mittelländischen Meere.
Man sieht: das ingenium tardum, der schwerfällige Geist des Knaben Billroth, mit dem der einstige Hauslehrer Dr. Oehlschläger seine liebe Not hatte, war einem recht empfänglich lebhaften, arbeits- und genußfreudigen gewichen. Zu dieser Wandlung seines ganzen Wesens mag auch beigetragen haben, daß ihm als einzigem in seiner Familie es beschieden war, die tuberkulöse Infektion überwunden zu haben, von der auch er nicht verschont blieb und unter der, solange er mit ihr zu kämpfen hatte, wie seine körperliche Verfassung, so auch seine geistige Regsamkeit gewiß in Mitleidenschaft gezogen wurde. Es war ein tragisches Verhängnis. Sein Vater war – wie erwähnt – dieser Seuche in der Blüte des Mannesalters zum Opfer gefallen, seine vier Brüder sind ihr erlegen. Billroth hatte aber auch allen Grund, um das Leben seiner Mutter zu bangen, und tatsächlich blieb ihm auch dieser Schicksalsschlag nicht erspart. Im Jahre 1859 ereilte ihn in Berlin die Nachricht vom Tode seiner Mutter. Der einundzwanzigjährige Student Billroth war nun der einzige Überlebende aus dem Bergener

Pfarrhaus seiner Kindheit. Er ist sich der ganzen Schwere dieses Verlustes wohl bewußt. »Trotz der großen Schwäche und des unendlichen Leidens, von welchem die Dahingeschiedene jetzt erlöst ist, war sie uns bis zur Todesstunde die treueste, sorgsamste Mutter, mit welcher wir eine unendliche Fülle von Liebe verloren haben.«

Hier in Berlin, mit seinem großzügigen wissenschaftlichen und praktischen medizinischen Fakultätsbetrieb, wurde der nun einmal geweckte Lerneifer des jungen Billroth erst recht rege. Die fesselnde Persönlichkeit Bernhard Langenbecks, des Begründers der ersten großen deutschen Schule der Chirurgie, trug mächtig dazu bei, ihn gerade für dieses praktische Fach zu begeistern. Ludwig Traubes, des internen Klinikers Vorbild ließ ihn die experimentelle Forschung in ihrer ganzen Bedeutung für den wissenschaftlichen Fortschritt in der Heilkunde erkennen. So wurde denn auch eine unter Traubes Leitung durchgeführte experimentelle Studie zum Gegenstand seiner Inauguraldissertation: »De natura et causa pulmonum affectionis, quae nervo utroque vago dissecto exoritur.« (Über Art und Ursache der Lungenveränderungen, welche nach beiderseitiger Durchschneidung der n. v. entstehen.) Am 30. September 1852 wurde Billroth in Berlin promoviert. Im folgenden Winter absolvierte er seine Militärpflicht und sein Staatsexamen und besuchte zugleich eifrig die Privatklinik Albrecht v. Graefes, der eben von seinen Reisen zurückgekehrt, vor einem ganz kleinen Kreise von Zuhörern seine glänzende Laufbahn unter allerlei Schwierigkeiten begann. v. Graefe erinnerte sich später gerne seiner ersten Schüler, und beide Männer waren in der Folge freundschaftlich verbunden.

Es verdient in diesem Zusammenhange die historische Notiz eingefügt zu werden, daß der Augenheilkunde zu damaliger Zeit im Rahmen des Fakultätsunterrichtes noch nicht der Rang eines selbständigen Lehrfaches eingeräumt war. Sie bildete vielmehr eine der Chirurgie angegliederte Disziplin, wie dies ja auch mit der Psychiatrie, den Haut- und Geschlechtskrankheiten, der Frauen- und Kinderheilkunde der Fall war, die ihrerseits damals noch in das Wirkungsgebiet der Klinik für innere Krankheiten fielen. Die Begründung einer vollwertigen eigenen Klinik für Augenkrankheiten blieb dem berühmten Ophthalmologen Beer in Wien vorbehalten, wo überhaupt die Pflege und Selbständigmachung all dieser bis dahin als »Nebenfächer« behandelten Zweige der Heilkunde in Lehre und Praxis zuerst durchgeführt wurde. Es sollte sich übrigens im weiteren beruflichen Werdegang Billroths herausstellen, daß ihm diese »private« Unterweisung in der Augenheilkunde sehr zustatten kam.

Wenn nun Billroth dann als junger Arzt nach Vollendung seiner Studien noch zum Zwecke weiterer ergänzender Ausbildung die Wiener Fakultät aufsuchte, so folgte er damit einem Brauche, an dem damals alle strebsamen jungen deutschen Ärzte festhielten, die es sich halbwegs leisten konnten. Denn hier holten sie sich förmlich die letzten Weihen für ihren Beruf, namentlich in jener Epoche, wo durch das gleichzeitige Wirken einer Anzahl von schöpferischen und führenden Vertretern ihrer Fächer jener Höhepunkt des Ansehens und des Ruhmes der Wiener medizinischen Fakultät erreicht wurde, der in der Geschichte der Medizin als zweite Wiener medizinische Schule gekennzeichnet und verewigt ist. Für die Chirurgie hatte aber damals auch noch Paris besondere Bedeutung. Denn vor dem Wirken Langenbecks in Berlin und vor diesem noch von V. v. Kern in Wien, kann von einer selbständigen Chirurgie in Deutschland kaum die Rede sein. Die Führung des Faches ging bis dahin unbestreitbar von Frankreich und England aus.

Von Wien begab sich Billroth zu mehrwöchigem Aufenthalt nach Paris. Im Herbst 1853 kehrte er nach Berlin zurück und ließ sich dort als praktischer Arzt nieder. Es war gewiß nicht seine Schuld, aber in gewissem Sinne vielleicht eine für ihn glückliche Fügung, daß er monatelang vergeblich auf Kranke wartete.

Der Beruf des praktischen Arztes verbürgte freilich zu damaliger Zeit immer soziales Ansehen und war zumeist auch materiell auskömmlich. Der Arzt war damals noch nicht wie heutigentags, zumal am Beginn seiner Laufbahn, so vielfach darauf angewiesen, Massenpraxis zu bewältigen mit einer Klientel, die in ihm mehr das zugewiesene sanitäre Aufsichtsorgan als den Arzt der freien Wahl sieht. Die damalige Zeit kannte noch die auf ein schönes persönliches Vertrauensverhältnis gegründete Institution des Haus- und Familienarztes. Der Beruf des praktischen Arztes war demgemäß in damaliger Zeit weit begehrenswerter und verschaffte auch hochstehenden Individualitäten in jeder Beziehung mehr Genugtuung, als dies in der Mehrzahl der Fälle unter den gegenwärtigen Verhältnissen möglich ist.

Es ist müßig, sich darüber Gedanken zu machen, ob und in welcher Form, wenn er als praktischer Arzt reüssiert hätte, Billroths geniale

Anlagen auch in dieser Sphäre ärztlicher Berufstätigkeit zum Durchbruch gekommen wären. Auch Robert von Mayer war »nur« praktischer Arzt in Heilbronn, als er das Gesetz der Erhaltung der Energie als erster verkündete, und Robert Koch war »nur« Kreisarzt in Wollstein, als er seine bahnbrechenden bakteriologischen Forschungen betrieb.

Eine zufällige Begegnung mit seinem Freunde und Landsmann Dr. C. Fock, welcher kurz zuvor Assistent bei B. v. Langenbeck geworden war, sollte in der damaligen Lebenslage Billroths die für alle Zukunft entscheidende Wendung bringen. Fock forderte ihn auf, sich um eine soeben freigewordene Assistentenstelle an der Langenbeckschen Klinik zu bewerben. »Billroth hatte das Glück, diese Stelle zu bekommen, und trat bald darauf in dieselbe ein; damit war sein höchster Wunsch erfüllt; es wurde ihm die Gelegenheit, sich speziell mit Chirurgie zu beschäftigen.« (Autobiographie.)

Es wurde schon früher kurz darauf hingewiesen, daß es mit der Langenbeckschen Klinik seine besondere Bewandtnis hatte. Was sie auszeichnete, war nicht nur die Reichhaltigkeit der dort zu beobachtenden Krankheitstypen, die große Mannigfaltigkeit der sich darbietenden therapeutischen Aufgaben, kurz eine Gelegenheit, Erfahrungen zu sammeln, wie sie naturgemäß eben nur unter Großstadtverhältnissen sich in gleichem Maße darbietet; ihr besonderes Gepräge verdankt sie aber vor allem der Persönlichkeit des Mannes, der an der Spitze stand. Daß die Chirurgen gute Anatomen sein sollen, verstand sich auch damals schon von selbst, daß aber ein Chirurg ersten Ranges aus einem Dozenten für Physiologie und mikroskopische Anatomie hervorging, war eine neue, und zwar eine höchst bedeutungsvolle Erscheinung. Ein Chirurg, der zuvor schon diesen Weg zurückgelegt hatte, ehe er an die Lehrkanzel dieses eminent praktischen Faches berufen wurde, von dem war zu erwarten, daß er diese seine Herkunft aus der Naturwissenschaft nicht nur nicht verleugnen, sondern deren Methoden und Ideen auch in sein neues Wirkungsgebiet übertragen, diesem nutzbar machen werde. Das war der Weg zu dem Ziele, das manche schon vorher als erstrebenswert erkannten, keiner vorher aber mit so bewußter Absicht und so erfolgreich betrat wie B. v. Langenbeck. Dadurch erwarb er sich den Ruhm des Begründers einer selbständigen deutschen Schule der Chirurgie.

Unterscheiden wir wohl: Schüler, bessere und minder gute, je nach deren Anstelligkeit und persönlichen Veranlagung, bildet schließlich jeder heran, der es, sei es durch eigene Kraft, sei es durch die Gunst äußerer Umstände, zum Meister gebracht hat. Eine Schule zu begründen vermag aber nur jener, der über das äußerlich Erlernte und die Lehrzeit hinaus, durch die fortwirkende Macht der Ideen, der Gesinnung und des Beispiels den Schülern Richtung und Haltung für den ganzen künftigen Berufs- und Lebensweg mitzugeben berufen und befähigt ist. Das traf für Langenbeck in ganz hervorragender Weise zu. Ihm und seinen Schülern war es vorbehalten, die deutsche Chirurgie in diesem Sinne zu repräsentieren, bis – wie wir sehen werden – diese Vormachtstellung an Billroth und seine Schüler überging. Es ist bezeichnend für den Geist und die Richtung der Langenbeckschen Klinik, daß Billroth dort außer seiner praktisch-chirurgischen Tätigkeit am Krankenbett und im Operationssaal sich vornehmlich mit mikroskopischen Studien befaßte. Die vielen von Langenbeck exstirpierten Geschwülste wurden von Billroth untersucht, hierbei stieß er auf Fragen der Gewebsherkunft und der Entwicklungsgeschichte in ihrer Bedeutung für die Geschwulstlehre. Dabei veröffentlichte er auch Arbeiten rein klinischen Inhaltes. Keine seiner Publikationen, die nicht schon damals prinzipiell wichtige neue Gesichtspunkte gebracht hätte. Die Anerkennung des Wertes seiner wissenschaftlichen Leistungen kam in seiner im Jahre 1856 erfolgten Habilitierung als Privatdozent für Chirurgie und pathologische Anatomie zum äußeren Ausdruck. Er entwickelte nun eine ebenso intensive als erfolgreiche Lehrtätigkeit im Sinne seiner beiden Habilitationsfächer; hielt Vorlesungen über pathologische Anatomie, praktische Kurse über pathologische Histologie, dann später Vorlesungen über allgemeine und spezielle Chirurgie, endlich chirurgische Operationskurse. Die Forschertätigkeit ruhte trotz dieser Inanspruchnahme durch sein didaktisches Wirken und seine klinischen Verpflichtungen als Assistent keineswegs. Das große Interesse seines Lehrers an der Kriegschirurgie ging auch auf Billroth über. Als eine schöne Frucht historischer Studien erscheint seine Geschichte der Behandlung von Schußwunden. Begreiflich, daß solche Leistungen der Aufmerksamkeit der akademischen Kreise nicht entgingen. Es kam zunächst ein Ruf als Professor der pathologischen Anatomie nach Greifswald. Billroth lehnte ab. Denn so sehr er der pathologischen Anatomie und Histologie zugetan war, konnte er sich doch nicht entschließen, seine

Karriere als Chirurg aufzugeben, zumal seine Operationskurse einen außerordentlichen Erfolg hatten, und sein gütiger Lehrer Langenbeck ihn auch dann noch in seiner Assistentenstelle beließ, als er sich 1858 mit Christel Michaelis, Tochter des verstorbenen Hofmedikus Michaelis, verheiratete: es wurde ihm ausnahmsweise die Erlaubnis erteilt, außerhalb der Klinik zu wohnen.

Die Stellung eines Assistenten ist eine befristete. Die verantwortungsvolle Aufgabe, in jedem dringenden Falle stets unverzüglich zur Stelle zu sein, um in Abwesenheit des Chefs nach dem Rechten zu sehen und kunstgerecht einzugreifen, erfordert außerdem seinen steten Bereitschaftsdienst in leicht erreichbarer Nähe der Klinik. Die Lebensführung eines klinischen Assistenten muß demgemäß ganz aufgehen in den Anforderungen des Dienstes und duldet keine Ablenkung durch anderweitige persönliche Interessen. Die Begründung eines eigenen Hausstandes ist mit derlei Verpflichtungen nur schwer vereinbar und daher ist gemeinhin mit dieser Stellung das Zölibat auferlegt. Wenn Langenbeck im Falle Billroths eine Ausnahme gelten ließ, so ist dies ein untrügliches Zeichen, wie sehr ihm daran gelegen war, sich auch fernerhin dieses Mitarbeiters zu versichern. So wurde denn auch Jahr um Jahr Billroth die Assistentenzeit verlängert, bis diese in erwünschtester Weise ihren Abschluß fand durch seine Berufung als ordentlicher Professor und Direktor der chirurgischen Klinik in Zürich. Am 1. April 1860 trat er sein neues Amt an.

Die Geschichte dieser Berufung mit all ihren wechselvollen Einzelheiten findet ihre genaue Darstellung in dem Buche von Arnold Huber (Prof. Dr. Th. Billroth in Zürich. Verlag Seldwyla, Zürich), das als ein auch sonst wertvolles historisches Dokument für die Einsicht in die damaligen schweizerischen Hochschulverhältnisse besondere Erwähnung verdient.

Die Anerkennung ist jedenfalls der Züricher Unterrichtsbehörde und medizinischen Fakultät nicht zu versagen, daß sie allen unangebrachten Lokalpatriotismus beiseite setzend, fern von allen parteipolitischen Einflüssen es an Umsicht und den ernstesten Bemühungen nicht fehlen ließen, um für die freigewordene Klinik den besten Mann zu gewinnen, der überhaupt zu haben war. Man müßte die Liste aller zeitgenössischen medizinischen Größen des deutschen Sprachgebietes zusammenstellen, um all jene anzuführen, die in dieser Besetzungsfrage um gutachtlichen Rat angegangen wurden. Kein

Name, der unter den Empfohlenen so häufig wiederkehrt wie Billroth. Auch Nußbaum in München wurde mehrfach empfohlen, ferner F. Salzer, der Schüler des in hohem Ansehen stehenden Wiener Klinikers Schuh, u. a. m. Merkwürdigerweise ging aber an das Professorenkollegium der Züricher medizinischen Fakultät nicht die übliche Aufforderung, einen Vorschlag zu erstatten; wohl aber, nachdem auch die Tagespresse sich der Angelegenheit angenommen hatte – also recht spät – wurde auch die Fakultät befragt, aber nicht etwa im Sinne einer Äußerung über die in Betracht kommenden Kandidaten, sondern lediglich um eine solche über die Befähigung des Dr. Nußbaum. Das Kollegium beantwortete diese Anfrage mit einer ebenso eingehend begründeten, als warmgehaltenen Würdigung des – Dr. Billroth. Nußbaums wurde zwar zum Schluße des Gutachtens mit einigen verbindlichen Worten gedacht, aber nur, um das Votum in die Bitte ausklingen zu lassen: »Hoher Erziehungsrat möge mit allen Kräften bemüht sein, Herrn Dr. med. Th. Billroth in Berlin für die betreffende Stelle zu gewinnen.«

Kaum 30jährig hat Billroth ein Ziel erreicht, das im Grunde genommen als der überhaupt erreichbare Höhepunkt der akademischen Laufbahn anzusehen ist. Einer akademischen Lehrkanzel kommt immer und überall jene Bedeutung zu, die ihr jeweilig durch die Persönlichkeit desjenigen verliehen wird, der sie innehat. Die Züricher Hochschulen erfreuten sich aber schon damals eines hohen Ansehens. Billroth äußert sich darüber in seiner Autobiographie in folgender Weise: »Hier kam Billroth in eine Fakultät, welche durch ihre frische und wirkungsvolle Tätigkeit ausgezeichnet war; er arbeitete und lehrte hier siebeneinhalb Jahre zusammen mit Griesinger, Biermer, Moleschott, A. Fick, Frey, H. Meyer, Horner, Breslau, Rindfleisch, Eberth, und empfing von diesen wie von anderen ausgezeichneten Männern der Universität und des Polytechnikums (Vischer, Lübke, Semper, Gottfried Keller, Osenbrüggen u. a.) mächtige Anregungen nach den verschiedensten wissenschaftlichen Richtungen. Billroth trat auch mit den hervorragenden Kollegen der medizinischen Fakultät der anderen schweizerischen Universitäten (Lücke, Mark, Kleber, Schiff, Aeby, Door in Bern, His und Stein in Basel) bald in nähere Verbindung.«

Darin liegt eben ein nicht zu unterschätzender Vorzug der kleineren Universitätsstädte. Sie fördern den Anschluß und Gedankenaus-

tausch innerhalb einer naturgemäß gegebenen Gemeinschaft. Das im engeren Raume sich abspielende Leben und die dadurch begünstigten Begegnungsmöglichkeiten läßt die fachschulgemäße Trennung und Absonderung nach Fakultäten nicht so leicht aufkommen, der einzelne verliert sich nicht so leicht wie im Gewühl des großstädtischen Daseins. Die Menschen, die organisch zusammengehören, finden dementsprechend auch leichter zueinander, und die im Grunde doch bestehende Einheit aller höheren geistigen Interessen, wie sie die Hochschule verkörpert, schafft immer neue Berührungs- und Anknüpfungspunkte eines anregenden, die Bildung fördernden, den geistigen Horizont erweiternden Verkehrs ihrer Angehörigen.
Auf der Höhe seiner schon in jungen Jahren erprobten Leistungsfähigkeit empfing Billroth in seinem neuen Bestimmungsort, in einer Landschaft von erbaulicher Schönheit, eine geistige Atmosphäre, die alle schöpferischen Anlagen seines Wesens neu belebte. So freie Bahn Langenbeck, nachdem er erkannt, daß sein Schüler sich des rechten Triebes und des rechten Weges bewußt war, seiner Entwicklung auch gelassen, hier erst im selbständigen Wirkungskreise galt es für ihn, sich all des Vertrauens würdig zu erweisen, das sein Lehrer und väterlicher Freund, die Züricher Behörde und Fakultät auf ihn gesetzt hatten. Ein Ansporn mehr war es, daß er ein Fremder im Lande war. All diese mehr von außen einwirkenden Antriebe reichen aber für die Entfaltung einer wahrhaft schöpferischen Tätigkeit nicht hin, wenn ihnen nicht jener unbeirrbare, selbstauferlegte innere Zwang, die aus innerer Notwendigkeit ausströmende Sehnsucht nach der diese erfüllenden Leistung, das Gefühl der Sendung, entgegenkommt. Art und Ausmaß dessen, was Billroth in seiner Züricher Zeit zustande gebracht, läßt sich nur so erklären. Billroth fand bei der Übernahme der Züricher chirurgischen Klinik dieser auch noch die Augenheilkunde angegliedert. Es wurde ja schon darauf hingewiesen, daß die Selbständigmachung der verschiedenen medizinischen Fächer, wie sie heute in Lehre und Praxis in so weitgehender Weise durchgeführt ist, sich erst allmählich und dadurch durchgesetzt hat, daß das eine oder andere Mitglied des Lehrkörpers aus individueller Vorliebe sich die Pflege einer dieser Teildisziplinen besonders angelegen sein ließ. Je weiter diese Spezialisierung in Theorie und Praxis zur Zeit gediehen ist und je vielköpfiger demgemäß der Lehrkörper einer medizinischen Fakultät der Gegenwart zusammengesetzt sein muß, um so be-

deutungsvoller kommt darin der im Wandel der Zeiten vollzogene Gang der Entwicklung der neuzeitigen Heilkunde zum Ausdruck. Noch am Anfang des 18. Jahrhunderts bildeten zwei Professoren das Um und Auf des Lehrkörpers einer Fakultät; dem einen war die Theorie, dem anderen die medizinische Praxis anvertraut, beider Aufgabe erschöpfte sich aber im Lesen und Kommentieren der Klassiker der Medizin. Die In-den-Dienst-Stellung der Kranken für den medizinischen Unterricht, die Begründung der klinischen, auf unmittelbare Beobachtung am Krankenbett eingestellten Methode des Lehrens und Lernens vollzog sich erst über Initiative der Kaiserin Maria Theresia, als eine in der Geschichte der Medizin denkwürdigsten organisatorischen Leistungen der nach Wien berufenen großen holländischen Ärzte van Swieten und de Haen. Diese Reform war der Ausgangspunkt aller weiteren Entwicklung des medizinischen Unterrichtes, zugleich der Grundstock, von dem aus sich alle weitere Ausgestaltung und in immer feinerer Verzweigung, die Teilung in Sonderfächer in Lehre, Forschung und Praxis allmählich ausbilden sollte.
Es kann nicht wundernehmen, wenn bei diesem Werdegang nicht alle Fakultäten allerorten gleichen Schritt hielten und hierbei die großstädtischen mit ihrem weit reichhaltigeren und vielseitigeren Krankenmaterial naturgemäß beträchtlichen Vorsprung gewannen. So war denn auch an der Züricher Fakultät die Arbeitsteilung in der Lehrtätigkeit erst in ihren ersten Anfängen. Denn noch eine Reihe anderer Fachdisziplinen entbehrten damals ihrer selbständigen Vertretung. Man kann sich beispielsweise schwer dreinfinden, daß selbst die pathologische Anatomie, diese durch Rokitansky in Wien und später durch R. Virchow in Berlin zu so fundamentaler Bedeutung erhobene medizinische Wissenschaft, in Zürich damals über eine eigene Lehrkanzel überhaupt noch nicht verfügte. Es war ganz dem persönlichen Ermessen der Kliniker anheimgestellt, Sektionen – dann natürlich eigenhändig und so gut sie es eben konnten – vorzunehmen oder nicht. Erst Billroth wußte es durchzusetzen, daß für dieses Fach eine eigene Lehrkanzel geschaffen und ein hochqualifizierter Vertreter – E. Rindfleisch – an diese berufen wurde.
Wie schon erwähnt, hatte Billroth durch den privaten Unterricht in Berlin bei A. v. Graefe, dem nachmalig weltberühmten Ophthalmologen, sich hinreichend Kenntnisse und Fertigkeiten erworben, um

neben Chirurgie auch Augenheilkunde, didaktisch und praktisch, der für Zürich übernommenen Verpflichtung gemäß, betreiben zu können. Seiner von sachlichen Erwägungen bestimmten Denkungsart schien das Interesse der Fakultät aber besser gewahrt, wenn er diesen Teil seines akademischen Wirkungskreises einer, wie ihm schien, hierfür zuständigeren Persönlichkeit, dem als tüchtig allgemein anerkannten, zunächst auf seine Privatklinik angewiesenen Augenarzt Horner, überließ. So betrieb er die Errichtung einer eigenen ophthalmologischen Klinik unter Horners Leitung und zedierte ihm auch aus seinem eigenen Bestande die hierfür erforderlichen Räumlichkeiten. Die neue Züricher Augenklinik erwarb sich unter Horners vortrefflicher Leitung hohes Ansehen und im Ausbau der Fakultät war wieder ein Schritt nach vorwärts getan. So war denn dem zielbewußten Eintreten Billroths, ihrem jüngsten, aber trotzdem offenbar damals schon in der ihm zukommenden Autorität voll anerkannten Mitgliede, die Bereicherung der Fakultät um zwei Lehrkanzeln und um zwei hervorragende Vertreter ihrer Fächer zu verdanken.

Mit dem Krankenhauswesen war es im Züricher Kanton im ganzen weit besser bestellt als vielfach anderenorts. Eine hochkultivierte, wohlhabende, der Pflichten des Besitzes bewußte, in ihrem warmen Heimatgefühl opferwillige Bevölkerung hatte für ausreichende Bereitstellung von Anstalten für die Aufnahme von Kranken und Siechen vorgesorgt. »Es gehörte« – so schreibt Billroth – »zur guten alten republikanischen Sitte, daß fast jeder, der überhaupt etwas zu testieren hat, für die Krankenanstalten des Landes ein Legat aussetzt.« Diese »republikanische Sitte« muß um so mehr Achtung einflößen, als sie in einem Lande eingehalten wird, das das Stimulans für die Entfaltung von Bürgertugend, Orden, Adelsprädikate und Titel nicht kannte und auch heute noch nicht kennt. Billroth findet die baulichen Einrichtungen des Züricher Kantonspitales »im allgemeinen zweckmäßig, die Regierung sorgt nach Kräften, daß die Kranken sich in diesem Asyl der Humanität wohlfühlen ... Das Krankenhaus besitzt als Heilanstalt das unbedingte Vertrauen in allen Schichten der Bevölkerung ... fast niemals habe ich in der Schweiz jenen Abscheu vor dem Spitale und der Spitalsbehandlung gefunden, welcher an manchen Orten Deutschlands so ausgeprägt ist«.

Trotzdem sah sich Billroth veranlaßt, an seiner Klinik wesentliche bauliche und auch sonst im ganzen Betrieb eingreifende Änderungen durchzuführen. Mit den Ideen, die ihn dabei leiteten, eilte er seiner Zeit weit voraus. Alles, was er hier herstellen ließ, ist für Krankenhausbau und Spitalsbetrieb der Gegenwart im Laufe der Zeiten unumgängliche Forderung geworden. Das heutige Spitalswesen beschränkt sich nicht auf die Lösung der Aufgabe, für eine gegebene Anzahl von Kranken eine mehr oder weniger behagliche Unterkunft zu bieten; darüber hinaus muß allen Einzelforderungen und Bedürfnissen des ärztlichen und des Pflegedienstes und eines Gesamtbetriebes Rechnung getragen werden, für dessen vollkommenes Funktionieren und Salubrität schon in der ganzen Anlage Vorsorge getragen werden muß.

Von diesen Gesichtspunkten gingen schon damals Billroths reformatorische Bestrebungen aus, die er zum Wohle seiner Kranken, unter verständnisvollst entgegenkommender Beihilfe der kantonalen Regierung, verwirklichen konnte. Insoweit es im Rahmen des Bestehenden überhaupt durchführbar war, schuf er vor über einem halben Jahrhundert in Zürich eine Klinik, die sich auch heute noch hätte sehen lassen können. Denn seine Vorsorge umfaßte alles, was zum Wohle seiner Kranken nur irgend in Betracht kam: Bettung, Heizung, Ventilation, Ölfarbenanstrich der Wände, Wasserversorgung, eine diätetische Küche, die auch den individuellen Bedürfnissen namentlich der chronisch Kranken Rechnung trug, und in vorauseilender Erkenntnis der Bedeutung von Licht und frischer Luft als Heilfaktoren, ergänzte er seine Klinik auch räumlich noch durch eine Gartenanlage. Wer erkennt nicht schon in diesen Schöpfungen des jungen Züricher Klinikers den künftigen Erbauer des Wiener Rudolfiner-Hauses?

Daß er außerdem für die Beistellung eines Tierstalles und Experimentierraumes als einen unentbehrlichen Adnex seiner Klinik sorgte, ist nicht minder kennzeichnend für die Richtung, die Billroth schon von allem Anbeginn an in der Chirurgie verfolgte und die so wesentlich dazu beitrug, ihm die führende Stellung in der fortschrittlichen Entwicklung seines Faches zu verschaffen. Schon in einem aus Anlaß seiner Berufung von Berlin aus an den Züricher Erziehungsrat gerichteten Schreiben kommt zum Ausdruck, in welchem Sinne er seiner Lehrtätigkeit zu obliegen wünschte. Der Unterricht sollte möglichst demonstrativ gestaltet werden, der Klinik müßten Sammlungsräume zur Verfügung stehen für Präparate, Instrumente usw., aus deren Bestande der Unterricht jeweilig illustrativ zu ergänzen wäre. »Nur das zweckmäßige Ineinandergreifen« – so heißt es in diesem Briefe – »von Theorie und Praxis, von Wissenschaft und Technik vermag dauernd anzuregen; die isolierte Theorie führt nur zu oft zur unfruchtbaren Spekulation, die isolierte Technik zu handwerksmäßiger Routine.« Wie sehr sich diese Unterrichtsmethode dann bewährte, kam geradezu zahlenmäßig in einer ganz außerordentlichen Zunahme der Hörerschaft zum Ausdruck. Ruf und Ansehen der Billrothschen Klinik verschaffte nicht nur dieser, sondern der ganzen Fakultät bedeutenden Zuzug aus anderen – auch den französischen – Kantonen und namentlich aus Deutschland. Begreiflich, daß, wie schon betont, das jüngste Mitglied des Kollegiums, Billroth, sich nicht nur innerhalb dieses, sondern auch der Behörde gegenüber die denkbar autoritativste Stellung erwarb, und als es galt, einen neuen Studienplan für das ganze medizinische Studium zu schaffen, da erging vom Präsidenten der Erziehungsdirektion ganz direkt und ausschließlich an Billroth das Ersuchen, sich dieser Aufgabe unterziehen zu wollen. »Es dürfte«, so schreibt Huber in seinem schon erwähnten Buche, »das der erste Studienplan der medizinischen Fakultät der Universität Zürich sein und er wurde denn auch fast genau nach Billroth in die ›Verordnung betr. die Organisation der Lehrkurse und die Einrichtungen der Studien an der Hochschule Zürich‹ aufgenommen.«

Wie sehr gerade diese Unterrichtsfragen Billroth am Herzen lagen und ihn seither während seiner ganzen akademischen Laufbahn beschäftigten, dafür ist beredtestes Zeugnis sein berühmtes, nachmalig in Wien verfaßtes Buch: »Über Lehren und Lernen der medizinischen Wissenschaften an den Universitäten der deutschen Nation« und daran anschließend eine Reihe von weiteren Abhandlungen über dasselbe Thema.

In dem umfangreichen Schrifttum, das sich mit Billroth beschäftigt, findet sich auch manches Urteil über Billroth als Lehrer der Züricher Studenten. Kappeler, ein hervorragender Schweizer Chirurg, gedachte der Zeiten, wo er zu des Meisters Füßen gesessen, mit größter Begeisterung: »Wer von seinen Schülern könnte jemals die schönen und genußreichen Stunden vergessen, die wir in seiner Klinik verlebten.« Er bildet aber eine besonders kennzeichnende Ergänzung, wenn er gleich hinzufügt: »Ein Schulmeister und Eindriller war Billroth nicht.« Nicht anders lautet das Urteil jener, die in Wien seine

Vorlesungen besucht haben. Diejenigen freilich, auf die der Spruch seine Anwendung findet: »Sie möchten gern belehrt sein, doch soll's nicht Mühe kosten«, waren im Billrothschen Hörsaal nicht recht am Ort. Denn er war nicht der Lehrer derer, die vor allem die Sorge um die Prüfung in die Vorlesung treibt und die auch sonst beim Bücherstudium ängstlich allem Kleingedruckten aus dem Wege gehen, und nichts lag Billroths Wesen ferner, als routinierte Schulmeisterei und schematisierender Drill. Von überzeugender Wärme beseelt, spiegelte sein Vortrag die sein ganzes Wesen so kennzeichnende vornehme Ruhe und Ausgeglichenheit. Keine rhetorischen Floskeln, kein falsches deklamatorisches Pathos, keine selbstgefällige Heldenpose, aber auch kein Ausgehen auf Beifall und sonstige Bezeigungen der Sympathie und Heiterkeitserfolge auf Kosten der Würde des Ortes. Ungesucht kultiviert, in der dem Gebildeten natürlich gegebenen Ausdrucksweise, ohne die Stimme lauter zu erheben, als die deutliche Vernehmbarkeit es erforderte, so floß seine Rede dahin, die man nicht nur anhörte, sondern der man mit bezwingender innerster Teilnahme folgte und lauschte.

Sollen wir an dieser Stelle schon von Billroth als Operateur sprechen? Manches Zeugnis aus der Züricher Zeit bekundet es, daß auch für die operative Chirurgie dort mit ihm ein neuer Geist einzog. Billroth als Operateur, das ist ja der große Ruhmestitel, unter dem sein Name über den engeren Kreis seiner Berufsgenossen, namentlich auch in der Laienwelt auch heute noch fortlebt.

Anscheinende Mühelosigkeit und Leichtigkeit in der Bewältigung einer manuell technischen Aufgabe, dabei der Eindruck der Ziel- und Zweckbewußtheit von allen Einzelverrichtungen im Dienste ihrer Lösung, das sind die Merkmale, die dem vonstatten gehenden Händewerk sein künstlerisches Gepräge verleihen. Der Zuschauer bei einer von Billroth ausgeführten Operation gewann den Eindruck – mochte es sich im gegebenen Falle um eine noch so schwierige technische Aufgabe gehandelt haben – daß das Operieren eigentlich die einfachste Sache der Welt sei. Ein operativer Akt folgte dem andern mit logischer Selbstverständlichkeit, unverkennbarer Zweckmäßigkeit, ruhig, planvoll, Schritt für Schritt. Ein Kunstwerk war es und kein Kunststück, das sich da in fortschreitend sinnvoller Gestaltung bis zu seiner Vollendung vor den Augen des Zuschauers entwickelte. Über allem, was da mitanzusehen war, überwog eher der Eindruck des Ästhetischen.

Aber auch die vollendetste Beherrschung der operativen Technik bot zu damaligen Zeiten durchaus noch nicht die Gewähr des Erfolges. So Bewundernswertes gerade Billroth darin leistete, darf doch nicht übersehen werden, daß es seit jeher unter den Chirurgen an hervorragenden Technikern nicht fehlte. So beschränkt auch der Aufgabenkreis der operativen Chirurgie im Vergleich mit dem gegenwärtigen damals war, so bildete die Makellosigkeit der technischen Ausführung für die verhältnismäßig geringe Zahl zumeist typisch gewordener Eingriffe eine vielleicht noch unumgänglichere Forderung als vielfach heutigentags.

Bedenkt man ferner, daß viele ältere Vertreter des Faches, deren operative Tätigkeit noch in eine Zeit reichte, die den Segen der Verfahren zur Schmerzbetäubung nicht kannte und daher darauf eingeschult sein mußten, bei der Ausübung ihrer Kunst Schwierigkeiten und Hindernisse zu überwinden, in die wir uns heutigentags kaum mehr hineinzudenken vermögen; bedenkt man dies alles, dann wird man die Anforderungen, die gerade damals an das Händewerk der Chirurgen gestellt wurden, gewiß nicht unterschätzen dürfen und es gerne glauben, daß manche ältere Vertreter des Faches als Operateure geradezu virtuose Leistungen aufbrachten. Namentlich französische Chirurgen – so der berühmte napoleonische Kriegschirurg Larrey, der z. B. in seinen Feldambulanzen 200 primäre Amputationen an einem Tage ausgeführt haben soll! – haben sich darin ganz besonders hervorgetan. Aber auch von Billroths großem Lehrer Langenbeck erzählte man wahre Wundertaten an Schnelligkeit des Operierens, die bezeichnenderweise die medizinisch-historische Anekdote heute noch überliefert.

Aber, wie gesagt, Leistung und Erfolg ließen dazumal jedes gesetzmäßige Verhältnis vermissen. Postoperativer Verlauf und Ausgang wurden vielmehr, auch unter sonst übereinstimmenden äußeren Umständen, allem Anscheine nach als unberechenbaren Zufälligkeiten anheimgestellt erachtet. »Ich habe ihn operiert und verbunden, Gott wird ihn heilen.« Das war im 16. Jahrhundert der Standpunkt der frommen Resignation eines Ambroise Paré, des großen Mannes, der vom Barbierchirurgen zum Chirurgen von historischem Format emporgestiegen war. Sollte es auch für alle Zukunft unabwendbar dabei sein Bewenden haben?

Damit konnte sich das kausale Bedürfnis eines Geistes wie Billroth nicht abfinden. Hier lag ein Problem vor, dem nur mit den Methoden des Naturforschers, nur mit Beobachtung und Experiment beizukommen war. Warum, so fragte er sich, fiebert die Mehrzahl der Operierten und Verwundeten? Hat dieses Fieber einen eigenartigen Typus? Ist es ein mehr oder weniger obligater Folgezustand nach Operationen und Verwundungen? Was hat es zu bedeuten? Ist es ein von Art und Schwere der Verletzung als solcher hervorgerufenes »nervöses« oder »Reizfieber«? Wird es wie die anderen Folgezustände nach Operationen und Verwundungen durch innere, in der individuellen Konstitution gelegene Ursachen hervorgerufen? Oder handelt es sich um von außen einwirkende Noxen, für deren Aufnahme und Geltendmachung der Organismus des Verwundeten eine besondere Bereitschaft darbietet? Etwa um thermische jahreszeitliche Einflüsse oder liegen diese sonst in der Luft und sind miasmatischer Art oder diätetische Schäden, die dem intakten Organismus gemeinhin nichts anhaben? Ist es demnach der Atmungsweg, auf dem diese Noxen in den Körper gelangen, oder werden sie mit der Nahrung eingeführt, um auf die eine oder andere Art dann von innen her den Wundverlauf zu beeinflussen?

Schon mit der Formulierung all dieser Fragen wird der ganze unbefriedigende Stand der damaligen Chirurgie grell genug beleuchtet. Es war unvereinbar mit der Verantwortung, die jedem in seinem Wirkungskreis auferlegt ist, Erfolg wie Mißerfolg der persönlichen Leistung von so völlig unberechenbaren Faktoren abhängig zu sehen. An der Lösung des Problems aber wirksam mitzuarbeiten, war, wie gesagt, nur demjenigen vorbehalten, der im naturwissenschaftlichen Denken geschult, unvoreingenommen zu beobachten und das empirisch Festgestellte durch das Experiment zu überprüfen befähigt war. Billroth war der Mann, sich an eine derartige Aufgabe zu wagen, mochte er sich auch sagen, daß unter Umständen ein ganzes Menschenleben eben lange genug währt, um ihr voll gerecht zu werden. In Zürich begonnen und während seines ganzen dortigen Aufenthaltes nie unterbrochen und dann in Wien wieder aufgenommen, sollten seine diesen Fragen gewidmeten Forschungen erst nach 15 Jahren zu einem gewissen Abschlusse kommen.

In drei Veröffentlichungen aus Zürich legt er die Ergebnisse seiner »Beobachtungsstudien über das Wundfieber und die akzidentellen Wundkrankheiten« nieder. Der erste praktische Erfolg seiner Studien war die Einführung der Thermometrie in die Chirurgie. Jeder Laie kennt heutzutage die Bedeutung der Messung der Körpertemperatur und die Beobachtung der Temperaturkurve als Behelf für die Beurteilung des Wundverlaufes in allen seinen Phasen. Für jedwede Störung dient sie als empfindlicher Indikator und für den Arzt wird die Erhöhung der Körpertemperatur zur Mahnung, an der Wunde nach dem Rechten zu sehen. Denn das Fieber der Verwundeten und Operierten – das war die fundamentale Entdeckung, die schon den Züricher Studien Billroths zu danken war – ist weder ein mehr oder weniger obligater Folgezustand nach Operation und Verwundung, noch wird es durch die besondere Örtlichkeit und Art der Verwundung an und für sich, noch durch die konstitutionelle Eigenart des Verwundeten verursacht, sondern es hat die Bedeutung eines Resorptionsfiebers. Es entsteht durch die Aufnahme von sogenannten pyrogenen = fiebererregenden, in den Wunden entstandenen und entweder auf dem Blut- oder Lymphwege in den Organismus erst von dort aus sekundär gelangenden und diesen dadurch in Mitleidenschaft ziehenden Substanzen. Diesen Substanzen kommen aber auch meist sogenannte phlogogene = entzündungserregende Wirkungen zu, deren anatomische und klinische Manifestation den verschiedenen von Billroth als akzidentell bezeichneten Wundkrankheiten zugrunde liegt. In strenger Beschränkung auf das durch Beobachtung und Experiment Erweisbare und von ihm Erwiesene stellte er es als zunächst nur wahrscheinlich hin, daß diese Fiebererreger, die zugleich zumeist auch Entzündungserreger sind, molekulärer, »vielleicht« organischer Natur sind. »Handelt es sich«, so schreibt er, »dabei um kleinste Lebewesen, so wirken sie nicht an sich, sondern durch die unter ihrem Einflusse gebildeten chemischen Gifte.« Der normale Vorgang der Wundheilung erzeugt aber kein Fieber, sagte damals schon Billroth. »Nach meinen Anschauungen über die chirurgischen Infektionskrankheiten sind die dem Kranken eventuell angewehten Infektionsstoffe nicht gasförmiger, sondern molekulärer Beschaffenheit; sie haften am Verbandzeug, an den Betten, an weißen Kalkwänden, auch vielleicht oft genug an den Kleidern und Händen der Wärter und Ärzte. Man kann sich vor diesen Stoffen nur durch eine übertriebene Reinlichkeit schützen ... die Krankenzimmer müssen öfter geleert und gründlichst gereinigt werden, damit sich die Infektionsstoffe in den Zimmern nicht anhäufen.«

Man muß nicht gerade als Arzt mit der geschichtlichen Entwicklung der Anschauungen über Wundkrankheiten und Wundbehandlung bis zum heutigen Stand des Wissens um diese Dinge und mit der chirurgischen Praxis der Gegenwart vertraut sein, um die ganze Bedeutung des Standpunktes würdigen zu können, den Billroth schon damals in seinen mehrfachen Veröffentlichungen über Wundfieber und die akzidentellen Wundkrankheiten und in seinem Buche »Chirurgische Klinik in Zürich« so überzeugend vertrat; auch jeder gebildete Laie wird vielmehr darin den eigentlichen Ausgangspunkt aller weiteren bis zur gegenwärtigen außerordentlichen Leistungsfähigkeit gediehenen Fortschritte der chirurgischen Praxis erkennen können. Diese grundsätzliche und befruchtende Bedeutung haben aber diese Feststellungen Billroths vor allem dadurch erlangt, daß sie nicht Ergebnis spekulativer Deutung der Erscheinungen sind, sondern Errungenschaften ihrer mit der strengen Methodik des Naturforschers überprüften Beobachtungen.
Unwillkürlich taucht in diesem Zusammenhange die historische Märtyrergestalt eines Ignaz Semmelweis auf. Auch er hat mit den spekulativen Anschauungen seiner Zeit aufgeräumt und im Bereiche der Wochenbetterkrankungen mit wahrhaft heiligem Eifer dieselben Ideen verfochten wie Billroth. Die Tragik seines geistigen Kampfes wäre ihm erspart geblieben und nicht erst einer späten Nachwelt wäre es vorbehalten gewesen, ihm volle Gerechtigkeit widerfahren zu lassen, wenn er für die Durchsetzung seiner Ideen von der überragenden Bedeutung der Kontaktinfektion und der Möglichkeit, ihr vorzubeugen, statt mit leidenschaftlich flammenden Worten, wie Billroth mit der überzeugenden Kraft naturwissenschaftlicher Methodik eingetreten wäre ...
Billroth gab sich mit den Ergebnissen der hier besprochenen Studien, so grundsätzlichen Charakter sie auch hatten, nicht zufrieden, für ihn waren sie noch lange nicht abgeschlossen. Alle Forschung geht ja im allgemeinen und für jeden Forscher insbesondere nur in Etappen vonstatten. Jedes erreichte Ziel ist hierbei nur eine Rast, von der aus dem Blicke neue Ziele aufscheinen, unwiderstehlich bestimmend, den einmal eingeschlagenen Weg bis ans, freilich oft genug unabsehbare, Ende zu verfolgen.
Das trifft aber ganz besonders zu auch für Billroths klinische und experimentelle Studien aus seiner Züricher Zeit. Was durch sie an neuen

Tatsachen gewonnen, ja man kann sagen, entdeckt wurde, wurde nicht nur für ihn, sondern für die gesamte einschlägige Forschung seiner Zeit ein neuer Ausgangspunkt weiterer Erhebungen. Denn wenn, um es zusammenzufassen, es fortan feststand, daß die Quellen aller Komplikationen des Wundverlaufes zunächst und vor allem in der Wunde selbst zu suchen und bedingt waren durch von außen in diese eingedrungene und eingebrachte – Billroth sprach ausdrücklich auch von Ansteckung – Infektionsstoffe, so konnte er über diese selbst nur das eine mit aller Bestimmtheit aussagen, daß sie nicht gasförmiger, sondern molekulärer Beschaffenheit sind. Daß es sich dabei um »kleinste Lebewesen« handeln könne, steht mit seinen sonstigen Beobachtungen so sehr in gutem Einklang, daß er sich berechtigt glaubte, auch über ihre biologische Wirkungsart eine ganz präzise Meinung zu vertreten. Um diese aber exakt begründen zu können, bedurfte es erst Jahre und Jahre eigener und fremder Forschungen; denn die Bakteriologie als morphologische und biologische Wissenschaft war dazumal kaum über ihre ersten Anfänge hinausgekommen. Die Würdigung der Bedeutung der Bakterien für die Pathologie hatte wohl schon im Anatomen Jakob Henle in Göttingen einen ihrer bedeutendsten Vorkämpfer gefunden, ebenso in dem berühmten Botaniker Ferdinand Cohn in Breslau, aber erst die Sonne eines Louis Pasteur mußte aufgehen, um, wie auf anderen Gebieten, so auch auf jenem der Heilkunde, ihr jenen belebenden Einfluß zu verschaffen, dank welchem sie in eine neue Epoche ihrer Entwicklung eintrat, die dann in den ewig denkwürdigen Forschungsergebnissen eines Robert Koch einen neuen Höhepunkt erreichte. Wie bedeutend Billroths Anteil an dieser Bewegung war, geht wohl am eindrucksvollsten aus einer Äußerung von R. Koch selbst hervor. »Als ich meine ersten Untersuchungen begann« – so schrieb er am 29. April 1890 an Billroth – »stand ich ganz unter dem Eindruck Ihrer Studien über die Coccobacteria septica, welche damals veröffentlicht waren, und diesen Eindruck habe ich bis zum heutigen Tag nicht verloren.«
Dieses hier von R. Koch erwähnte Werk brachte den – man darf wohl sagen – monumentalen Abschluß der in Zürich begonnenen und nach 15jähriger Forscherarbeit dann in Wien vollendeten Studien. Dazwischen liegt Listers antiseptische Chirurgie, eine reformatorische Leistung, der an segensreichem Einfluß in der Geschichte der Menschheit kaum Ähnliches an die Seite gestellt werden kann. Das überra-

gende Verdienst eines Josef Lister wird nicht im geringsten geschmälert, wenn man sieht, wie im Laufe der Zeit die Listersche Methode der Wundbehandlung in ihren Einzelheiten so sehr Änderungen erfährt, daß sie schließlich ganz neue Gestalt annimmt; so daß sich das ursprünglich antiseptische immer ausgesprochener zum »aseptischen« Verfahren unserer Tage wandelt. Listers chemische Antisepsis wurde immer vollkommener durch physikalische Maßnahmen der Sterilisierung ersetzt, die Wertung der Luftinfektion immer mehr verdrängt gegenüber der Bedeutung der Ansteckung durch Kontakt, und schließlich kam es darauf hinaus, mit allen Hilfsmitteln der Wissenschaft den ganzen chirurgischen Betrieb darauf einzustellen, was Billroth seinerzeit als »übertriebene Reinlichkeit«, später in drastischerer Ausdrucksweise als »Reinlichkeit bis zur Ausschweifung« vermeinte und wir heutzutage unter »wissenschaftlicher Reinlichkeit« verstehen, welche die Fähigkeit eines sozusagen »mikroskopischen Denkens« voraussetzt. So erklärt es sich denn auch, daß Billroth nur zögernd und später als manche andere Chirurgen sich dem Listerschen Verfahren anschloß; für ihn lag eben, wie für Lister selbst, das Geheimnis seiner Erfolge nicht in der Anwendung der antiseptischen Mittel, sondern in dem bis in alle, selbst die unscheinbarsten Einzelheiten vorbedachten Prinzip der subtilsten Reinlichkeit und damit gleichzeitig einhergehenden Schutzes der Wunden, der bei Handhabung dieser Methode in einer bis dahin unerreichten Vollkommenheit bewerkstelligt wurde. Je mehr im Verlaufe ihrer Erprobung sich dies als das eigentlich Wesentliche der Listerschen Methode herausstellte, um so mehr vollzog sich der Fortschritt in jene Richtung, die für Billroth schon von allem Anbeginn an vorgezeichnet schien.

Kehren wir nach dieser eigentlich schon in Billroths Wiener Periode vorgreifenden Erörterung zurück zu dem von so bedeutungsvollen Leistungen erfüllten Züricher Schaffen Billroths. Auf Vollständigkeit durchaus verzichtend, sei zunächst nur auf sein dort entstandenes Werk: »Die allgemeine chirurgische Pathologie und Therapie in 50 Vorlesungen« hingewiesen. Er gab hiermit der studierenden Jugend als Ergänzung seines lebendigen Wortes ein Buch in die Hand, das nicht nur ein Lehrbuch war, wie manches andere, sondern in einem Geiste verfaßt, der sie davor bewahren sollte, im Drange des praktischen Berufes der Routine zu verfallen; ein Buch, aus dem Bestreben hervorgegangen – wie es in der Vorrede heißt – für die herrliche Kunst und Wissenschaft der Chirurgie Freude und Teilnahme zu erwecken. Das ist vollauf gelungen. Das Buch blieb als solches unerreicht und unübertrefflich, weil es so ganz Zeugnis gab von der überragenden geistigen und sittlichen Individualität seines Verfassers. In der Folge ungezählter Auflagen und in alle Sprachen der Welt übersetzt, hat es allerorten nicht nur die ihm zugedachte Mission erfüllt, sondern auch Zeugnis gegeben von der Würde und Weihe des Berufes eines Chirurgen.

Nur noch ein zweites Werk sei aus der Fülle von Billroths literarischem Schaffen in Zürich herausgehoben. Es trägt den schlichten Titel: Chirurgische Klinik. Erfahrungen aus den Gebieten der praktischen Chirurgie (I. Zürich 1860–67). Der Inhalt dieses Buches bedeutet den Anfang eines Unternehmens, das in bestimmten Zeiträumen seine Fortsetzung finden sollte und auch tatsächlich fand. Billroth plante, wie er dies seinem Freunde, dem Anatomen His in Basel brieflich auseinandersetzte, »sich alle fünf Jahre in Zahlen zu sagen, was er denn eigentlich in dieser Zeit ärztlich geleistet habe«. Es handelt sich dabei um die Feststellung des ferneren Schicksals aller von ihm operierten und entlassenen Kranken und über deren späteres Wohlergehen. Von der Mühseligkeit eines solchen Unternehmens kann man sich nur dann einen halbwegs richtigen Begriff machen, wenn man bedenkt, welche Unzahl von Briefen an Behörden, Pfarrämter geschrieben werden mußten, wenn die Adressaten nicht mehr an ihrem ursprünglich angegebenen Wohnort erreichbar waren. Vor solchen Schwierigkeiten nicht zu erlahmen, dazu gehörte ein das Gewöhnliche weit übersteigendes Maß von Willenskraft, wie sie eben nur einem auf gleicher Höhe stehenden sittlichen Charakter zu eigen ist. Denn das war dazumal etwas völlig Neues, daß ein Chirurg vor aller Welt Rechenschaft ablegt und in seine Werkstatt Einblick gewährt, um unumwunden zu offenbaren, wo unserer Kunst Erfolge noch versagt sind. Denn darin sah er die Voraussetzung jedes Fortschrittes, daß man an den Mißerfolgen lerne, ihren Ursachen nachgehe, sie erforsche, um sie in Hinkunft meiden zu können. Der große und tiefe Eindruck dieser Arbeit Billroths wird wohl am besten durch die Worte gekennzeichnet, in die sein großer russischer Fachgenosse Nikolaus Pirogoff sein Urteil zusammenfaßte: »Sie haben zuerst die Wahrheit gesagt!« Dem mit diesem Berichte Billroths gegebenen Bei-

spiele durfte und konnte fortan kein Chirurg sich mehr entziehen. So wurde er der Begründer einer ehrlichen chirurgischen Statistik.
Es sind, wie gesagt, nur die markantesten Leistungen aus Billroths Züricher Zeit, deren hier gedacht wurde, nur jener, die durch ihre grundlegende Bedeutung für die Chirurgie historische Dokumente geworden sind. Gleichsam nebenbei veröffentlichte er noch eine ganze Anzahl kleinerer Abhandlungen über klinische Themen, über Ergebnisse mikroskopischer Forschungen, die nicht minder Bausteine waren für die Lehre von den chirurgischen Krankheiten und ihrer Behandlung.
Ein staunenswert produktives Forschen, um so bewundernswerter bei einem chirurgischen Kliniker, der ja schon an und für sich eine ganz besondere Fülle zeitraubender Verpflichtungen und Leistungen zu bewältigen hat, nicht zu übersehen die Inanspruchnahme durch Fakultätsangelegenheiten, die die prominente Stellung Billroths im Kollegium naturgemäß mit sich brachte. Die Privatpraxis hat ihn freilich wenig belastet; diese hat er niemals kultiviert. Wohl aber hat er in Zürich Zeit gefunden, die Vorlesung des Ästhetikers Vischer, des Kunsthistorikers Lübke, des Architekten Semper zu besuchen, und im Grunde war er eine ausnehmend gesellige Natur, sah gerne Gäste in seinem Haus und war auch immer gerne bereit, namentlich in der von ihm stets bevorzugten Gesellschaft von Künstlern, auch einmal eine Flasche Sekt zu leeren. Vor allem aber hat er auch im ärgsten Drange der Geschäfte und Pflichten niemals seiner leidenschaftlichen Liebe zur Musik entsagt, stand mitten drinnen, ausübend und fördernd, im musikalischen Leben Zürichs. Und komponierte auch. Freilich hat er eines Abends diese Kinder seiner Muse unerbittlich vernichtet und ein Autodafé veranstaltet. Es war zumeist Kammermusik, die wohl vor einem anderen Richterstuhl gewiß besser bestanden hätte und dieser grausamen Opferung sicherlich entgangen wäre. Aber da zeigt sich wieder die unerbittlich strenge Kritik, die er auch sonst, vor allem an sich selbst und seinen Leistungen, übte.
Daß dieses staunenswert schaffensreiche und schaffensfrohe Züricher Dasein, diese »Idylle«, wie er es trotzdem später selbst bezeichnete, nicht die letzte Station seines Erdenwallens bilden sollte, daran wurde er selbst oft genug gemahnt und mit ihm die Schweizer Behörden und Kollegen. Jede in dieser Zeit freigewordene deutsche chirurgische Klinik wurde zunächst Billroth angetragen. Trotz der mate-

riellen Besserstellung, die sowohl die Berufung nach Rostock als auch jene nach Heidelberg in Aussicht stellte, lehnte er ab. Die Schweizer dankten ihm dies mit festlichem Jubel.

Als aber nach dem Tode von Professor Schuh der Ruf nach Wien kam, sich mithin das erfüllen sollte, was er kurz vorher an His schrieb: »Ich habe die fixe Idee, daß ich noch einmal an einen der größten Plätze meiner Wissenschaft, nach Wien oder Berlin, kommen werde«, da sah er darin einen Wink des Schicksals und folgte dem Rufe. Das Wiener Professorenkollegium hatte sich dahin geeinigt, »jenen Professor der Chirurgie zu wählen, von welchem die größte Förderung der Wissenschaft zu erwarten steht, der nicht nur in der praktischen Chirurgie, sondern auch in physiologischen und pathologisch-anatomischen Forschungen einen großen Ruf genießt, der als Lehrer, Operateur und Schriftsteller durch besondere Genialität sich schon ausgezeichnet hat, der noch in voller Manneskraft steht und erwarten läßt, die modernste Richtung der Chirurgie in ihren Beziehungen zur Physiologie und pathologischen Anatomie glänzend zu vertreten und geeignet ist, eine chirurgische Schule zu gründen«. So sah das Bild aus, das das Wiener Kollegium sich von Billroth machte. Es war durchaus naturgetreu und wie in der Folge sich herausstellen sollte, wurden auch die weitestgehenden an seine Berufung geknüpften Erwartungen in reichstem Maße erfüllt.

Es lag in Billroths wie ja auch so vieler bedeutender Menschen Eigenart, was sie im Innersten bewegte, Briefen anzuvertrauen, es sich von der Seele zu schreiben, »abzureagieren«, wie es im Sprachgebrauch der Psychoanalyse heißt. Es ist ja bekannt, um welchen Schatz das deutsche Schrifttum dadurch bereichert wurde, daß der hannoversche Chirurg Georg Fischer es unternahm, diese von den Empfängern als wertvollen Besitz gewürdigten und sorgsam verwahrten Briefe Billroths gesammelt herauszugeben. Ich kann an dieser Stelle nur wiederholen, was ich seinerzeit (Wiener klinische Wochenschrift 1895) schon bald nach ihrem Erscheinen darüber schrieb: »Die ganze Welt aber, die seine große, edle Seele umfaßte, eröffnet sich erst demjenigen, der in Billroths Briefe Einsicht bekam, in das Allerheiligste seiner Individualität. Da offenbart sich erst sein ureigenes Ich in all seinen vielfältigen Zusammenhängen und Beziehungen, da erst erkennt man seinen warmen Anteil an allen Kämpfen und Leiden der Menschheit, da sieht man den großen Mann, wie mit den kleinen Sor-

gen des kleinen Menschen, so auch mit dem größten und gewaltigsten Ringen nach den ätherischen Fernen der Wahrheit und Klarheit, zu denen Geisteshelden streben, in innigster Fühlung, da spiegelt sich in seinem durchgeistigten Auge das Schönheitsideal in allen Formen seiner sinnlichen Erscheinung, da pulsiert der Herzschlag einer vom Drange nach Betätigung schier unersättlichen Menschenliebe.«
»Meine Stimmungen verliefen immer in steilen Kurven«, schreibt er gelegentlich in einem dieser Briefe, »hoch oben oder tief unten.« Dieser schwankende Verlauf seiner Stimmungen tritt auch in der Art, wie er sich in seinen Briefen über seine Wiener Berufung äußerte, besonders deutlich hervor. In dem einen spricht er darüber in Worten höchster Genugtuung und Beglückung. Er kann kaum daran glauben, daß sie ihn, den Preußen, den Ketzer, in eine so prominente Stellung bringen wollten. »Es wirbelt mir etwas im Kopf bei dem Gedanken, in der Weltstadt Wien zu arbeiten.« In übersprudelnder Laune und heller Freude teilt er seinem Freunde, dem Kunsthistoriker Lübke, die offizielle Berufung mit:
»... ein Roman will es mir scheinen, daß ich zum k. k. Professor der ersten chirurgischen Klinik und als erster Direktor des Operationsbildungsinstitutes (soll wohl heißen Operationszöglingsinstitutes, Anm. d. Verf.) ernannt bin, ernannt von Sr. Apostolischen Majestät des Kaisers von Österreich, ich, ein Mensch von 38 Jahren, der sich so gräßlich grün erscheint, daß ihn bei dem Gedanken fast ein Grauen ergreift ...«
Wie sehr diese Berufung übrigens seinen Wünschen entsprach, geht wohl aus gelegentlichen Äußerungen hervor, die bekunden, daß Billroth sich allem Anschein nach schließlich in den Züricher Verhältnissen doch einigermaßen beengt fühlte. »Hier, mit 37 Jahren die Empfindung zu haben«, so heißt es in einem seiner Briefe, »im Besitz des höchsten Gehaltes im Lande, alles hier Erreichbare erreicht zu haben, möchte mancher ein Glück nennen, für mich ist es ein Elend.«
In ganz anderer Stimmung und Tonart ist ein auf seine etwaige Berufung bezugnehmendes Schreiben an Dr. Eiser in Frankfurt a. M. abgefaßt: »Doch mich darum bewerben, um in Österreich zu leben, das möchte ich nun doch nicht, nachdem die Neuzeit gelehrt hat, daß dieser Staat gar keine Lebensfähigkeit mehr besitzt.«
Billroth sollte leider mit dieser düsteren Prognose recht behalten, wenngleich er den tragischen Ausgang des Todeskampfes nicht mehr

erlebte, in dem dieses vielgeschmähte Österreich in heldenhafter Waffenbrüderschaft und unbeirrbarer Vertragstreue sich sein eigenes Grab geschaufelt hat. Das mitanzusehen wäre Billroth furchtbar nahegegangen. Denn trotz allem, was er hier Tadelnswertes vorfand und oft mit bitteren Worten geißelte, fühlte er sich der neuen Wahlheimat tief verbunden und sein Dasein in ihrem Boden fest verwurzelt. Er, »der Preuße und Ketzer«, wurde zum überzeugten österreichischen Patrioten. Er sollte es eben bald erfahren, wie halt- und gedankenlos die überhebliche Geringschätzung war, mit der in seiner nordischen Heimat über österreichisches Wesen mit überkommenen Schlagworten abzuurteilen gang und gäbe war. Es hat fast den Anschein, als hätte diese schöne Welt erst vergehen müssen, um spät genug zu entdecken, welch unschätzbar hohe kulturelle Werte zu schützen, zu erhalten und zu schaffen im Laufe der Jahrhunderte dem österreichischen Menschen vorbehalten war, dessen Wesenheit es, gewiß nicht zu seinem Nachteile, auszeichnet, daß an seiner Wiege auch die Grazien nicht ausgeblieben sind. Kein Wunder, wenn Eichendorff, ein Dichter, dem sich, wie wenig anderen, die Volksseele erschloß, das Herz Deutschlands nach Wien verlegte, und wenn wir sehen werden, wie Billroth immer mehr »mit klammernden Organen« an allem hing, was diese Stadt Schönes und Großes bietet. Für den nationalen Streit freilich, der so verhängnisvoll dazu beitrug, den Bestand des österreichischen Staates zu untergraben, brachte er kein rechtes Verständnis auf, wohl auch deswegen, weil er aus der Schweiz kam, wo er drei Nationen im friedlichen Nebeneinander sah, ohne das Gemeinschaftsgefühl zu verleugnen, wenn es sich bei aller Unantastbarkeit der nationalen Rechte um das Ganze der Eidgenossenschaft handelte.

War in der Rastlosigkeit seines bisherigen Wirkens und Schaffens eine Steigerung kaum noch denkbar, hier in dem großstädtischen Zuschnitt aller Verhältnisse erreichte sie ihren Höhepunkt. Schon der Umstand, daß er sich fortan auch der Privatpraxis nicht entziehen konnte, belastete ihn mit einer neuen Bürde. Wie bisher aber trieb ihn das Gefühl innerer Notwendigkeit zu fortgesetzter eigener Forscherarbeit, und umgeben von einer Jungmannschaft, die sich seiner Führung anvertraute, zur Weckung und Förderung ihrer Schaffenskraft. »Vertrauen sie sich meiner Führung an«, so schloß er seine Wiener Antrittsvorlesung, »ich glaube, den Weg von der Theorie zur Praxis

zu kennen, denn ich gehe ihn täglich Hunderte von Malen hin und zurück, und weiß, daß es mit meinem geistigen Erwerb zu Ende ist, wenn ich mich ermüdet auf dem Ufer der Praxis ausruhen wollte.«
Diesem Programm ist er treu geblieben. Seine Arbeiten über Wundinfektion werden wieder aufgenommen, es setzen in diesem Zusammenhang bakteriologische Studien ein, der Formenkreis der in den Wunden vorkommenden Mikroorganismen wird festgestellt, morphologisch gekennzeichnet; er vertieft sich in Studien über die chemischen Vorgänge bei Gärungs- und Fäulnisprozessen, kurz, er trägt alle Materialien eigener Untersuchungen und Beobachtungen zusammen, aus denen dann das grandiose Hauptwerk seines Lebens entsteht, seine schon erwähnten »Untersuchungen über die Vegetationsformen von Coccobakteria septica und den Anteil, welchen sie an der Entstehung und Verbreitung der accidentellen Wundkrankheiten haben. Versuch einer wissenschaftlichen Kritik der verschiedenen Methoden der antiseptischen Wundbehandlung« (Wien, Gerold, 1876).
Dieses Werk bedeutet die Krönung einer in Zürich begonnenen, hier in Wien vollendeten, durch 15 Jahre ununterbrochen betriebenen, den wichtigsten Grundfragen der praktischen Chirurgie gewidmeten Forscherarbeit. Die Fülle dessen, was er hier an Beobachtungen niedergelegt hat, ist in ihrem Wahrheitswert, alle Zeiten überdauernd, unbestreitbar geblieben. Die Bakteriologie hat freilich seither, zumal durch L. Pasteur und R. Koch, eine epochale Förderung erfahren, vor allem dank neuer Methoden der Untersuchung, die Billroth noch nicht nützen konnte.
Aber nicht das Tatsächliche, nur die Deutung der Billrothschen Befunde und der ätiologischen Rolle der Bakterien bei der Wundinfektion ist dadurch berührt worden. Es will aber fast scheinen, als bereite sich in neuester Zeit ein Umschwung vor zugunsten der von Billroth seinerzeit vertretenen Anschauungen. Daß dieser auf dem Gebiete der praktischen Wundbehandlung ein vollkommener war, es sich immer deutlicher erwies, wie sehr Billroth hierbei seiner Zeit vorausgeeilt war, wurde schon früher gebührend betont.
Die in Zürich begonnenen Jahresberichte – fast möchte man sie Rechenschaftsberichte nennen – wurden in Wien fortgesetzt und schließlich in Form eines Gesamtberichtes veröffentlicht, in dem das klinische Material eines Zeitraumes von 16 Jahren statistisch kritisch verarbeitet wurde.

Mit seinem Lehrer v. Langenbeck gab Billroth schon in Zürich das Archiv für klinische Chirurgie heraus, das in jedem Jahrgang Beiträge aus seiner Feder brachte. Jetzt erscheinen in stetig zunehmender Zahl auch solche von seinen Schülern. Die bis dahin etwas abseits stehende Wiener Chirurgie findet hierdurch den engeren Anschluß an jene Deutschlands. Vollends kommt dieser Anschluß zum Ausdruck in dem großen Handbuch, das Billroth im Verein mit dem Wiener Chirurgen v. Pitha herausgibt, zu dem einige der wichtigsten Kapitel von ihm selbst beigesteuert werden. In noch erweiterter Form kommt dann dieses Sammelwerk als »Deutsche Chirurgie« heraus, das Billroth im Verein mit dem Straßburger chirurgischen Kliniker Lücke edierte.

Mitten in dieses Schaffen fällt Billroths kriegschirurgisches Wirken im Deutsch-Französischen Kriege 1870 und als einzigartige literarische Frucht dieser Episode seine »Chirurgische Briefe aus den Reservelazaretten in Weissenburg und Mannheim«. Es ist bezeichnend, daß die »Deutsche medizinische Wochenschrift« beim Ausbruch des Weltkrieges ihrem Leserkreise keinen zeitgemäßeren Dienst erweisen zu können glaubte, als indem sie eine Reihe dieser Briefe unverändert abdruckte. Trotz der über vierzig Jahre, die seither ins Land gegangen waren, blieben sie in den meisten Fällen für ins Feld ziehende Ärzte eine noch frischsprudelnde Quelle der Belehrung. Nicht nur die Kriegschirurgie im engsten Sinne des Wortes, sondern auch deren untrennbarer Zusammenhang mit dem gesamten Feldsanitätsdienst wurde in lichtvollster Weise abgehandelt. Die Briefform, in der Beobachtungen und Erfahrungen als unmittelbar Erlebtes mitgeteilt wurden, verlieh der Lektüre unvergleichlich eindrucksvollen, fesselnden Reiz.

Mit dem unvergeßlichen Philanthropen Jaromir Freiherrn von Mundy und dem hervorragenden, an der Spitze der deutschen Samariterbewegung stehenden Kieler Chirurgen Friedrich von Esmarch veranstaltete Billroth auf der Wiener Weltausstellung die Ausstellung des Roten Kreuzes. Eine literarische Frucht dieser Bemühungen war sein Werk »Historische und kritische Studien über den Transport der im Felde Verwundeten und Kranken auf Eisenbahnen« (Wien, Gerold, 1874. Zugleich in französischer Übersetzung erschienen).

Auf welchem Gebiete und wann immer er einem Probleme nähertrat, es war immer ganze Arbeit, die er dabei verrichtete, und bleibende

Leistung, die daraus hervorging. Aber gerade darin bekundete sich die bewundernswerte Vielseitigkeit seines Geistes, wie vielseitig die Probleme waren, die er aufgriff und ihn nicht zur Ruhe kommen ließen, ehe er sie ganz durchdacht und spruchreif durchgearbeitet hatte. Schon in Zürich war, wie früher erwähnt, die Aufgabe an Billroth herangetreten, sich nicht nur über Fragen des medizinischen Studiums, sondern auch über die Organisation des schweizerischen Hochschulwesens im allgemeinen zu verbreiten. Diese erste Anregung mag ihm wohl auch in seinem neuen Wirkungskreise Veranlassung gewesen sein, sich mit diesen Fragen immer wieder und in noch umfassenderer Weise zu beschäftigen. Welch tiefgründiges Studium er ihnen gewidmet hat, das ging aus dem im Jahre 1876 erschienenen Buche hervor, auf das in diesem Zusammenhange schon früher hingewiesen wurde (Über das Lehren und Lernen der medizinischen Wissenschaften an den Universitäten der deutschen Nation, nebst allgemeinen Bemerkungen über Universitäten). Erst in neuester Zeit hat ein amerikanischer Autor im Auftrage der Carnegie-Stiftung dasselbe Thema zum Gegenstande eingehendster, die medizinischen Schulen von ganz Europa und Amerika betreffender Studien gemacht und dabei in Berücksichtigung des bislang vorliegenden einschlägigen Schrifttums den überragend hohen Rang und den bleibenden Wert des Billrothschen Werkes hervorgehoben. Schon die Ergebnisse der darin niedergelegten historischen Studien sind belehrend genug; zudem hat auch dieses Werk trotz der seither verstrichenen Jahrzehnte nichts an seiner Aktualität eingebüßt. Mit diesem Werke hätte Billroth aber förmlich dauernden Anspruch auf Sitz und Stimme, wo immer über medizinisches Studium und organisatorische Universitätsangelegenheiten beraten wird. Die scharfe Kritik, die er an manchen hier herrschenden Zuständen übte, hat in Österreich zu sehr lebhaften Auseinandersetzungen für und wider geführt, die auch in den Verhandlungen des Reichsrates in recht heftiger Weise ausgetragen wurden.

Es hieße den uns hier zugewiesenen Raum ungebührlich überschreiten, wollten wir uns auf eine halbwegs vollständige Würdigung des Billrothschen Schrifttums einlassen, mag es auch noch so unbestreitbar sein, daß, so oft er zur Feder griff, er auch Bedeutendes zu sagen hatte. Es ist vielmehr an der Zeit, uns jener Sphäre seines Wirkens zuzuwenden, die Billroths Namen über den Kreis der Ärzteschaft hin-

aus bekannt gemacht und mit der jeder Laie auch heute noch eine bestimmte Vorstellung verbindet: Billroth, der große Pfadfinder und Mehrer des Reiches der operativen Chirurgie.
Schon in seiner Züricher Zeit erregte Billroths vollendete operative Kunst die höchste Bewunderung aller Sachverständigen. Was aber bedeutete auch das denkbar vollkommenste technische Können, wenn es als solches nicht auch den Erfolg verbürgte, solange dieses durch unberechenbare und, wie es schien, gleich einem Glücksspiel, unbeherrschbare Zufälle entschieden wurde? Wem aber, wie dies bei Billroth ganz besonders zutraf, das Mißlungene tiefer im Gedächtnis haftete als das Gelungene, der konnte dazumal an der praktischen Chirurgie keine rechte Freude haben. So wird es denn auch verständlich, daß der Mann, der nachmals den Ruf eines der kühnsten und erfolgreichsten Operateure aller Zeiten erwerben sollte, noch in den Anfängen seiner Wiener Zeit den Vorwurf, »operationsscheu« zu sein, zu hören bekommen konnte ...
Wir wünschten, es wäre uns vergönnt gewesen, durch die vorausgegangenen Erörterungen den Anteil der wissenschaftlichen Forschung an dem großartigen Wandel und dem mächtigen Aufstieg der neuzeitigen Chirurgie verständlich gemacht zu haben; zugleich auch, es in das richtige Licht gestellt zu haben, in wie hervorragender Weise auch Billroth an diesem Fortschritt mitgewirkt hat. Nun erst stand der Chirurg bei seiner Arbeit auf festem Boden; die schwankenden Einflüsse von Glück und Unglück wurden weitestgehend durch das sittliche Bewußtsein ersetzt, daß dem Chirurgen in seinem Wirkungsbereiche ein Maß von persönlicher Verantwortung auferlegt ist, die er in den Grenzen des Menschenmöglichen auch zu tragen befähigt sein muß.
Nun erst war der Augenblick gekommen, wo in gerechtem Selbstvertrauen die Kunst des Chirurgen sich nicht nur den schon ererbten Besitz dauernd sicherstellen konnte, sondern, wo es kein bloßes Wagnis mehr schien, ihr Gebiet über die bisherigen engen Grenzen zu erweitern. Und hier setzte Billroths denkwürdige Initiative ein, die ihr eine neue Provinz nach der anderen eroberte. Das aber war das Bewundernswerteste an diesem Siegeslauf, daß er sich nicht als tollkühnes Draufgängertum vollzog, sondern in wohldurchdachter Planmäßigkeit und wohlvorbereiteter Erkundung des »Terrains«, nach vorausgegangener tierexperimenteller Erprobung.

Es ist nun zur Kennzeichnung von Billroths geistiger Persönlichkeit ein höchst bemerkenswerter Beitrag, wenn wir erfahren, wie er selbst diese Eroberungen einschätzte: »Die Welt hat mich im letzten Decennium« – so schreibt er an seinen Freund E. Hanslick aus Abbazia – »bewundert über die Operationen, welche ich, als auf anatomischen Studien basiert, für ausführbar hielt und auch wirklich ausführte, wie Kehlkopf-Exstirpationen, Magen-Resektionen und manches andere. Ich habe meinen Schülern die Veröffentlichung dieser Operationen überlassen, die anfangs nur als Virtuositäten operativer Technik imponierten, bis die Zunft sich ihrer bald als Handwerk bemächtigte, geradeso wie heute die Lisztsche Technik jedem jungen Klavierspieler eingeimpft wird, und er nicht daran denken darf, Klavierspieler zu sein, ohne diese Technik zu beherrschen. Doch so wie Liszt auf diese Dinge gar nichts mehr gab, sondern in einer ganz anderen Richtung zu streben sich bemühte, so ging es auch mir« usw.

Wie kleinlich mutet es dagegen an, wenn man sieht, mit welch selbstgefälliger Emphase all die kleinen Geister auf Anerkennung ihrer »Leistungen« auch dann bestehen, wenn sie, ohne irgend etwas grundsätzlich Neues erdacht oder ausgeführt zu haben, da und dort eine mehr oder weniger belangreiche Modifikation einer von einem anderen schon eingeführten operativen Methode hinzugefügt haben. Gerade an den heute so häufig ausgeführten Magenoperationen sieht man als Anhängsel einen ganzen Schwarm von solchen »Modifikatoren«, mit dem Anspruch, ihren Namen auf Kosten Billroths verewigt zu sehen. Es war ja immer und überall so: Wenn die Könige bauen, haben die Kärrner zu tun.

Beim Antritt seiner Wiener Stellung war Billroth bemüht, durch Reformen, wie im inneren Betriebe so auch in den äußeren Verhältnissen, jenen Zustand herbeizuführen, wie er ihn in Zürich geschaffen. Es ist gewiß ein glänzendes Zeugnis für die Zweckmäßigkeit der Anlage des alten josephinischen Krankenhauses, daß dies so weit durchführbar war, daß mit Billroth dort die moderne Chirurgie ihren Einzug halten konnte. Als interessanter Einzelfall im Bereiche der dabei zu lösenden Aufgaben verdient vielleicht auch in diesem Zusammenhange Erwähnung, daß der große Baukünstler Gottfried Semper, gerade damals in Wien an seinen großen Monumentalbauten arbeitend und von Zürich her mit Billroth befreundet, es übernommen hatte, einen der Krankensäle zum Auditorium der Klinik umzugestalten und daß die Lösung dieses tektonischen Problems für ihn einen ganz besonderen Anreiz geboten hatte. Nun, der Hörsaal hat die ihm von Semper gegebene Gestaltung mit nur geringen Änderungen bis zum heutigen Tage bewahrt; denn alle Bemühungen Billroths, seine Klinik in einem den Erfordernissen und Bedürfnissen der Zeit Rechnung tragenden Gebäude untergebracht zu sehen, blieben erfolglos, so warme Unterstützung sie vom Kronprinzen Rudolf, vom Unterrichtsminister von Gautsch auch fanden; die »unterirdischen Mächte«, die am Werke waren, die es zu verhindern wußten, erwiesen sich als die stärkeren.

Es wäre sehr verständlich gewesen, wenn die Erbitterung und Enttäuschung über diesen Mangel an Entgegenkommen Billroth leicht hätten bereit finden lassen, den Berufungen, die von auswärts an ihn ergingen, Folge zu leisten. Die erste erfolgte an die durch den Abgang von Jüngken freigewordene Charité-Klinik in Berlin. 1872 erhielt er einen Ruf an die neugegründete deutsche Universität in Straßburg. Nach dem Rücktritt seines Lehrers v. Langenbeck erging noch einmal der Ruf an Billroth, unter glänzendsten Bedingungen nach Berlin zu kommen. Es hatte sich dabei der in der Geschichte der Berliner medizinischen Fakultät bis dahin noch nie dagewesene Fall ereignet, daß Billroth einstimmig unico loco vorgeschlagen wurde. Er hat alle diese Berufungen schlicht abgelehnt, trotz der unvergleichlichen Vorteile, die sie ihm nach jeder Richtung boten, und ohne – wie ja allgemein üblich – hierfür von der Regierung irgendwelche Kompensationen zu fordern und sein Verbleiben im Amte an Bedingungen zu knüpfen. Bei der Ablehnung der so überaus ehrenvollen Berufung als Nachfolger v. Langenbeck mag es wohl bei Billroth nicht ganz ohne inneren Kampf abgegangen sein, aber lediglich aus der pietätvollen Gefühlsregung heraus, ein wie inniger Herzenswunsch seines so aufrichtig verehrten Lehrers und Freundes es war, sein Amt an ihn und keinen anderen seiner vielen und hervorragenden Schüler zu übertragen.

Diese Gefühlsregung aber wurde übertönt durch jene andere, die aus Billroths innigster Verbundenheit mit seiner neuen Wahlheimat hervorging. Stand auch seine Wiege im deutschen Norden, hier hatte er, wie erwähnt, schon zu fest Wurzel gefaßt, um norddeutschem Wesen gegenüber sich nicht einigermaßen entfremdet zu fühlen. Dieses Wien, diese ganze österreichische Landschaft, diese Bevölkerung mit der ungezwungenen Freundlichkeit ihrer Sitten, ihrem angeborenen künstlerischen Empfinden – all dies hatte es ihm angetan, davon wollte und konnte er sich nicht trennen. Wie sollte er es über sich bringen, diese ihm in treuer Verehrung begeisterte Gefolgschaft leistende Jungmannschaft zu verlassen, aus der unter seiner Führung eine förmliche österreichische Chirurgendynastie erstanden war, die auch außerhalb des deutschen Sprachgebietes Throne innehatte? Und all die bedeutenden Menschen aus allen Kreisen der Gesellschaft, deren freundschaftlicher Umgang seiner geselligen Natur so viel Anregung und Freude bot! Vor allem aber war es der begeisterte Musiker, der er von Kindesbeinen an war, der hier in Wien seine richtige Heimat finden sollte. In dem Hause, das er in der Alserstraße bewohnte, ist einst ein Beethoven aus- und eingegangen, nicht weit davon hatte Franz Schubert seine mehr als bescheidene Behausung. Haydn und Mozart sind einst durch diese Straßen gewandelt, von hier aus haben ihre die Menschheit beglückenden Schöpfungen den Weg in die weite Welt gefunden. Nur in wenigen Städten noch im ganzen Erdenrund begegnete man einem ähnlichen genius loci, es wäre denn in deutschen Landen Weimar, der Stadt Schillers und Goethes. Billroth war es zudem vergönnt, aus erster Hand und vor allen anderen Menschen in seinem Hause seines Freundes Johannes Brahms Lieder, Klavierkompositionen und dessen Kammermusik zu genießen.

Dies alles und noch einiges mehr war es, was Billroth an Wien fesselte und was er wohl auch gemeint hat, wenn er gelegentlich in einem seiner Briefe niederschrieb: »Wer einmal längere Zeit in Wien und Wiener Verhältnissen gelebt hat, der findet sich schwer anderswo hinein.« Zudem sah er hier noch Aufgaben vor sich, deren Lösung ihm am Herzen lag.

Schon im Deutsch-Französischen Kriege hatte er die Bedeutung der Organisation des Pflegerinnenwesens kennenzulernen Gelegenheit gehabt und ihr seine besondere Aufmerksamkeit zugewandt. Die Okkupation Bosniens und der Herzegowina brachte alle die Gedanken und Pläne, die er seither mit sich herumgetragen, zur Reife, und er ging daran, den Mängeln, die gerade auf diesem Gebiete der Fürsorge Österreich aufwies, durch eine großzügige Aktion abzuhelfen. Er rief einen Verein ins Leben: »Zur Gründung und Erhaltung eines Pavillonkrankenhauses behufs Heranbildung von Pflegerinnen für

Kranke und Verwundete in Wien«. Er zog den Kronprinzen Rudolf als Schutzherrn der Aktion heran – daher der Name Rudolfiner-Verein und die Bezeichnung der Pflegerinnen als »Rudolfinerinnen« – versicherte sich der Mithilfe des Grafen Hans Wilczek, dieses modernen Ritter Bayard, der überall und immer zur Stelle war, wo es galt, Gutes und Schönes zu stiften und zu fördern, und in verhältnismäßig kurzer Zeit waren auch durch eine rege Sammeltätigkeit die Mittel aufgebracht – wobei Billroth selbst sehr tief in die eigene Tasche griff – um das Unternehmen zu realisieren. Auch hierbei bedurfte es aber der ganzen unverdrossenen Beharrlichkeit, mit der Billroth alle seine einmal gesteckten Ziele verfolgte, um an dem endlichen Erfolg nicht zu verzweifeln; denn auch hierbei waren »unterirdische Mächte« am Werke, die es nicht daran fehlen ließen, ihm Schwierigkeiten aller Art zu bereiten. Mehr aber als den Gang der Entwicklung aufhalten, vermochten sie trotz aller Bemühungen nicht. Diese Verzögerung hatte freilich die schmerzliche Folge, daß Billroth die Schlußsteinlegung der endgültigen Vollendung nicht mehr erleben sollte. Nun aber prangt das Rudolfinerhaus, als Mutter und Vorbild seiner Art, in der auch ästhetisch so ansprechenden Anmut seiner ganzen Anlage und wurde zum würdigen Denkmal seines Schöpfers. Seine Bestimmung hat aber die Anstalt in vollkommenster Art erfüllt, und zumal im Weltkriege hat das Rudolfinerhaus und haben die Rudolfinerinnen im eigentlichen Wortsinne die Feuerprobe bestanden. Mit dieser Gründung Billroths wurde aber überhaupt das gesamte Krankenpflegerinnenwesen in Österreich auf jene hohe Stufe fachlicher Leistungsfähigkeit und sozialer Wertung erhoben, die dem Wesen und der Bestimmung dieses ureigentlichen Frauenberufes angemessen erscheint. Aber auch dafür hat Billroth vorgesorgt und die damit verbundene Mühe nicht gescheut, daß es den Rudolfinerinnen an dem richtigen Führer nicht fehle, der ihnen den Wissensstoff und dessen verständnisvolles Erfassen auch in Buchform vermitteln sollte; so entstand sein Buch: Die Krankenpflege im Hause und im Hospital (Wien, C. Gerolds Sohn). R. Gersuny, der hervorragende Chirurg und vorbildlich vornehme Mensch, den Billroth als Zeichen höchsten Vertrauens als dirigierenden Arzt des Rudolfinerhauses einsetzte, hat dann nach Billroths Tode die neuen Auflagen des Buches besorgt.

Eine weitere Aufgabe, die sich Billroth gestellt hatte war, der – damals k. k. – Gesellschaft der Ärzte in Wien, deren Präsident er war, zu

einem ihres Ranges und Ansehens würdigen Heim zu verhelfen. Die Gesellschaft war mitsamt ihrer Bibliothek notdürftig im Gebäude der Akademie der Wissenschaften untergebracht. Der Notstand wurde immer fühlbarer, wie und woher sollten aber die Mittel aufgebracht werden, um ihm in der einzig entsprechenden Form, die Errichtung eines eigenen Heims, abzuhelfen. Auch dies zunächst fast unmöglich Scheinende hat Billroths Werbearbeit zustande gebracht. Seit dem Jahre 1893 erfreut sich die Wiener Gesellschaft der Ärzte ihres eigenen Heimes. Es war ein denkwürdiger Abend, als Billroth in seiner Eröffnungsrede von der Präsidentenestrade aus, Apollo und die Musen, deren Standbilder den Dachfirst des schönen Hauses schmücken, als Schutzgeister der Gesellschaft anrief. Wie durch ein stilles Übereinkommen reifte damals schon der Entschluß, dem Manne zu Ehren, der dies Werk vollbracht und als Kundgebung einer auch noch kommenden Ärztegenerationen verpflichtenden Dankesschuld, dieses Haus dereinst seinen Namen tragen zu lassen.
Noch bot Billroth damals in seiner ganzen Erscheinung jenes Bild männlicher Schönheit, das auf den ersten Blick schon daran denken läßt, welch erlesener Geist diesem Körper innewohnt. Aber eine vor mehreren Jahren überstandene Erkrankung, während der ganz Wien um Billroths Leben bangte, war, das merkte man ihm gerade an diesem Abend an, an seiner äußeren Erscheinung nicht ohne Hinterlassung unverkennbarer Spuren vorübergegangen. Man kam über den wehmütigen Eindruck nicht hinweg, daß er der Erregung dieser Stunde körperlich nicht mehr gewachsen war. Er hatte sich im Laufe dieser Jahre zu viel zugemutet, wenn er, um die seit der Erkrankung merkbare Schwäche des Herzens zu überwinden, sich allerlei ungewohnte Körperarbeit auferlegte, in Gesellschaft seiner jungen Schüler mühsame Bergbesteigungen unternahm, sich durch Beschränkungen in Speise und Trank förmlich kasteite. Mit der durch diese Änderung der gewohnten Lebensweise rasch bewirkten Abmagerung traten die Kennzeichen des Alterns nur um so deutlicher hervor und prägten seinem ganzen äußeren Wesen, bei aller noch erhaltenen Lebhaftigkeit des Geistes, einen ausgesprochenen Zug von Müdigkeit auf. In seinen aus dieser Zeit stammenden Briefen ist demgemäß die Stimmung immer ausgesprochener durch das Gefühl des nicht mehr fernen Lebensendes beeinflußt. Sein ermüdendes Herz muß immer wieder durch die »Digitalispeitsche« angetrieben werden. Die ge-

wohnten Reisen wurden aufgegeben, nur sein geliebtes Abbazia, zu dessen Aufschwung er so außerordentlich beigetragen, suchte er immer wieder auf, wenn er von der milden Seeluft Erholung erhoffte, oder St. Gilgen am Wolfgangsee, wo er sich und den Seinen inmitten der herrlichen Alpenwelt den schönen Sommersitz errichtete. Er hatte seine Freude daran, wenn ihm willkommene Besuche durch die Salzburger Lokalbahn zur »Haltestelle Billroth« zugeführt wurden. Dort vertieft er sich in besinnlich beschaulichen Stunden in den Anblick der Natur, mit der er sich eins fühlt. Er beruhigt sich in dem Bewußtsein, daß, was er geschaffen, festes Fundament hat, er hat es für alle Zeiten geschaffen. So überschaut er mit durchgeistigtem Auge die schneebedeckte Bergwelt und darüber hinaus verlieren sich seine Gedanken über die irdischen Grenzen im Unendlichen. Sein letztes Sinnen und Forschen gehört aber wieder der Musik. Philosophische Abhandlungen seines Kollegen, des Pathologen Salomon Stricker, die ihn »ungemein gefesselt haben«, bestärken auch ihn in dem Drange, »der sogenannten Philosophie« auf physiologisch-anatomischer Grundlage beizukommen. Von diesem Standpunkt aus wandte er sich der Beantwortung der Frage zu: Wer ist musikalisch?
Er hat ihr tiefgründige Vorstudien gewidmet, namentlich in Helmholtz' »Lehre von den Tonempfindungen« sich immer wieder vertieft. Es fand sich in seinem Nachlasse ein umfängliches Manuskript, dem Billroth in Abbazia noch zwei Tage vor seinem Tode einige Bleistiftzeilen hinzugefügt hat. Letztwillig hatte er verfügt, das Fragment sei E. Hanslick zu übergeben, der damit nach Gutdünken schalten möge. Zwei Kapitel, die druckreif waren, wurden von Hanslick veröffentlicht.
So hat die Beschäftigung mit der Musik auch noch die letzten Stunden dieses reichen Lebens verklärt. Am 6. Februar 1894, um 1 Uhr 15 Uhr morgens, hat Billroths müdes Herz zu schlagen aufgehört. –
In seiner warmherzigen und formvollendeten Rede, mit der der Chirurg E. Albert bei der festlichen Veranstaltung aus Anlaß der 25jährigen Wiener Lehrtätigkeit Billroths diesen feierte, rief er ihm zu: »Altmeister, hier hast du gewaltig vorwärtsgeholfen.« Nicht leicht kann besser gekennzeichnet werden, was Billroths Lebenswerk zu danken ist. »Gewaltig vorwärtszuhelfen« ist aber nur imstande, wem gleich Billroth höchstes sittliches Empfinden zum Antrieb all seiner schöpferischen Taten wurde. In diesem Sinne bewährt sich auch bei Bill-

roth das Goethesche Wort, demzufolge die Menschen nur so lange produktiv sind, als sie noch religiös sind. So findet denn auch dieses religiöse Empfinden schönsten Ausdruck in den Worten, mit denen Billroth bei der Feier seines 60. Geburtstages die Ansprache des Wortführers der Studentenschaft, des nachmaligen Professors in Würzburg Richard Kretz erwiderte. Er sagte u. a.: Die Handlungen des Einzelnen waren und sind ja immer nur ein Ausfluß des großen Gesamtwillens der Natur, dessen Endziel uns ewig verhüllt sein wird. Daß dem Menschen das Glück zuteil wurde, dies unbekannte Ziel als Allerhöchstes, Größtes, Allgewaltiges, Bestes zu empfinden, daß das Feuer der Sehnsucht nach diesem höchsten Ideal in seinem Innern lodert, das ist's ja, was ihn über alle Geschöpfe hoch erhebt und ihn mit dem Himmel verbindet.

Lorenz Böhler

1885–1973

Der Lebensweg von Lorenz Böhler, dem Vater der Unfallchirurgie, ist die Geschichte eines Erfolges: eine Lesebuchgeschichte von einem, der wußte, was er wollte, es wahr machte, auszog und predigte. In erster Linie ist es aber die Geschichte des großen Arztes, dessen Praxis, Forschung und Lehre, begründet auf Verbandplätzen und in Frontspitälern des ersten Weltkrieges, den Opfern von Arbeitsunfällen, aber auch den Opfern eines Zeitalters des Massensports und der Massenmotorisierung Heilung gebracht hatte.

Lorenz Böhler ist ein waschechter Alemanne mit den typischen Eigenschaften dieses Stammes – mit der Nüchternheit im Überlegen, der Zielstrebigkeit im Verfolgen erkannter Wege und einer Unbeirrbarkeit ohnegleichen. Der Geburtsort ist das vorarlbergische Wolfurt – ein Straßendorf, 5 km von Bregenz entfernt –, das Geburtsdatum der 15. Jänner 1885. Das Milieu der Kindheit ist ein landwirtschaftlicher Betrieb, in dem das Handwerk dominiert. Der Vater ist gelernter Tischler, ein Onkel Schmied – und auch bei den Böhlers, wie in vielen Wolfurter Familien, stehen Stickmaschinen. In St. Gallen über der Grenze blüht die Stickerei und in Wolfurt partizipiert man durch Aufträge für Heimarbeit. Außer Haus lernt der junge Böhler die Natur kennen, alles, was da kreucht und fleucht – im Haus aber Fertigkeit, Emsigkeit und Konzentration. Die Verhältnisse sind bescheiden und sparsam, Anregung bietet das Elternhaus wenig. Gelegentlich bringt ein Verwandter etwas zum Anschauen mit. So kommt dem Elfjährigen einmal eine Nummer des »Interessanten Blattes« in die Hand – und zwar eben jene, in der zum ersten Mal ein Handskelett photographisch wiedergegeben ist. Es ist die Hand eines gewissen Dr. Röntgen, der sie mit einer neuen Art von Strahlen durchleuchtet hat. Noch der alte Böhler erzählt von der faszinierenden, geradezu prägenden Wirkung dieser Photographie.

Das Mittelschulstudium ist damals noch ein echtes Privileg. Auf Vermittlung des Pfarrers studiert der begabte Bub zunächst in Brixen, später besucht Böhler die Mittelschule in Bregenz, wo lokale Honoratioren Kostplätze gewähren. Das Taschengeld verdient der Gymnasiast mit Nachhilfestunden und dem Verkauf von Vögeln, die er erlegt

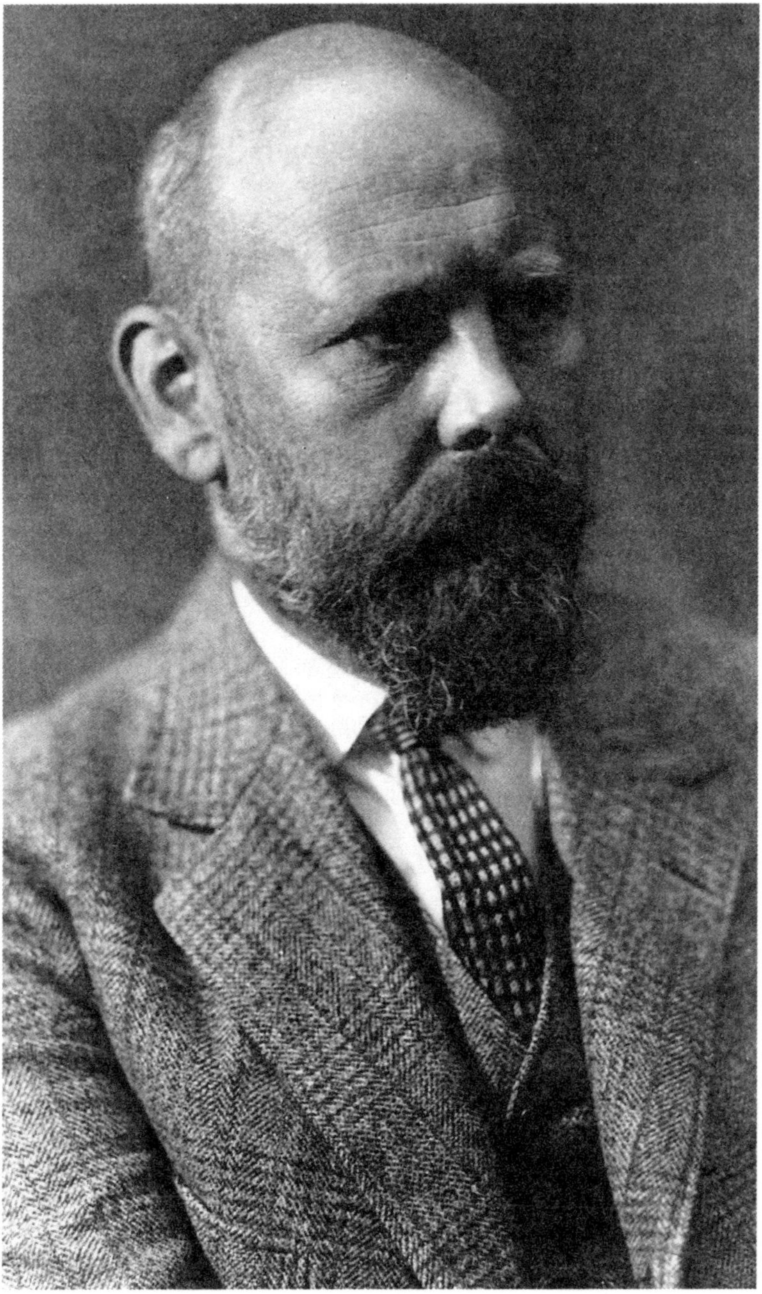

Lorenz Böhler

und ausgestopft hat. 1905 beginnt Böhler in Wien sein Medizinstudium. Und hier ereignet sich im zweiten Semester ein Zufall, bzw. ein Glücksfall, der aber auch ganz einfach als Erfolg Böhlerscher Zielstrebigkeit interpretiert werden kann.
Auf dem schwarzen Brett vor dem medizinischen Dekanat ist die Mitteilung angeschlagen, daß ein ungarischer Gynäkologe ein Stipendium von 1000 Kronen jährlich gestiftet hat. Böhler bewirbt sich schriftlich darum. Bei Ablieferung des Gesuches will man ihn abweisen. Was ihm denn einfalle, er sei doch erst im zweiten Semester, habe sich als Medizinstudent überhaupt noch nicht bewähren können. Böhler läßt sich nicht abweisen, er ist eigenwillig. Ein Gesuch, das er geschrieben hat, will er nicht wieder nach Hause tragen. Man schüttelt den Kopf über so viel Borniertheit – und dann wird ihm das Stipendium zugesprochen – mangels anderer Bewerber. Die Höhe des Betrages hatte auf andere, zaghaftere Gemüter geradezu abschrekkend gewirkt. Damit sind für Böhler alle materiellen Schwierigkeiten aus dem Weg geräumt. Er behält das Stipendium während des ganzen Studiums, während des freiwilligen Militärdienstes und noch im ersten Jahr nach der Promotion.
Beim chirurgischen Rigorosum beeindruckt der Kandidat den Prüfer Hochenegg, den Nachfolger Billroths an der Zweiten Chirurgischen Universitätsklinik, und dieser lädt ihn ein, bei ihm als Operationszögling einzutreten. Im Herbst 1911 folgt Böhler dieser Aufforderung und assistiert auf der Klinik vor allem dem Assistenzarzt Hans Finsterer. Ganz plötzlich wird aber der Wunsch wach, die Welt kennenzulernen. Er nimmt eine Stelle als Schiffsarzt an und reist nach Südamerika. Die medizinischen Ereignisse der Reise sind eine Parotitisepidemie und etliche Zahnextraktionen, aber die Faszination der weiten Welt ist groß.
Nach der Rückkehr gründet der junge Arzt eine Familie. Anläßlich einer Famulatur am Krankenhaus in Bozen hatte Böhler seine »Frau und Mitarbeiterin«, wie er sie in allen Widmungen nannte, kennengelernt. Die Begegnung mit der Südtiroler Kaufmannstochter, die in Paris Krankenpflege studiert hat, ist eine weitere glückliche Fügung. Die Weggefährtin bleibt sechzig Jahre lang an seiner Seite und ist die Partnerin im Sinne der alten Arbeitsgemeinschaft von Mann und Frau. Was die Bäuerin dem Bauern, die Wirtin dem Wirt, ist die »Böhlerin« dem Böhler. Seine Arbeit ist auch ihr Lebensprogramm. Sie

schenkt ihm sechs Kinder, führt das Haus und die Bücher, versteht, hilft und feuert an.
Im Jahre 1913 bietet sich Böhler die Stelle eines Sekundararztes am Krankenhaus in Tetschen an der Elbe. Nach kurzer Bewährung empfiehlt der dortige Primarius Böhlers Aufnahme in die deutsche chirurgische Gesellschaft, und im März 1914 reist er als jüngstes Mitglied in diesem Verband zum Chirurgenkongreß nach New York und besucht anschließend die Klinik der Gebrüder Mayo in Rochester (Minnesota), die wegen ihrer Organisation und Operationstechnik bereits Weltruf genießt. Die Nachricht von der Ermordung des Thronfolgers läßt Böhler unverzüglich die Heimreise antreten.
Gleich zu Beginn des Krieges wird Böhler in Südtirol als Truppenarzt eingezogen. Unter Hinweis auf seine chirurgische Ausbildung bewirbt er sich darum, als Chirurg dienen zu dürfen. Dem Anliegen wird nicht entsprochen, und ein Gesuch, das er unter Umgehung des Dienstweges an das Korpskommando in Innsbruck richtet, zieht eine Rüge wegen Insubordination nach sich. Aber Böhlers Beharrlichkeit, die später in medizinischen Kreisen geradezu sprichwörtlich wird, erreicht das Ziel. Er wird nach Linz abkommandiert, wirkt dort bei der Einrichtung eines Feldspitals mit und wird dann mit diesem nach Galizien beordert.
Die Überlegungen, die Böhler hier bei der Behandlung von Frischverletzten anstellt, markieren den Beginn der modernen Unfallchirurgie. Nicht, wie er befürchtet hatte, die Bauchschüsse machten die Hauptquote der Verwundeten aus, sondern die Extremitätenverletzungen. Schon bei den ersten Einsätzen erkennt er, daß der Erreichung der Transportfähigkeit der Verwundeten größere Bedeutung zukommen mußte. Die exakte Versorgung von Extremitätenverletzungen durch Ruhigstellung – später zum Grundprinzip seiner Methode erhoben – wird bereits hier geübt. Freilich erfaßt Böhler auch, was durch die mangelhafte Ausbildung von Ärzten und Sanitätspersonal verursacht wird: unnötige Amputationen und unfachgemäße Behandlung der Schußbrüche, die zu katastrophalen Ergebnissen führen mußten.
Freilich stand um diese Zeit die Organchirurgie im zentralen Interesse der Lehre, während die Behandlung der Knochenbrüche, wie es einmal von einer Lehrkanzel aus formuliert wurde, als »abgeschlossenes Kapitel« der Chirurgie betrachtet wurde, das man in den Kli-

niken vielfach jungen und unerfahrenen Assistenzärzten überließ. Wann immer es die Situation gestattet, ist Böhler bemüht, sich fortzubilden und seine Untergebenen auszubilden. Er widmet sich den Problemen der Seuchenbekämpfung und führt immer wieder einen erbitterten Kampf gegen verstaubte Dienstvorschriften und Auswüchse der Militärbürokratie.

Im Sommer 1915 wird der junge Truppenarzt an den Isonzo versetzt, wo in einer relativ ruhigen Stellung die ersten Publikationen entstehen, und in die Dolomiten, wo er in Stern im Gadertal die Divisionssanitätsanstalt führt. Bei einer Visitation zeigt sich der Admiralsarzt Eiselsberg verblüfft über die medizinische Bibliothek und die Präparate in den Baracken. Die Fähigkeit Böhlers, abzuschalten, sich völlig konzentrieren zu können, gehört zu jenen Besonderheiten der Persönlichkeit, ohne die der Weg vielleicht anders verlaufen wäre.

Die exakten Transportverbände Böhlerscher Provenienz fallen auf, und so ist es nicht erstaunlich, daß er im September 1915 zum jüngsten Regimentsarzt der Reserve befördert wird. Nach einer schweren Erkrankung wird Böhler am 1. August 1916 mit der Leitung eines Lazaretts für Leichtverwundete in Bozen betraut. Die schlimmste Verwundung, die er dort zunächst zu behandeln hat, ist der Durchschuß einer Großzehe. Was für einen anderen eine ruhige Etappenexistenz gewesen wäre, ist für den zielstrebigen jungen Arzt der ideale Ausgangspunkt für die Verwirklichung seiner Idee. Er hatte ein Spital und in dessen Kellern (es war in einer Fachschule für gewerbliche Berufe untergebracht) Werkstätten. Der Tischlersohn Böhler ließ die Handwerker unter seinen Patienten sägen und hämmern und es entstand ein Arsenal von Schienen, Bügeln und Extensionsgalgen für die schweren Schußbrüche. Eben diese aber wurden nicht eingeliefert, sondern zur Behandlung über den Brenner transportiert. Böhler resigniert nicht. Fast wie ein Dieb im Schutze der Nacht holt er sich aus einem auf dem Bahnhof abgestellten Verwundetentransport die Schwerverwundeten, die über Schmerzen klagen und versorgt sie in seiner »Fachschule« fachgemäß. Das System spielt sich ein, und nach drei Monaten sind die Patienten mit den schweren Schußbrüchen mit voller Funktion geheilt und begründen den Ruhm dieses kleinen Lazaretts hinter der Front.

Dieses erste Böhler-Krankenhaus in Bozen zeigt bereits alle für die späteren Unfallkrankenhäuser charakteristischen Eigenschaften: die

gute Organisation, auf der ein wesentlicher Teil des Erfolges beruht, Spezialisierung, Typisierung und exakte medizinische Buchführung über jeden Patienten, wobei Röntgenbildern und Photographien von Anfang an ganz besondere Bedeutung eingeräumt wird. Das Lazarett für Leichtverwundete wird im November 1916 zur »Spezialabteilung für Knochenschußbrüche und Gelenkschüsse« »befördert« und das hier Geleistete wird bereits in einer Qualifikationsbeschreibung im Herbst 1917 als »bahnbrechend« bezeichnet. Diese Spezialabteilung, von Böhler absolut in Eigenregie geschaffen, macht von sich reden. Kommissionen visitieren – über 400 österreichische und deutsche Ärzte besuchen die Anstalt, in der Böhler offiziell seine ersten Schüler ausbildet.
Auf einer Urlaubsreise im Sommer 1917 entdeckt Böhler in der Auslage einer Wiener Buchhandlung eine Veröffentlichung der Statistiken der Österreichischen Arbeiterunfallversicherungsanstalten der Jahre 1906–1911. Er besorgt sich die Broschüre und erfährt von den außerordentlich schlechten Behandlungsergebnissen der Unfälle. So wurden beispielsweise nach Oberschenkelbrüchen nur 9%, nach Unterschenkelbrüchen nur 20% der Verletzten ohne Minderung der Erwerbsfähigkeit geheilt. Böhler erfaßt sofort, welche Einbuße an Arbeitskraft, welche Rentenlast diese Ziffern bedeuten – und beim Vergleich mit seinen Bozner Statistiken erkennt er die Chance für den Frakturspezialisten im Frieden.
Nach der Schließung des Bozner Lazaretts und der Entlassung aus der Kriegsgefangenschaft begibt sich Böhler im Herbst 1919 nach Wien, meldet sich beim Direktor der Arbeiterunfallversicherungsanstalt, breitet dort das statistische und photographische Material aus dem Bozner Lazarett aus und erklärt, er verbürge sich als Arzt, daß es möglich wäre, durch planmäßige Behandlung Frischverletzter in einer Spezialabteilung die Ausgaben der Anstalt für vorübergehende und dauernde Renten um 50 bis 70% herabzusetzen. Zu den Forderungen, die er stellen würde, gehörten die Möglichkeit, die Behandlungsmethode wissenschaftlich auszubauen, eine fachwissenschaftliche Bibliothek sowie ein Photograph und ein Zeichner. Er wiederholt sein Programm und sein Versprechen bei einer außerordentlichen Sitzung des Vorstandes und versteht es zu überzeugen. Für die Schaffung einer eigenen Unfallstation im Rahmen der Anstalt werden 500.000 Kronen bewilligt. Doch macht die Inflation die Verwirklichung des Projekts zunächst einmal zunichte. Böhler nützt die Zeit,

er bildet sich auf den Kliniken Hochenegg und Lorenz ein Jahr lang fort und kehrt dann wieder nach Südtirol zurück, wo er als Chirurg in Gries bei Bozen wirkt und 1924 zum Leiter des Krankenhauses in Brixen bestellt wird. Inzwischen haben sich die Verhältnisse in Österreich stabilisiert und Böhler erhält noch im selben Jahr die Berufung nach Wien. Er begibt sich im August 1925 in die Webergasse 2, wo er nun im Verwaltungsgebäude der Arbeiterunfallversicherung das Unfallkrankenhaus selbst einrichtet. Dieses Haus verstand Böhler von Anfang an als Leistungs- und Forschungsbetrieb. Als Lehranstalt wurde es zur Weltmarke. Böhler leitet »die Webergasse« 38 Jahre lang. Er wohnt im vierten Stock (die Dienstwohnung im Haus für den Chefarzt ist ein Postulat, das Böhler aus Gründen der Erreichbarkeit und der Rationalisierung für alle Unfallkrankenhäuser aufstellt). Er will zu jeder Tages- und Nachtzeit zur Verfügung stehen können. Die Disziplin ist streng. (Die Erstversorgung eines Frischeingelieferten ist auf die Minute festgelegt). Böhler ist über jede Neuaufnahme eines Schwerverletzten sofort im Bilde, die diensthabenden Ärzte können sich immer an ihn wenden. Bei Tag und Nacht ist er helfende Gegenwart. Die Beziehung zu seinem Spital ist stark. Es ist das Verhältnis des Schöpfers zu seinem Werk. Und Böhler hat Wort gehalten. Die Rentenlast der Arbeiterunfallversicherung sinkt. Die Statistik der Allgemeinen Unfallversicherungsanstalt übertrifft alle Erwartungen. (Nach einem Bericht aus den sechziger Jahren kehrten 98,28 % der Arbeitsunfallverletzten ohne meßbare Minderung der Erwerbsfähigkeit an ihre Arbeitsplätze zurück). Die Anstalt wird zum einzigen aktiven Sozialversicherungsinstitut. Und die Webergasse kann auf diese Weise zum Modell werden. Im Laufe der Jahre baut die Versicherung unter Böhlers Anleitung in Österreich weitere 6 Unfallkrankenhäuser, 4 Rehabilitationszentren und unterstützt die Errichtung von 28 selbständigen Unfallabteilungen in allgemeinen Krankenhäusern.

Böhlers erste Schüler am Donaukanal sind junge Amerikaner, Angehörige der American Medical Association of Vienna, für die er schon kurz nach der Eröffnung des Unfallkrankenhauses Kurse zu halten beginnt. 1927 wird er von der Association um ein Skriptum gebeten. Böhler entspricht diesem Wunsch mit 17 maschinegeschriebenen Seiten eines englischen Textes. Die Überlegung, eigentlich müßten auch deutschsprachige Ärzte an einem derartigen Text interessiert sein,

liegt nahe. Was aber einmal für richtig befunden wurde, gelangt bei Böhler immer zur Ausführung. So verfaßt er ein Lehrbuch, dem er den Namen »Die Technik der Knochenbruchbehandlung« gibt. Aber die Publikation stößt auf Schwierigkeiten. Die medizinischen Verleger, denen Böhler sein Manuskript zeigt, sind ablehnend, so wie die Fachgutachten, die sie eingeholt haben. Böhler, überzeugt von der Qualität seiner Arbeit, geht – genau wie im Jahre 1916 auf dem Bozner Bahnhof – einfach wieder zur Eigenregie über. Er bringt das kleine Buch im Selbstverlag heraus und bietet es dem Buchhändler Maudrich zum Verkauf an. Die 176 Seiten starken Bändchen gehen wie die warmen Semmeln ab. Nach einigen Monaten ist die Auflage vergriffen, die noch im selben Jahr (1929) in der englischen Übersetzung erscheint. Die zweite Auflage bringt Maudrich, der unter dem Eindruck des Erfolges selbst zum Verleger wurde, heraus. Und es beginnt der Siegeszug eines Lehrbuches um die Welt. Der englischen Übersetzung folgen Fassungen in spanischer, russischer, polnischer, französischer, italienischer, chinesischer und ungarischer Sprache. Die Auflagen erscheinen gewissermaßen am laufenden Band. Unermüdlich arbeitet Böhler an seiner Lehre, verwertet neue Erfahrungen, verbessert, baut aus. Im Jahre 1963 ist das Werk in der dreizehnten deutschen Auflage auf 1500 Seiten und 3000 Abbildungen angewachsen. Die einfache, klare Sprache, die nahezu pedantische Exaktheit und die medizinische Wirklichkeit im ausgewählten Bildmaterial sind das Geheimnis dieses didaktischen Bestsellers.
Die Imperative der Böhlerschen Lehre waren im Hörsaal der Webergasse eindringlich formuliert und in Balkenlettern gedruckt angeschlagen:

Wer heilt die gebrochenen Knochen?
Der Organismus selbst oder die Natur.
Was braucht die Natur zum Heilen?
Zeit.
Was hat der Arzt in der Zeit zu tun?
Er hat der Bruchstelle nach dem Einrichten
ununterbrochene
Ruhe
zu verschaffen und durch Hochlagerung
und Anleitung zum aktiven Gebrauch

des verletzten Gliedes und des ganzen
Körpers unter
Vermeidung von Schmerzen
für gute
Durchblutung
zu sorgen.

Das ist der einfache Nenner der Knochenbruchbehandlung, deren Systematisierung bis in jede Einzelheit das Verdienst Lorenz Böhlers ist.

Obwohl Böhler als erster in Europa im Jahre 1930 die Nagelung eines Schenkelhalsbruches durchführte und zehn Jahre später die Marknagelung des langen Röhrenknochens nach der Methode des Deutschen Gerhard Küntscher spontan übernahm und ganz systematisch anwandte, war er im allgemeinen bei der Operation von Knochenbrüchen äußerst zurückhaltend, was zum Teil gewiß auch historisch begründet war. Metalle führten häufig zu Rostschäden; man kannte weder das Penicillin noch das Spektrum der Antibiotica, und das Risiko der Wundeiterung war groß.

Schon im ersten Weltkrieg hatte Böhler gesehen, zu welchen Dauerschäden in Form von Verkürzungen, Verbiegungen, Versteifungen und Muskelschwund die Fehler bei der Primärbehandlung führen können. Und bereits im Jahre 1924 hatte er in einer Art Streitschrift (»Wie schützen wir die Verwundeten vor Amputation und Krüppeltum«) die Forderung nach der Spezialisierung der Verwundetenbehandlung erhoben. Diejenigen Kollegen Böhlers, die eine Abspaltung dieses Teilbereiches aus dem Gesamtkomplex der Chirurgie verhindern wollten, bremsten die von ihm refrainartig geäußerte Postulierung eigener Lehrkanzeln für Unfallchirurgie. Böhler selbst war 1930 zum Dozenten, 1936 zum außerordentlichen und 1954 zum ordentlichen Universitätsprofessor an der Universität Wien ernannt worden. Während aber im Ausland seinen Forderungen schon früh entsprochen wurde, erfüllte sich Böhlers Wunsch in seinem Vaterland erst im Jahre 1972 mit der Schaffung von zwei Lehrkanzeln für Unfallchirurgie an den beiden Wiener Universitätskliniken.

War es aber Böhler selbst versagt, von einem Lehrstuhl seines Faches aus zu wirken, so ist eben wohl gerade deshalb aus dem Lehrbetrieb in der Webergasse die *Schule* entstanden. Es wurden 10000 Ärzte aus aller Herren Länder gezählt, die sich im Laufe der Jahre dort einfanden, um an Ort und Stelle die Verwirklichung der Böhlerschen Prinzipien und das Urmodell eines Unfallkrankenhauses bzw. seine Organisation zu studieren. Zeitweise mußten die Visiten viersprachig durchgeführt werden. Die Böhlerschüler – sie nennen sich scherzhaft »Weberknechte« – bilden eine dankbare Gemeinschaft und die in Österreich verbliebenen formieren sich anläßlich des 80. Geburtstages ihres Lehrers zur »Österreichischen Gesellschaft für Unfallchirurgie«, bei deren jährlichen Kongressen ein einziges Thema bis ins kleinste in Böhlerscher Gründlichkeit und Ausdauer besprochen wird. Der hochbetagte »Chef« führt hier die Schule fort.

Unmittelbar nach dem Erscheinen der ersten englischen Auflage seines Buches wurde Böhler in die Vereinigten Staaten eingeladen und absolvierte eine Vortragsreise durch dreißig Städte. Damit hatte seinerzeit das Wirken auf internationaler Ebene begonnen, das nur durch den zweiten Weltkrieg, in dem Böhler als beratender Chirurg tätig war, unterbrochen und nach dem Kriegsende um so intensiver fortgesetzt wurde. Er reist kreuz und quer durch Europa und Nordamerika, besucht Nordafrika, Mexiko und fast alle südamerikanischen Staaten, wo er die nach dem Modell Webergasse eingerichteten Unfallkrankenhäuser visitiert.

Auch das Alter ist reich an internationalen Auszeichnungen und Ehrungen, und noch immer geht der Emeritus auf weite Reisen: 1963 nach Finnland und Rußland, 1964 nach Südafrika, um anzuregen, zu beraten und die Entwicklung seiner Lehre zu verfolgen.

Im offiziellen Ruhestand besorgt der alte Herr, der Zeit seines Lebens völlig hobbylos nur seinem Fach gelebt hat, schließlich für seine Frau und sich ein Opern- und ein Burgtheaterabonnement. Mit der gewohnten Gründlichkeit bereitet er sich auf die Theaterbesuche durch das Studium des Textes vor und aktiviert die unter den Beschwerden des Alters leidende Gefährtin. Während Böhler selbst, körperlich und geistig gesund, noch in seinem hohen Alter »in Form« bleibt, wird seine Frau leidend, schließlich pflegebedürftig. Sie ist sein letzter Patient. Die menschliche Größe, die er bei der Betreuung entwikkelt, erweckt Ehrfurcht. Nach ihrem Tod hat sich sein an Aufgaben reiches Leben erfüllt. Er erkrankt kurze Zeit nach der Beerdigung und stirbt am 20. Jänner 1973 in dem kurz zuvor fertiggestellten Unfallkrankenhaus, das seinen Namen trägt.

Burkhard Breitner

1884–1956

Burkhard Breitner gehörte zu jener aussterbenden Rasse von Menschen, die Leben und Beruf noch als eine Einheit empfinden. Der Arzt Burkhard Breitner und der Mensch Burkhard Breitner waren immer gegenwärtig, in welcher Eigenschaft Breitner auch in der Öffentlichkeit auftrat. Er selbst bekannte sich zu dieser Einheit, sagte er doch zu seinen Schülern, wann immer sich dazu eine Gelegenheit bot, daß nur ein guter Mensch ein guter Arzt sein könne. Und seine Schüler verstanden die Worte ihres Lehrers. Ihr Sprecher erklärte zu Breitners 62. Geburtstag: »Herr Professor, wir lieben Sie als Arzt, Lehrer und Mensch.«

Breitner wurde am 10. Juni 1884 in Mattsee, im salzburgischen Flachgau, geboren. Sein Vater war der Gründer des »Scheffelbundes« und des »Scheffelmuseums«, das er in Eigenbesitz verwaltete. Dies deutet darauf hin, daß Burkhard Breitner in einer musischen Atmosphäre aufwuchs, wobei die Romantik die Hauptrolle spielte. Viktor von Scheffel (1826–1886) ist jener Dichter, der den mittelalterlichen Stil und Sprachlaut in die neuere deutsche Dichtung einführte und eine Schar von Nachfolgern fand, wie den Priesterdichter Ottokar Kernstock. Scheffels historischer Roman »Ekkehard« und sein Epos »Der Trompeter von Säckingen«, waren noch zur Zeit der Ersten Republik Lesestoff in den Gymnasien. Der Name Scheffel, der im Leben von Breitners Vater eine so bedeutende Rolle spielte, zeugt auch von der nationalen Gesinnung der Familie. Breitner wird national bis ans Ende seines Lebens bleiben, wobei auch hier ein romantischer Zug, das Verbundensein mit dem Volk eines Goethe und Schiller, eines Bach und Wagner, eines Kant und Nietzsche unverkennbar ist. Dabei war Breitner kein politischer Mensch, was er bewies, als er zum Präsidentschaftskandidaten aufgestellt wurde. Trotz massiver Beschwörungen seiner Berater ließ er sich nicht dazu bewegen, auch nur in einer einzigen Versammlung das Wort zu ergreifen, so daß viele Wähler nicht einmal wußten, wie der Mann aussah, den sie wählen sollten. Breitner besuchte das Collegium Rupertinum in der Stadt Salzburg, eine von Priestern geleitete Mittelschule mit gutem Ruf, der auch durch Thomas Bernhards böse Vorwürfe (»Die Ursache«) nicht allzu gelitten hat. Die Matura bestand Breitner mit Auszeichnung. Im Ma-

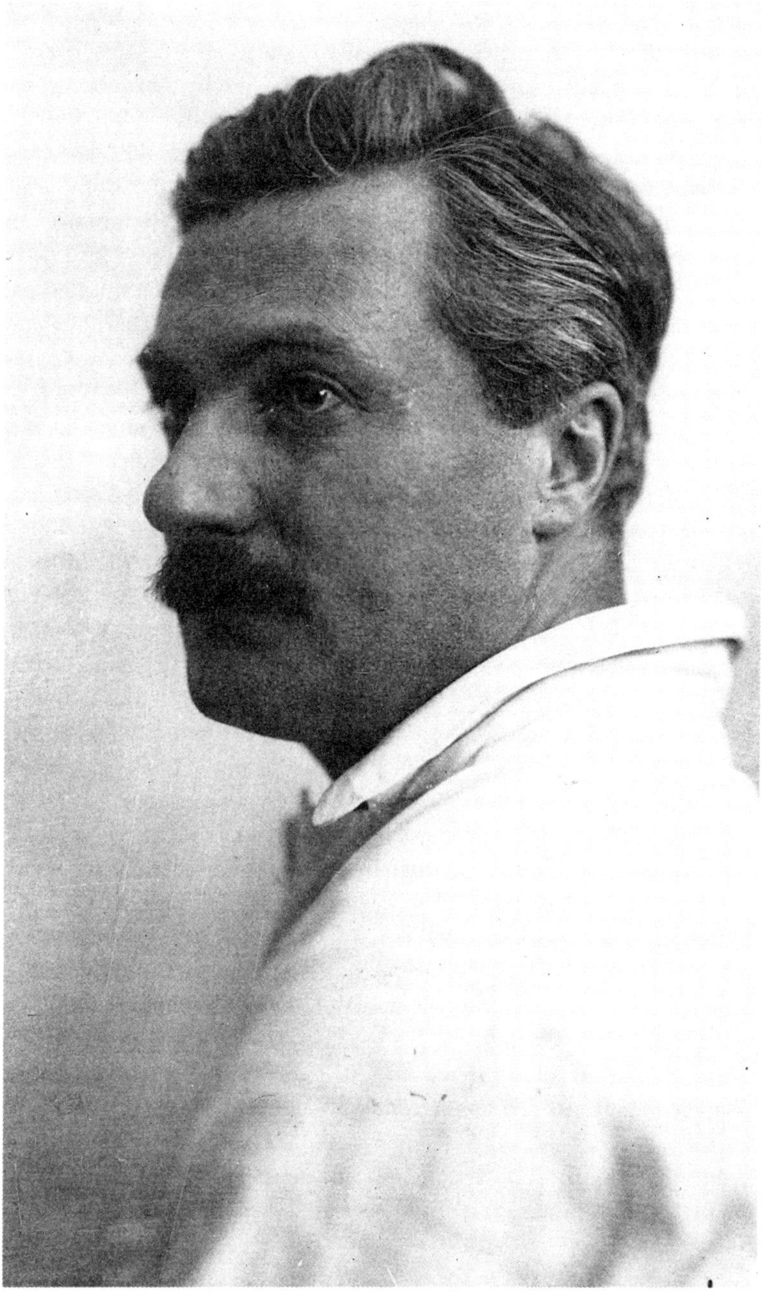

Burkhard Breitner

turajahr erschien auch sein erstes Buch »Will's tragen« unter dem Pseudonym Bruno Sturm, er behandelte darin ein soziales Thema. Bereits hier zeigt sich neben der schriftstellerischen Begabung der Zug zum Helfenwollen, und dieser Zug mag auch seine Berufswahl entscheidend mitbestimmt haben, obwohl er einige Zeit unsicher war, ob er mehr zum Arzt oder zum Schriftsteller berufen sei. Er entschied sich für den Arztberuf und inskribierte an der medizinischen Fakultät der Universität Graz. Sein bekanntester Lehrer in Graz war der Anatom Moritz Holl, der über sein Fach hinaus sich mit den naturwissenschaftlichen Studien Leonardo da Vincis beschäftigte und Mitarbeiter an der Herausgabe der in Windsor befindlichen »Anatomischen Hinterlassenschaft« Leonardos war.

In Graz trat Breitner der Hochschulverbindung der Vandalen bei, einer nationalen und schlagenden Burschenschaft. In seinem Memoirenbuch »Hand an zwei Pflügen«, das 1958 erschien, schreibt Breitner über diesen Entschluß:

»Ich habe diesen Schritt nie bereut. Obwohl ich an den Pflichtkneipen keinen Gefallen fand, obwohl ich nie die Trunkseligkeit erlebte, da ich auch nach stärkstem Bierkonsum nicht berauscht war, und obgleich sich bald herausstellte, daß sich unsere Horizonte nicht deckten – das Singen der frohen und gemütsbetonten alten Studentenlieder, die treue Kameradschaft, die Erziehung zur Unerschrockenheit und die Ablehnung jeder körperlichen und geistigen Fessel gaben diesen Jahren eine innere Bestimmtheit, die ich nicht missen möchte: Als ich einmal an einem herrlichen Herbstvormittag nach einem plötzlichen Entschluß allein, einen neuen weißen Stürmer auf dem Kopf, das Band um die Brust, in das Bierdorf Puntigam fuhr, war ich der Herr der Welt. Das Gefühl, das ich heute noch nachzuerleben vermag, war eine Mischung aus ›épater le bourgeois‹ – nieder mit dem Spießbürger –, Rauflust und romantischer Schwärmerei, in der mich ein Eichendorff-Gedicht zu Tränen hätte rühren können. Niemals später, nicht auf allen Höhepunkten, die mir das Leben vergönnte, war ich so gefühlsbesessen, so ungehemmt und selbstherrlich wie damals.«

Und wie zur Entschuldigung fügt er hinzu: »Die explosiven Sehnsüchte einer gesunden Jugend richten sich nicht nach weisen Überlegungen.«

Diese romantische Schwärmerei, die den Studenten erfüllte, macht begreiflich, daß diesen das Studium der Anatomie und Pathologie nicht völlig befriedigen konnte. Deshalb besuchte er ständig das Theater. Noch in seinen alten Tagen schwärmt er von dieser Zeit: »Wer«, so schreibt er, »›Jugend‹ von Halbe und ›Einsame Menschen‹ von Hauptmann – beide in einer nie mehr gesehenen großartigen Darstellung – so erleben konnte wie mein Bruder und ich, gehört irgendwie zu den Gezeichneten.« Als er dem »Salzburger Volksblatt« über die Grazer Aufführung »Ruhmlose Helden« von Paul Busson ein Feuilleton schickte, erhielt er von der Zeitung das Angebot, ihr Theaterberichterstatter zu werden, was Breitner mit Begeisterung annahm. Allerdings übte er diesen Beruf nur kurze Zeit aus. Schon einige Wochen später schlug ihm der Direktor der Grazer Theater, Alfred Cavar vor, die Stelle eines Dramaturgen an seinen beiden Theatern anzunehmen (»Stadttheater« und »Theater am Franzensplatz«). Der Anlaß für dieses Angebot war der Hymnus, den Breitner über Eleonora Duse schrieb, die als Anna in d'Annunzios »La città morta« ein Gastspiel in Graz gegeben hatte. Breitner wurde sich damals zum ersten Mal bewußt, daß »die Welt der Kunst als ein Mysterium unser Leben überwölbt«.

Breitners Wirken als Dramaturg kann als erfolgreich bezeichnet werden. Er setzte Gerhart Hauptmanns Drama »Rose Bernd« auf den Spielplan, das vom Burgtheater abgelehnt worden war. Er brachte die österreichische Erstaufführung von Hauptmanns »Die Weber« heraus und verhalf Peter Roseggers »Am Tage des Gerichts« zum Bühnenleben. Am gewagtesten war sein Versuch, Robert Hamerlings Riesenwerk »Danton und Robespierre«, in dem Genußsucht und Sittenstrenge einander gegenüberstehen, für die Bühne zu bearbeiten. Die Aufführung errang zwar die Anerkennung der Kritiker, die aus allen Teilen der Monarchie und Deutschlands gekommen waren, fand aber beim Publikum geringes Interesse.

Breitner schrieb auch selbst zwei Einakter, und zwar: »Für die Farben« und »Heilige Nacht«, die mit einigem Erfolg in Graz und Salzburg aufgeführt wurden. Er war zweifellos ein begabter Autor, aber kein Genie. Dazu fehlte ihm die Begabung, neue Wege zu gehen. Sein Lebensstil, seine Formulierungskunst, im Grunde sogar seine Gedankenwelt, wurzelten in der Romantik, in der Neurenaissance und dem Neubarock und waren vom Geist Richard Wagners und Hans Makarts geprägt.

Neun Tage nach der Feier für Hamerling trat Breitner zum Rigorosum in Anatomie an und bestand die Prüfungen mit Auszeichnung. Ende März des Jahres 1905 leistete er seinen Militärdienst beim 2. Regiment der Tiroler Kaiserjäger in Rovereto ab. Obwohl er in den Briefen an seinen Vater von »persönlicher Entmannung, grausamer Gleichmacherei und Dressur« spricht, und sich über seinen sadistischen Ausbildner, einen oberösterreichischen Bauernsohn, beklagt, der seine Minderwertigkeitskomplexe an den Studenten durch besondere Härte abreagierte, sieht Breitner, den die optimistische Weltsicht in seinem Leben nie verließ, die Zeit als »körperliche Stählung« an und äußert sich darüber: »Ich habe Unterordnung des Willens gelernt, den Sinn für absolute und relative Macht.«
Am Ende seiner militärischen Ausbildung nahm er am »Kaisermanöver« im Raum zwischen Bozen und Madonno di Campiglio teil, das für ihn das »große militärische Erlebnis« wurde, insbesondere der Augenblick, als Kaiser Franz Joseph I. General Conrad von Hötzendorf zur überlegenen Führung der Südpartei beglückwünschte. Hötzendorf übernahm übrigens bald darauf die Führung der österreichischen Armee.
Ab dem 6. Semester setzte Breitner sein Studium in Wien fort. Seine Lehrer waren der Anatom Anton Weichselbaumer, der Schöpfer der Narkosetheorie, Horst Meyer, und der experimentelle Pathologe Richard Paltauf. Die Entscheidung über Breitners Zukunft als Arzt führte jedoch ein anderer herbei. Als er das erste Mal eine Vorlesung von Anton von Eiselsberg hörte, dem berühmtesten österreichischen Gehirnoperateur seiner Zeit, der auch bahnbrechende Werke über Transplantation und Schilddrüsenexstirpation schrieb, war Breitner so erregt, daß er sich augenblicklich »entschloß, Chirurg zu werden«. Professor Edmund von Neusser, an dessen Klinik Breitner hospitierte, ermöglichte diesem einen Studienbesuch im Pawlovschen Institut zu Petersburg. In der russischen Residenzstadt geriet er in die Revolution von 1905, die nach der Niederlage Rußlands gegen Japan ausgebrochen war. Anschaulich schildert Breitner in seinen Memoiren einen Besuch in der kaiserlichen Oper, wo am Ende einer Ballettsuite die berühmte Primaballerina Anna Pawlowa den »Sterbenden Schwan« tanzte. Die Auf- und Abfahrt der Schlitten wurde von zahlreichen Polizisten bewacht und geregelt, weil eine unerhörte Spannung in der Stadt herrschte. In einer Seitengasse wurde Breitner

Zeuge eines Überfalls von Revolutionären auf einen einzelnen Polizisten, dessen Gesicht sie zur Unkenntlichkeit zerstampften. Da Breitner in den Trubel ungewollt hineingeraten war, drängte ihn ein Student, so schnell wie möglich Rußland zu verlassen, damit er sich nicht dem Verdacht aussetze, ein Revolutionär zu sein, und verhaftet werde. Der Studienaufenthalt Breitners in Petersburg fand somit ein vorzeitiges Ende. Immerhin hatte sich die Reise gelohnt. Welchen Studenten widerfährt schon das Glück, in eine Revolution hineinzugeraten und zusätzlich noch die berühmteste Primaballerina ihrer Zeit zu sehen.

Nach seiner Promotion bewarb sich Breitner um die Stelle eines Schiffsarztes bei einer norwegischen Dampfschiffahrtsgesellschaft. Er zog die Fahrt auf einem Vergnügungsdampfer, dessen Route über Bergen-Drontheim nach Spitzbergen und zurück lief, der Ehrung vor, »Sub auspiciis Imperatoris« zu promovieren, worauf er auf Grund seiner Studienerfolge ein Anrecht gehabt hätte. Seine ärztliche Tätigkeit auf dem Schiff war gering und deshalb gab er sich ganz seinen Naturerlebnissen und dichterischen Eindrücken hin. So las er in Drontheim die Sterbeszene des Bischofs Nikolas aus Ibsens »Die Kronprätententen« mit »einer Ergriffenheit, als ob sie sich hier und nicht in Oslo zugetragen hätte«, wie er in seiner Novelle »Kräfte des Lebens« schreibt.

Nach seiner Norwegenreise leistete er Dienst am Triester Garnisonsspital als Assistenzarzt-Stellvertreter. Als ihm Dr. Mario Kaiser, der Hafensanitätschef von Triest und spätere Professor für Hygiene in Wien, vorschlug, die Stelle eines Sanitätsarztes auf einem Auswandererschiff nach Amerika zu übernehmen, griff Breitner mit beiden Händen zu. Seine Erlebnisse auf dieser Fahrt und in den Vereinigten Staaten legte er in seinem Reisebuch »Mormonen und Medizinmänner« nieder. Er war sich klar, daß er, ehe er sich als Arzt fest niederließ, seinen Horizont erweitern müßte.

Nach seiner Rückkehr nach Wien im Oktober 1909 nahm ihn Eiselsberg als Operationszögling in die Erste Chirurgische Universitätsklinik auf. Hier wurde Breitner zum hervorragenden Chirurgen ausgebildet. Eiselsberg verdankt er, wie er bekennt, »die Formung des moralischen Katechismus der Klinik«, Eiselsbergs erstem Assistenten, Paul Clairmont, schuldet er »alles an Prägung, an harter Erziehung, an herrlicher Gestaltung und freier Verantwortung«.

Im Jahre 1912 wurde Breitner vom Österreichischen Roten Kreuz ins bulgarische Hauptquartier delegiert und machte die beiden Balkankriege mit, die von den im »Balkan-Bund« vereinigten Staaten Bulgarien, Griechenland, Serbien und Montenegro gegen die Türken geführt wurden. Breitner erhielt für seine Tätigkeit vom bulgarischen Zaren Ferdinand I. das Offizierskreuz des Alexanderordens mit der Kriegsdekoration. Er schrieb über seine Tätigkeit im Balkankrieg ein »Kriegstagebuch« und hielt nach seiner Rückkehr mehrere Vorträge, in denen er das völlige Versagen der freiwilligen Schwestern, die größtenteils aus Adelskreisen stammten, anprangerte, was ihm viel Beifall, aber noch mehr Angriffe in der Presse eintrug. Anklagen und Drohungen wurden gegen ihn erhoben, und einige Aristokraten schrieben an Eiselsberg Briefe, deren Tenor lautete, daß, solange sie etwas in Österreich zu reden hätten, Breitner in Wien niemals eine Lehrkanzel erhalten könne.
Gleich nach seiner Rückkehr vom Kriegsschauplatz wurde Breitner Assistent bei Eiselsberg. Nicht zuletzt auch deshalb, weil seine Arbeiten über die Struma (Kropf) in der Fachwelt Aufsehen erregt hatten. Aus dieser Tätigkeit wurde Breitner jedoch gerissen, als der Erste Weltkrieg im Sommer 1914 ausbrach. Er rückte am 2. August ein und sollte die Führung einer Chirurgengruppe der Klinik Eiselsberg übernehmen. Breitner wollte jedoch an die Front und bestieg heimlich einen Militärzug, der an die Front abfuhr. Der Divisionär, bei dem er sich meldete, teilte ihn dem Divisionsstab des kaiserlichen Prinzen, Erzherzog Stephan, zu. Aber schon nach einem Monat geriet Breitner in russische Gefangenschaft, und nun begann er eine Tätigkeit, die ihm unvergänglichen Ruhm einbrachte. Er übernahm die chirurgische Station des Gefangenenlagers und führte sie so hervorragend, daß sich nicht nur die ranghöchsten Offiziere freiwillig seinen Anweisungen unterordneten, sondern selbst Russen zur Behandlung von weither kamen. Er selbst schreibt in seinem »Sibirischen Tagebuch« darüber:
»Die Kriegsgefangenschaft in den Lagern und Spitälern Ostsibiriens war mir zur inneren Lebensschule geworden, die mich endgültig formte. Sie verzehrte die stärksten Jahre meines Lebens und stieß mich aus jener Arena männlicher Erfüllung, in der ich vor vielen zu bestehen gehofft hatte. Sie stellte mich in einer Zeit ins Dunkel, in der eine mäßige Sonne genügt hätte, um Glanz und Aufstieg auszulö-

sen.«, und weiter: »Ein erfülltes Mannesdasein gab einer fröhlichen, etwas selbstsüchtigen, etwas theatralischen, etwas oberflächlichen Jugend die entsühnende Hand.«
Unter den härtesten klimatischen und sanitären Bedingungen rettete Breitner unzählige Kriegsgefangene vor Seuchen und schweren Krankheiten. Er verzichtete freiwillig auf die Heimkehr, lehnte eine Berufung nach Moskau ab und erklärte, erst mit dem letzten Transport mitzugehen. Bald errang er sich den Namen »Engel von Nikolsk-Ussurij«, und die Geschichte dieses »Engels von Sibirien« wurde in das Volksschullesebuch in Österreich aufgenommen.
Dort hieß es: »Das Vaterland ist stolz auf ihn; es hat ihn gefeiert und wird seinen Namen nicht vergessen.«
Und General Ooi, Oberbefehlshaber der kaiserlich-japanischen Armee, welche nach dem Ausbruch der russischen Revolution Teile von Sibirien besetzt hatte, schrieb über den Oberarzt Breitner: »Die Kranken des Lagers betrachteten mit Verehrung in ihm ihren Erlöser, sein verdienter Ruf drang bis zu den Kriegsgefangenen der anderen Lager und führte immer mehr und mehr russische und japanische Stadtbewohner in seine Behandlung.«
General Joseph Schmidberger legte im Rahmen des Erzherzog-Rainer-Museums auf der Feste Hohensalzburg »eine Sibiriensammlung des k. u. k.-Oberarztes Dr. Burkhard Breitner« an, die Dokumente über Breitners Tätigkeit in Sibirien und Erinnerungsstücke und Briefe von Kriegsgefangenen, die von Breitner behandelt wurden, enthält. Sie geben Zeugnis von dem ungeheuren Opfermut dieses Menschen.
Wie er versprochen hatte, kehrte Breitner mit dem letzten Transport heim. In seinen Memoiren schreibt er darüber:
»Als der erste Zug der Heimkehrer nach sechs Jahren Gefangenschaft im Dämmern des Novembertages durch die kleinen Stationen der Salzburger Dörfer rollte, die Spaliere der frierenden Schulkinder entlang, die ihre Papierfähnchen schwenkten, als uns die singenden Glocken Salzburgs entgegenklangen und zwei Feldgeschütze über den Zug zermürbter und müder Menschen den Salut donnerten, da zählte der einzige Wunsch: Still, wie ein verlaufener Hund in das Elternhaus zu schleichen und wieder mit Einsatz und Arbeit dienen zu dürfen, wo immer sich ein Platz auftat.«
Die vielen Ehrungen, die Breitner zuteil wurden, änderten nichts

daran, daß es ihm nach seiner Heimkehr finanziell schlecht ging, weil das Vermögen seiner Eltern durch die Zeichnung von Kriegsanleihen verlorengegangen war. Wohl hatte ihm Eiselsberg die Assistentenstelle bewahrt, doch von diesem Gehalt konnte er nicht standesgemäß leben. Erst, als ihn Eiselsberg in verschiedene Sanatorien mitnahm, vermochte er sich finanziell halbwegs zu erfangen. 1922 gab Breitner seine Habilitationsschrift über Zwerchfell-Hernien ab. Als Dozent gründete er eine Privatpraxis, die starken Zulauf verzeichnete, auch wurde er zu verschiedenen Ärztekonzilien im In- und Ausland berufen. Im Sommer 1928 unternahm er auf Einladung der American Association for studies of goites eine Operations- und Vortragsreise nach den USA, wo ihn seine Show-Operationen berühmt machten. Ab 1929 leitete er die chirurgische Abteilung der Krankenanstalt Rudolfstiftung in Wien.

Nachdem Eiselsberg zurückgetreten und auch die Klinik Billroth freigeworden war, hoffte Breitner, als Chef an eine der beiden Kliniken berufen zu werden, doch wurde er in seiner Hoffnung enttäuscht. Auch die Verhandlungen zwischen deutschen und österreichischen Stellen, die zu einer Berufung Breitners an die chirurgische Klinik der Universität Breslau hätten führen sollen, zerschlugen sich. Er mußte bis Oktober 1932 warten, ehe er die Führung der Innsbrucker Universitätsklinik, die er bis knapp vor seinem Tode leitete, übernehmen konnte. Seine Antrittsvorlesung hielt er in der überfüllten Aula. Alle Tiroler Würdenträger waren anwesend, aber auch zahlreiche bekannte Mediziner, wie Eiselsberg, ließen es sich nicht nehmen, aus Österreich, Deutschland und der Schweiz herbeizueilen, um der Antrittsvorlesung beizuwohnen. Diese fand ein großes und positives Echo, lediglich ein christlich-sozialer Journalist stellte fest, daß »ein bißchen weniger Deutschland besser gewesen wäre«.

Breitner war ein hervorragender Lehrer, dessen Vortrag durch seine starke Unmittelbarkeit faszinierte. Er sprach plastisch, bilderreich und mitreißend. Kein Wunder, daß seine Vorlesungen ständig überlaufen waren. Die Klinik leitete er nach straffem militärischem Grundkonzept, doch in demokratischem Geist. Toleranz, Liberalität und Freiheit bildeten seine Leitmotive. Er verband Intelligenz mit Charakter und Verstand mit Gemüt. »Nicht stehenbleiben« hieß seine Parole, weil die Entwicklung der Medizin vor allem durch »Autoritäten und Systeme« gehemmt wird. Sein Ruf als Mediziner drang über die Grenzen Österreichs, immer wieder wurde er ins Ausland gerufen und einmal war er sogar Tagesberühmtheit in der Weltpresse, als er an Rumäniens Ministerpräsident Titulescu, der in seiner Eigenschaft als Präsident der Meerengenkommission in der Schweiz weilte, eine Bluttransfusion erfolgreich vornahm.

Breitner schrieb über 200 wissenschaftliche Abhandlungen, war Ehrenmitglied zahlreicher ärztlicher Vereinigungen im In- und Ausland, Träger hoher Auszeichnungen und Präsident des »Österreichischen Roten Kreuzes«. Er beschäftigte sich vor allem mit der Lösung des Schilddrüsenproblems durch die Entdeckung eines morphologisch-funktionellen Systems. Er stellte fest, daß wesentliche morphologische Veränderungen der Schilddrüse reversibel sind und durch eine entsprechende Therapie ineinander übergeführt werden können. Für Breitner ist die Schilddrüse ein Erfolgsorgan einer übergeordneten Störung des Nervensystems. Erst dann, wenn die pathologische Leistungssteigerung fixiert ist, findet sich neben dem klinischen Zeichen einer Leistungssteigerung histologisch die echte, genuine Basedow-Schilddrüse.

Breitner verfaßte ferner Abhandlungen über »Sportschäden und Sportverletzungen«, über Bluttransfusion, über Schädelschüsse im Krieg, über die Bisexualität und über ärztliche Ethik. Er gab auch eine vierbändige Operationslehre heraus.

Wir sagten schon, daß Breitner kein politischer Mensch war, obwohl die Politik in seinem Leben eine nicht unbedeutende Rolle spielte. Er selbst sagt von sich: »Ich war niemals ein Politiker, niemals ein Aktivist, niemals Angehöriger irgendeiner politischen Partei, eines Konventikels, einer geheimen Bruderschaft«. Allerdings, seine nationale Gesinnung, die ihm schon als Student eigen war, verleugnete er nicht. Als nach Errichtung des autoritären Ständestaates die Professoren der Universität von der Tiroler Landesregierung aufgefordert wurden, an der Fronleichnamsprozession in Innsbruck demonstrativ teilzunehmen, lehnte Breitner, obwohl er Katholik war, ab, weil er eine religiöse Veranstaltung nicht in die Tagespolitik hineingezogen wissen wollte.

Als einer seiner Assistenten 1934 wegen Zugehörigkeit zur NSDAP verhaftet wurde, ging Breitner zum Polizeidirektor von Innsbruck, um zu intervenieren, allerdings umsonst. Auch sein Gang zu

Schuschnigg, der gerade in Innsbruck weilte, blieb erfolglos. Er wartete vier Stunden im Vorraum, ohne vorgelassen zu werden. Während der NS-Ära blieb Breitner unbehelligt, ohne daß er sich selbst für das Regime engagierte. Im Zweiten Weltkrieg war er als Oberstarzt beratender Chirurg des XVIII. Armeekorps.
1951 wurde Breitner von einem Komitee, dem als politische Partei der »Verband der Unabhängigen«, ferner die »Junge Front«, die sich von der ÖVP getrennt hatte, und mehrere kleine Gruppen und Einzelpersonen angehörten, die Präsidentschaftskandidatur angeboten. Breitner nahm an, ohne jedoch am Wahlkampf teilzunehmen. Seine Haltung versuchte er der Bevölkerung zu erklären: »Ich kandidiere nicht, auch nicht in irgendeiner verschleierten Form. Ich unternehme nichts dagegen, wenn von einer politischen Gruppe meine Kandidatur durchgeführt wird, und ich würde mich im Falle einer Wahl der Übernahme eines Amtes nicht entziehen.«
Dieser Verzicht, sich persönlich zu stellen, erwies sich äußerst nachteilig, weil er damit seine besondere Stärke, nämlich seine menschliche Ausstrahlung und seine außergewöhnliche Rednergabe nicht einsetzte. Vor allem im Osten Österreichs blieb er deshalb weitgehend unbekannt. Dennoch bedeutete das Wahlergebnis einen persönlichen Erfolg für ihn. In den Städten Salzburg und Innsbruck erhielt er die absolute Stimmenmehrheit, in Oberösterreich errang er die gleiche Stimmenanzahl wie der Kandidat der Volkspartei, Landeshauptmann Gleißner. Insgesamt wählten ihn 662 501 Österreicher, ein beachtliches Ergebnis für einen Nichtpolitiker und einen Kandidaten, der sich den Wählern nie zeigte.
Breitner war vielseitig begabt, idealistisch gesinnt, energiegeladen und mit einem stupenden Wissen ausgestattet. Dies alles befähigte ihn, seinen Drang, den Menschen zu helfen, in die Tat umzusetzen. Weltanschaulich stand er im liberal-nationalen Lager, sein Leben war von hoher moralischer Verantwortung geprägt: »Es gibt nichts Gutes, außer man tut es«, sagte er zu seinen Schülern. Sein Pflichtgefühl hatte etwas Vorbildhaftes: »Es gibt nur ein Einziges, das man braucht: Das ist die innere Freiheit des Herzens und der Gedanken. Lassen Sie es sich von einem alten Mann sagen: Das Leben ist nichts, der Gedanke, dem es dient, ist alles.« Harte Schicksalsschläge trug er tapfer und ohne Klage. Er behielt auch seine Lebensfreude und Schaffenskraft, als er an einem Prostatakarzinom mit Wirbelsäulen-Meta-

stasen 1951 erkrankte. Nie zeigte er nach außen hin, wie krank er wirklich war. Am 28. März 1956, nach einem arbeitsreichen Tag, verbrachte er den Abend mit Freunden und in der Nacht starb er an einem Coronarinfarkt. Ein Leben von wunderbarer Fülle war verglüht.

Josef Breuer

1842–1925

Am 23. Juni 1925 fand die Einäscherung des verstorbenen Dr. Josef Breuer statt – seinem letzten Willen gemäß ohne Gepränge und in aller Stille, nichtsdestoweniger unter ungewöhnlich großer und ernster Beteiligung aus allen Schichten der Wiener Bevölkerung. Josef Breuer war Arzt gewesen, hatte seit vielen Jahren schon die Praxis als Erwerb niedergelegt und sie nur noch als Freundschaftsdienst bei der ihm nahestehenden und vertrauten Klientel beibehalten. Er war, nun 83 Jahre alt, nach langwierig quälendem, aber ohne Klage und in schweigender fast heiterer Würde ertragenem Altersleiden am Abend des 20. Juni 1925 müde entschlafen.

Breuers Bild und Andenken verdiente in der Geschichte österreichischer bedeutender Persönlichkeiten festgehalten zu werden, selbst wenn er nur das gewesen wäre, als was er der großen Mehrzahl der Leidtragenden galt, der unvergleichliche Arzt und Menschenfreund. Josef Breuer gehört aber als einer ihrer Großen der Geschichte der Wissenschaft an, in welcher er eine Reihe grundlegender Entdeckungen als die tiefen und dauernden Spuren seiner Forscherarbeit hinterlassen hat.

Josef Breuer wurde am 15. Januar 1842 in Wien geboren als Sohn des Leopold Breuer, Religionslehrer an der jüdischen Kultusgemeinde.

In dem kurzen, übrigens sehr fesselnden Curriculum vitae, das er für die Wiener Akademie der Wissenschaften als ihr Mitglied geschrieben hat, erzählt Breuer, wie sein Vater aus dürftigsten Verhältnissen und aus dem engen Bannkreis des Ghetto-Judentums sich zur abendländischen Kultur in strenger, zielbewußter Übung emporgearbeitet, durch Stundengeben nicht nur den Unterhalt erworben, sondern sich nach und nach selbst zu einem ungemein kenntnisreichen Manne und ausgezeichneten Lehrer und Erzieher herangebildet hatte, so daß er endlich die Stellung als Religionslehrer in Wien erlangte (1836) und dann vier Jahre später seinen zwar bescheidenen, aber auch nicht dürftigen Hausstand begründen konnte. So mochte der junge Josef Breuer unter günstigen Bedingungen heranwachsen, weder in Armut noch in Überfluß – in der aurea mediocritas, wie er schreibt. Er erhielt den vorzüglichen ersten Unterricht vom Vater, bezog dann das akademische Gymnasium und nach abgelegter Reifeprüfung die Wie-

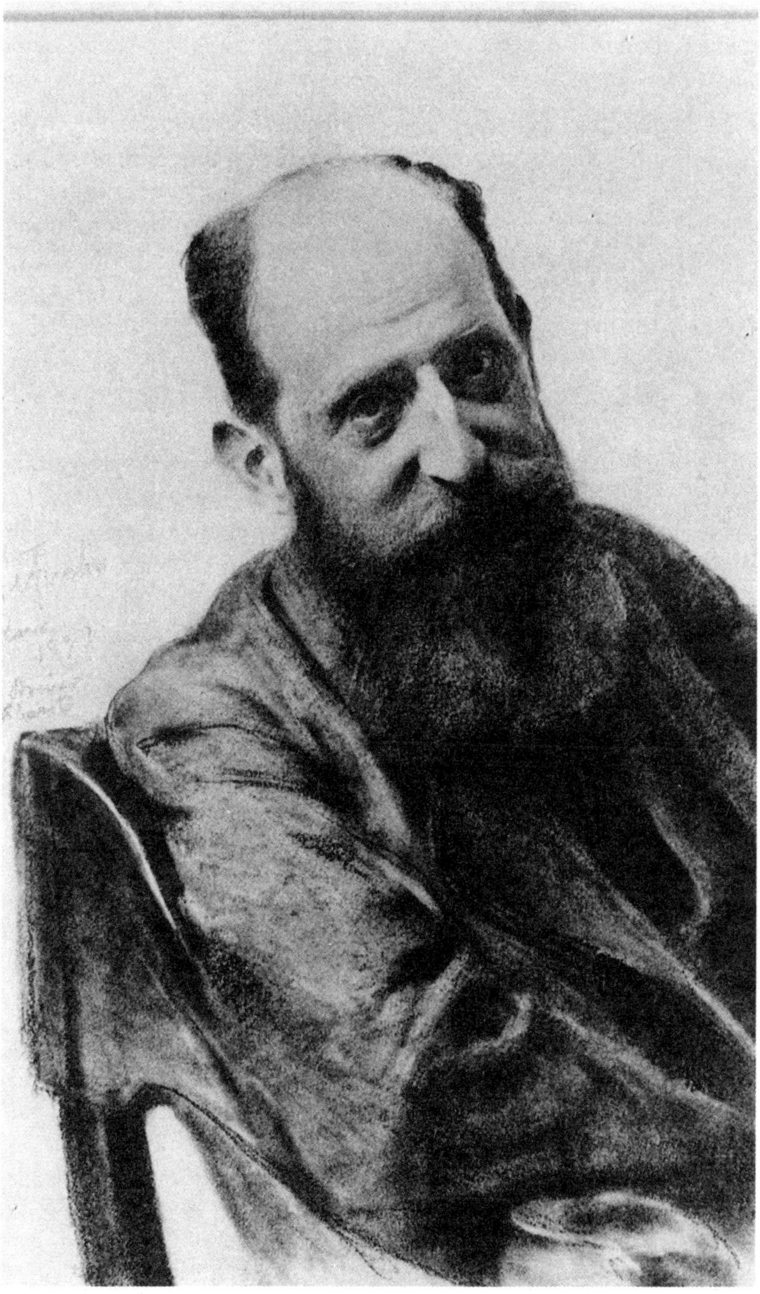

Josef Breuer

ner Universität, um Medizin zu studieren. Dem Rate des Vaters folgend, widmete er das erste Studienjahr ganz der allgemeinen Bildung und hörte zum Beispiel mit lebhafter Anteilnahme die Vorträge, die Lorenz von Stein über Wirtschaftsgeschichte hielt, sowie die Vorlesungen Schenachs über Philosophie und andere mehr; erst 1859 begann er das medizinische Studium. Bleibenden Eindruck und Gewinn brachten ihm die Vorlesungen und die histologischen Übungen bei dem Physiologen Ernst von Brücke: Sie waren bestimmend für seine spätere wissenschaftliche Betätigung. Im Verlaufe der klinischen Studien kam Breuer auch an die Klinik für innere Krankheiten und zu dem ausgezeichneten Arzt und Gelehrten Oppolzer. Der erkannte das große Talent und den wissenschaftlichen Trieb des jungen Mediziners alsbald und bestellte ihn gleich nach abgelegter Doktorprüfung 1867 zu seinem Assistenten. Schon am Beginn der nun folgenden Assistentenzeit tat Breuer einen seiner bedeutenden wissenschaftlichen Funde. Aus einer ihm aufgefallenen klinischen Bemerkung des Kehlkopfarztes L. Türck über gewisse Atmungserscheinungen schöpfte Breuer die Idee eines selbststeuernden Reflexvorganges bei der Atmung: Er trug seinen Gedanken dem Physiologen E. Hering vor mit der Bitte, die Frage unter seiner Anleitung einer experimentellen Prüfung unterziehen zu dürfen. Hering kam dieser Anregung mit vollem Verständnis entgegen, beteiligte sich gerne in gemeinschaftlicher Arbeit mit Rat und Tat an Breuers Untersuchung und konnte dann in der Sitzung der mathematisch-naturwissenschaftlichen Klasse der kaiserlichen Akademie der Wissenschaften vom 30. April 1868 jene bedeutsame Mitteilung machen, »über eine von Dr. J. Breuer im physiologischen Institute der k. k. Josefsakademie ausgeführte Untersuchung über die Selbststeuerung der Atmung durch den Nervus vagus«. Die ausführliche Darstellung von J. Breuer selbst erschien dann in dem Sitzungsbericht der Akademie vom 5. November 1868. Zum Verständnis des Gegenstandes mögen die folgenden Erläuterungen dienen.

Der Nervus vagus ist ein gemischter, wie ein Kabel aus vielen Strängen zusammengesetzter Nerv, der die Verbindung gewisser für die Regelung der Organtätigkeiten bestimmter Hauptstellen des Gehirnstammes mit allen Eingeweideorganen des Körpers vermittelt, unter diesen also auch mit den Lungen. Über die besondere Bedeutung dieser Lungenvagusäste war man sich nicht im Klaren; man wußte nur, daß sie

mit der Regelung der Atembewegungen des Zwerchfelles und der Brustmuskeln irgendwie mittelbar zu tun haben: nämlich, daß nach ihrer Durchtrennung die Atmung schwer geschädigt und bei Tieren, die es überleben, dauernd verändert bleibt. Künstliche Reizungen des Nerven hatten bald Förderung, bald Hemmung der Atembewegungen ergeben und mithin die Frage nicht zu klären vermocht. Breuer war nun auf den fruchtbaren und grundsätzlich wichtigen Gedanken gekommen, statt der künstlichen elektrischen oder mechanischen Reizungen die natürlichen Erregungsvorgänge ins Auge zu fassen, die sich an den Vagus-Endausbreitungen im Lungengewebe selbst bei dessen periodisch abwechselnder Ausdehnung (Spannung) und Einziehung (Entspannung) abspielen. Dabei entdeckte Breuer in passend und planvoll angestellten Tierversuchen die grundlegende neue Tatsache, daß am Ende des Einatmens die vollendete Entfaltung und Dehnung des Lungengewebes auf dem Wege des Nervus vagus an die leitende Atmungshauptstelle im Gehirn eine Botschaft sendet, die die vollendete Einatmung meldet und veranlaßt, daß bei den Atemmuskeln die Einatmung abgestellt und die Ausatmungsvorrichtungen in Gang gesetzt werden; hat dann die Ausatmung eingesetzt und ein ausreichendes Maß erreicht, nämlich die Lungen genügend zusammenfallen lassen, so sendet nun auch das zusammengefallene entspannte Lungengewebe durch einen zweiten Nervenfaden des Vaguskabels seinerseits Meldung nach oben und veranlaßt die Umstellung des Atmungssteuers; so daß also das Wechselspiel des Atmens, die Atmung, sich sozusagen selbst steuert und dadurch schädliche übermäßige Schwankungen der Lungenausdehnung und des Lungenluftgehaltes sowie ein Übertreiben und Überdauern des Ein- oder Ausatmens verhindert werden. – Diese »Selbststeuerung« bildet einen festen Bestand der physiologischen Einrichtungen des Säugetierkörpers unbeschadet des modelnden Einflusses, den beim Menschen der bewußte Wille auf den Atemrhythmus ausüben kann.
J. Breuer hatte sich auf Oppolzers Wunsch als Privatdozent für innere Medizin habilitiert, nach dessen Tode 1871 aber und der Übernahme der Klinik durch Bamberger die Assistentenstelle verloren und damit auch die Verfügung über die zum klinischen Unterricht unentbehrlichen Krankenbetten. Dieser Lage gegenüber entschloß er sich, auf seine Dozentur überhaupt zu verzichten und sich ganz der Privatpraxis und dem Privatforschen zu widmen. Als dann Bill-

roth, der große Chirurg, die Absicht äußerte, Breuer im Professorenkollegium der medizinischen Fakultät zum außerordentlichen Professor vorzuschlagen, sprach Breuer den bestimmten, mit den ihm entgegenstehenden Unterrichtsschwierigkeiten begründeten Wunsch aus, es möchte von diesem Plane abgesehen werden. So kam es, daß J. Breuer außerhalb der medizinischen Universitätszunft blieb, obschon ihre hervorragendsten Vertreter – ich nenne nur die Professoren Brücke, Exner, Fleischl, Dumreicher, Billroth, Gersuny, Chrobak, Frisch, Kaposl und Schnabel – ihn aufs Höchste schätzten und ihn zu ihrem ständigen ärztlichen Berater und Vertrauten wählten.

Übrigens aber erfuhr Breuers große wissenschaftliche Bedeutung dadurch eine öffentlich sehr ehrende Anerkennung, daß die kaiserliche Akademie der Wissenschaften in Wien im Jahre 1894 ihn, den einfachen Arzt ohne akademische Stellung und Titel, zu ihrem korrespondierenden Mitglied erwählte; die Ehre war um so größer, als es auf den Vorschlag geschah von Männern wie Ernst Mach, Ewald Hering, Sigmund Exner. Inzwischen hatte freilich Breuer schon zwei Jahrzehnte früher seine große und grundlegend wichtige Untersuchung »Über die Funktion der Bogengänge des Ohrlabyrinthes und über den statischen Sinn« in den Medizinischen Jahrbüchern von 1874 und 1875 veröffentlicht.

Um den Sinn und die Bedeutung dieses Werkes allgemein verständlich zu machen, ist es erforderlich, einige erklärende Bemerkungen über das Ohrlabyrinth und die bis dahin geltenden Anschauungen von seiner physiologischen Leistung vorauszuschicken.

In dem im Schädel beiderseits eingebauten knöchernen Felsenbein tief verborgen sitzt das innere Ohr, das heißt die eigenartige Vorrichtung an der Endausbreitung des Hörnerven zur Vermittlung von Gehörwahrnehmungen, und zwar in einer bis auf zwei kleine elastische Membranfenster ganz geschlossenen, verästelten Höhlung, dem »knöchernen Labyrinth«. Dieses enthält den sogenannten Vorhof, in welchem einerseits die Öffnung eines blind endenden Schneckenganges klafft, anderseits drei halbkreisförmig gekrümmte Kanäle je ein- und ausmünden, die sogenannten »Bogengänge«, die bemerkenswerterweise drei aufeinander senkrechte Halbkreise bilden. Von den Knochenwänden umschlossen liegt wie eine Wandbekleidung das lebendige »häutige Labyrinth«, beschickt mit den feinen Sinnesempfangsvorrichtungen des eigentlichen Hörnerven, die sich in der Schnecke, und denen des Vorhofsnerven, die sich in den flaschenartig erweiterten Bogengangmündungen, den sogenannten Ampullen, sowie an den häutigen Wänden des Vorhofs ausbreiten. Es ist erfüllt von einer zähen Flüssigkeit, der Endolymphe, und birgt an den Wänden des Vorhofs bestimmt zueinander gerichtete und ein wenig gleitend verschiebliche Hautpolster, an denen sehr zahlreiche kleinste Kalksteinchen, die Otolithen, haften.

Die Bedeutung der Schnecke als Organ des Hörsinnes war von jeher bekannt, die der Bogengänge (halbzirkelförmigen Kanäle) aber mit ihrem otolithenhaltigen Vorraum ein unverstandenes Rätsel. Man hielt sie wohl auch für Hörorgane, obwohl es sich schon in den Versuchen des französischen Physiologen Flourens um 1830 herausgestellt hatte, daß ihrer Zerstörung bei Vögeln (Tauben) keineswegs Taubheit, wohl aber sonderbare Störungen der Körperhaltung und -bewegung folgen. Im Jahre 1870 nahm der Königsberger Physiologe Goltz die Frage auf und kam auf Grund seiner Versuche an Fröschen und Tauben zu dem Schluß, daß die Bogengänge – ob zugleich auch Hörorgan oder nicht – in jedem Falle eine Vorrichtung bilden, sozusagen ein Sinnesorgan, das der Empfindung und Erhaltung des Gleichgewichtes dient. Diese ganz neue sinnvolle Auffassung blieb aber nahezu unbeachtet, bis ihr Josef Breuer 1873 begegnete, der mit seinem hellen Blick sie ohneweiters als »des Rätsels lösendes Wort« begrüßte, aber auch sogleich die ihr von Goltz gegebene Begründung als unhaltbar und »in hohem Grade anfechtbar« erkannte. An ihre Stelle setzte dann Breuer seine neue physikalisch richtig begründete und experimentell durch viele planvolle Beobachtungen an sich selbst, und durch eine große Reihe sinnreicher Versuche an Tauben überzeugend bestätigte Erklärung: Danach ist es nicht, wie Goltz angenommen hatte, der hydrostatische Schweredruck der ruhenden Endolymphe, der den jeweilig tiefst gelegenen Wandteil der drei (oder beiderseits sechs) häutigen Bogengänge am stärksten zu drücken und durch deren entsprechende Einwirkung auf die dortigen Nervenendhärchen die wechselnde Lage und Haltung des Kopfes anzuzeigen vermag; sondern, bei jeder Drehung des Kopfes in irgend einer Ebene des Raumes muß in den jeweils dieser Drehungsebene entsprechend gelegenen und also in Raddrehung mitbewegten Bogenkanälen die zähflüssige Endolymphe infolge ihrer Trägheit um ein Weniges zurückbleiben, das heißt also je nach der Drehrichtung hin oder her gegen die Kanalwandung verschoben werden: sie wird mithin durch ihren vorwärts oder rückwärts gerichteten Strömungsstoß auf die hineinragenden feinen Nervensinneshärchen einen leise verbiegenden Zug ausüben und dadurch dem Gehirn den Eintritt und Sinn der Drehung des Kopfes oder mit ihm des Körpers anzeigen. Da die beiderseits im Schädel liegenden je drei Halbkreiskanäle in drei aufeinander senkrechten Raumebenen angeordnet sind, und da jeder dieser Bogengänge von einer Winkelbewegung des Kopfes nicht mehr und nicht weniger mitgedreht wird und es entsprechend anzeigt, als diese Bewegung nach dem Parallelogrammverhältnis in seine eigene Ebene fällt, so müssen die vereinten, gleichzeitigen Bogengangsanzeigen jede beliebige Drehung des Kopfes im Raume nach Richtung und Ausmaß wahrnehmen lassen.

Als Breuers erste ausführliche Mitteilung »Über die Funktion der Bogengänge des Ohrlabyrinths« in dem Januarheft der Medizinischen Jahrbücher 1874 erschien, hatte fast gleichzeitig Ernst Mach der Wiener Akademie der Wissenschaften eine Abhandlung eingesandt, in welcher er denselben Gegenstand behandelnd auf Grund von Berechnungen und von Selbstversuchen im Wesentlichen zu dem gleichen Ergebnis gelangt war wie Breuer. Dieser schrieb:

»Im Begriff vorliegende Arbeit noch einmal durchzugehen, erfuhr ich, daß Herr Professor E. Mach in Prag denselben Gegenstand bearbeitet und die diesbezügliche Abhandlung am 13. November 1873 der k. k. Akademie übersendet hat. Wir sind, wie wir gegenseitig aus unsern kurzen vorläufigen Mitteilungen ersahen, völlig unabhängig zu den gleichen Resultaten gelangt. Ich kann mich nicht enthalten, meiner Freude Ausdruck zu geben, daß durch die Übereinstimmung eines so hervorragenden Forschers die Wahrscheinlichkeit der im folgenden entwickelten Anschauung (auch für mich selbst) gewachsen ist.«

Merkwürdigerweise war bald darauf sogar noch ein dritter namhafter Gelehrter, der Chemiker Crum Brown in Edinburg aus theoretischen Überlegungen zu einer sehr ähnlichen Anschauung gelangt, freilich ohne sie experimentell begründet zu haben.

Breuer war damals 32 Jahre alt und war ganz auf sich allein und auf seine eigenen einfachen Hilfsmittel physiologischer Arbeit angewiesen; es ist erstaunlich, mit welch durchdringender Klarheit und Urteilssicherheit und mit wie ausgedehnter Beherrschung des einschlägigen Schrifttums der junge Autodidakt seinen Gegenstand behandelt.

Fast noch eindrucksvoller zeigt sich dies in der umfangreichen, ein Jahr später erschienenen Abhandlung in derselben Zeitschrift: »Beiträge zur Lehre vom statischen Sinn (Gleichgewichtsorgan, Vestibularapparat des Ohrlabyrinths)«, in welcher Breuer die Begründung seiner Theorie experimentell durchführt und die inzwischen aufgekommenen, zum Teil sehr schroff und auch unfein gehaltenen Äußerungen seiner wissenschaftlichen Gegner in streng sachlicher, bei aller scharf sichtenden Bestimmtheit aber doch vornehmen und rücksichtsvollen Art erörtert und widerlegt. Denn die neue Lehre stieß auf eingewurzelte Vorurteile und gegen die festgehaltenen Überzeugungen maßgebender Forscher oder solcher, die sich dafür hielten, und ward heftig und nicht immer mit redlichen Mitteln angegriffen. Als im späteren Verlaufe des wissenschaftlichen Streites einer seiner leidenschaftlichsten Gegner ihm einmal den Vorwurf gemacht hatte, er hätte sich nicht auf seine Taubenversuche beschränken, sondern auch Säugetiere zur Untersuchung heranziehen sollen, antwortete Breuer in einer kleingedruckten Anmerkung:

»Was mich angeht, so liegen dieser Unterlassung persönliche Umstände zu Grunde, die mich hoffentlich entschuldigen. Ich bin praktischer Arzt, meine Arbeitszeit ist der Spätabend und die Nacht und darum mein Arbeitsraum meine Wohnung. Da konnte ich an Tauben arbeiten, nicht aber eingreifende Operationen an Säugetieren üben.«

In der Tat hat J. Breuer, unbeschadet seiner sehr ausgedehnten ärztlichen Tätigkeit in dieser stillverborgenen, man möchte fast sagen heimlichen Weise mit Zähigkeit und unverminderter Freude und Kraft Jahrzehnte hindurch – bis etwa zu seinem 70. Lebensjahr – gearbeitet.

Die Aufklärung der Bogengangsbedeutung löste nur die erste Hälfte der Aufgabe, die sich Breuer gestellt hatte: Für die Wahrnehmung der Drehung und Neigung des Kopfes war nun das Sinnesorgan entdeckt und sichergestellt, für die Empfindung aber der jeweiligen Lage im Raum und des Beginns oder der Beschleunigung geradliniger Bewegung des Kopfes und Körpers war die vermittelnde Sinnesvorrichtung noch zu suchen. Breuer suchte und fand sie in den Otolithenapparaten, die er in klarer und bestimmter Abgrenzung gegenüber den

Bogengängen für die Vermittlung der Schwerkraftempfindung in Anspruch nahm – übrigens unabhängig von ihm wiederum ganz ähnlich auch E. Mach. Mit der Empfindung der Senkrechten mußte dann notwendig auch jede Abweichung von ihr in der Lage oder in fortschreitender Bewegung wahrgenommen werden. Breuer war (so wie Mach) zu seiner Hypothese geführt worden durch theoretische Überlegungen, die sich hauptsächlich auf die physikalischen und anatomischen Verhältnisse der Otolithenapparate stützten, soweit sie durch vergleichend anatomische Forschungen bekannt waren, und die er selbst durch eigene, sehr eingehende anatomische Studien an Fischen, Amphibien, Vögeln und Säugetieren vervollständigte und vertiefte. Es gelang ihm dann auch experimentell am Lebenden der überzeugende Nachweis, daß die Lageempfindung tatsächlich durch die Senkrechtwahrnehmung vermittelt wird, welche dem jeweiligen Druck der gravitierenden Otholitenpolster entspringt und entspricht.

Die Wahrnehmungsvermittlung geradliniger Bewegungsanstöße ergab sich daraus als schlüssig ableitbare Folgerung, für die aber ein unmittelbar experimenteller Beweis nicht zu erbringen war.

Vor wenigen Jahren erst ist dies mittels neu entdeckter, mit sehr zusammengesetzten, sehr empfindlichen Vorrichtungen arbeitender Methoden tatsächlich gelungen, so daß die vor einem halben Jahrhundert aufgestellte und begründete Theorie von der Bedeutung des Vestipularapparates als Sinnesorgan für alle Raum- und Lageempfindungen, das heißt mit Breuer zu reden als Organ des statischen Sinnes, in allen Punkten bestätigt worden ist.

Ein Fachmann wie der Utrechter Otologe de Kleijn sagt in seinem Nachruf über die Labyrintharbeiten Breuers:

»Wie genial begründet müssen die Anschauungen Breuers sein, wenn mehr als 50 Jahre nach dem Erscheinen seiner Arbeiten die jetzigen Forscher, von geringfügigen Einzelheiten abgesehen, nur eine Bestätigung seiner Befunde und Auffassungen bringen können.«

Neben diesen grundlegenden Arbeiten über den statischen Sinn verdanken wir Breuer noch eine Reihe anderer, mit den Ohrlabyrinthproblemen zusammenhängender Untersuchungen, so insbesondere eine gründliche Bearbeitung des Gehörorgans der Vögel (Wiener Akad. Ber. CXVI, 1907), worin er zunächst aus eigenen neuen Beobachtungen eine sehr genaue Darstellung des feinen Baues der

Schnecke und anschließend daran auf Grund eines Vergleiches mit den entsprechenden Organen der Säugetiere eine kritische, und zwar entscheidende Studie über die verschiedenen allgemeinen Hörtheorien liefert. Auch über die strittige Bedeutung der beiden Binnenmuskeln im inneren Ohr der Säuger hat Breuers feine Untersuchung an dem sogenannten Trommelfellmuskel der Vögel ein klärendes Licht geworfen. Eine kleinere, aber ebenfalls grundsätzlich nicht unwichtige Arbeit behandelt das Entstehen der Zwangsrichtung und -lage, welche von Fischen unter dem Einfluß galvanischer Durchströmung eingenommen wird.

Die bis hier erwähnten Leistungen J. Breuers auf dem Gebiete der Physiologie der Tiere und Menschen würden genügen, seinem wissenschaftlichen Namen unvergängliche und rühmliche Dauer zu verleihen. Breuer hat sich aber diesen Anspruch, freilich ganz ohne es zu wollen, noch durch eine Tat völlig anderer Art, eine zunächst rein ärztliche Entdeckung, erworben; ich lasse ihn selbst sprechen:

»1880 hatte ich eine Kranke beobachtet, die, an schwerer Hysterie leidend, so eigentümliche Verlaufssymptome darbot, daß sich in mir die Überzeugung bildete, hier biete sich der Einblick in tiefere Schichten psychopathologischen Geschehens. Die da gewonnenen Erkenntnisse legten S. Freud und ich zuerst in einer kurzen vorläufigen Mitteilung vor, dann in den ›Studien über Hysterie‹ von Breuer und Freud.«

Diese bescheidenen Worte lassen den ihnen zukommenden weitreichenden Sinn kaum erkennen. Breuer hatte die entscheidende Bedeutung schwerer unausgeglichener seelischer Eindrücke für das spätere Entstehen von Seelenkrankheit, insbesondere von sogenannter hysterischer Neurose erkannt und seine auf dieser Erkenntnis fußende »kathartische« (das heißt reinigende) Behandlungsmethode entdeckt.

Dem Nachruf, welchen ihm S. Freud, der Schöpfer der Psychoanalyse, in der »Internationalen Zeitschrift für Psychoanalyse« (1925, Heft 2) gewidmet hat, entnehme ich darüber die folgenden Zeilen:

»Es war im Jahre 1880, daß ihm der Zufall eine besondere Patientin zuführte, ein ungewöhnlich intelligentes Mädchen, das während der Pflege ihres kranken Vaters in schwere Hysterie verfallen war. Was er an diesem berühmten »ersten Fall« getan, mit welch unsäglicher Mühe und Geduld er die einmal gefundene Technik durchgeführt, bis die Kranke von all ihren unbegreiflichen Leidenssymptomen befreit war, was für Verständnis für die seelischen Mechanismen der Neurose er dabei gewonnen, das erfuhr die Welt erst etwa vierzehn Jahre später aus unserer gemeinsamen Publikation »Studien über Hysterie (1895)«. – »Wir Psychoanalytiker, die längst damit vertraut sind, einem einzelnen Kranken Hunderte von Stunden zu widmen, können uns nicht mehr vorstellen, wie neuartig eine solche Bemühung vor 45 Jahren erschienen sein muß. Es mag ein großes Stück persönlichen Interesses und ärztlicher Libido, wenn man so sagen darf, dazugehört haben, aber auch ein ziemliches Ausmaß von Freiheit des Denkens und unbeirrter Auffassung.«

Mir scheint, daß in der Tat, neben dem aus tiefer menschlicher Teilnahme drängenden Bedürfnis, der Kranken zu helfen, es die »ärztliche Leidenschaft« war, die ihn solche Opfer an seelischer Arbeit und an Zeit bringen ließ, aber doch nur, weil sein geniales Schauen an dieser Kranken ihn eine ganz allgemeine Ursachenverkettung von unermeßlicher Bedeutung hatte ahnen und dann klar erkennen lassen. Das Wesentlichste davon läßt sich ganz knapp mit einem Satze andeuten, der in jener vorläufigen Mitteilung von 1893 enthalten ist: »Wir fanden nämlich, anfangs zu unserer größten Überraschung, daß die einzelnen hysterischen Symptome sogleich und ohne Wiederkehr verschwanden, wenn es gelungen war, die Erinnerung an den veranlassenden Vorgang zu voller Helligkeit zu erwecken, damit auch den begleitenden Affekt wachzurufen, und wenn dann der Kranke den Vorgang in möglichst ausführlicher Weise schilderte und dem Affekt Worte gab.«

Näher darauf einzugehen ist hier nicht angezeigt; zu dem ausführlichen, mit S. Freud gemeinsam herausgegebenen Werk »Studien über Hysterie« (Leipzig-Wien, F. Deuticke, 1895) hat Breuer außer der Krankengeschichte seines ersten Falles »einen theoretischen Aufsatz beigetragen, der weit davon entfernt, veraltet zu sein, vielmehr Gedanken und Anregungen birgt, die noch immer nicht genug ausgewertet worden sind. Wer sich in diese spekulative Abhandlung vertieft, wird den richtigen Eindruck von dem geistigen Format des Mannes davontragen.« (S. Freud, Nachruf.)

Daß übrigens Breuer selbst die Bedeutung seiner Entdeckung und ihrer Folgen sehr wohl zu würdigen wußte, geht aus seiner Äußerung hervor, die S. Freud mitteilt: »Ich glaube, das ist das Wichtigste, was wir beide der Welt mitzuteilen haben werden.« Um so bemerkenswerter ist die bescheidene Zurückhaltung, um nicht zu sagen gewissenhafte Vorsicht, die ihn bestimmte, zunächst darüber ganz zu schweigen und erst nach vielen Jahren, das heißt nach mehrjährigen, im Verein mit S. Freud fortgesetzten Beobachtungen, und zwar auf dessen Drängen, mit einer gemeinschaftlichen vorläufigen Mitteilung (Neurol. Zentralbl., 1893), und erst weitere zwei Jahre später dann mit dem oben angegebenen ausführlichen Werk hervorzutreten.

Breuers Entdeckung und seine »kathartische Methode« bildet den Grundstock der darauf von S. Freud als »Psychoanalyse« ausgebauten Lehre und Kunst, »mit deren Anfängen daher der Name Breuers unauslöschlich verknüpft ist«. An ihrer eigenartigen Ausbildung und weiteren Entwicklung hat sich indes Breuer nicht mehr beteiligt, zumal er mit der besonderen, von S. Freud aufgenommenen und ausschließlich verfolgten Richtung sich nicht zu befreunden vermochte.

Ich habe versucht, Josef Breuers, des Gelehrten und Forschers Art und Leistung, gemeinverständlich darzustellen. Viel schwerer ist die Aufgabe, seiner Gesamtpersönlichkeit gerecht zu werden, seinem Geist und Gemüt oder, wenn man will, seinem Kopf und Herzen.

Man wird eben nicht leicht einen Mann finden von einer gleich allgemein umfassenden, überschauenden, fast alle Gebiete menschlicher Kultur beherrschenden Bildung, wie sie Breuer als ein immer bereit liegendes Gut besaß, das er sich durch rastlose – anscheinend beinahe mühelose – Arbeit erworben hatte. Wirklich wohl fast mühelos erworben, weil seinem Erkenntnistrieb gemeinsam zu Hilfe kamen sein rasch und tief schauender Blick, der ihn befähigte, auch verwickelte Gegenstände leicht zu durchdringen, zu zergliedern und das Wesentliche davon dann mit meisterhafter Klarheit wieder zusammenzuordnen; seine ungewöhnliche Fähigkeit zu geistiger Anspannung und Sammlung auch unter sonst störenden Umständen, zum Beispiel bei seinen langen, holperigen Berufs-Wagenfahrten, die er zum Lesen und Studieren auszunützen pflegte; endlich sein gutes, hartes Gedächtnis, das jede, auch die flüchtigst eingeritzte Inschrift, jeden flachsten Eindruck unverwischt bewahrte und der Erinnerung bereithielt.

Bei dem Verstehen, Begreifen und auch Festhalten der Erscheinungen in Natur und Menschenleben gilt recht eigentlich das Wort: Wer da hat, dem wird gegeben. Denn je größer und vielgestaltiger der Um-

kreis der Vorstellungen und Begriffe ist, den einer schon beherrscht, um so leichter und wirkungsvoller werden ihm aufleuchtende Erinnerungs-Anklangbilder bei jedem frischen Erlebnis das Erkennen und Verstehen der neuen Erscheinungen vermitteln; so wie es dem kundigen Sammler gelingt, auch das neue, noch unbekannte Fundstück mit raschem Blicke richtig einzuordnen und zu bewerten.
Jeder, der Gelegenheit hatte, mit J. Breuer in Gesprächsverkehr und Gedankenaustausch zu treten, konnte nicht nur seine allseitige und gründliche Belesenheit im allgemeinen erfahren, sondern auch bewundernd bemerken, in welch erstaunlichem Maße das einstmals Gelesene und Durchdachte ihm jederzeit in aller Klarheit und Deutlichkeit gegenwärtig war: mochten es nun geschichtliche Vorgänge und politische Entwicklungen in irgendeinem Zeitalter und Lande sein, mochte es sich um die Gedanken und Lehren der großen Denker und Propheten oder um Worte der Dichter und Künstler handeln; so daß seine ernsten Gespräche, sein heiteres, stets unterhaltendes oder belehrendes Plaudern und auch seine Briefe jedesmal überraschen durch seine umfassende und tiefe Kenntnis der Dinge und durch seine eigenartigen, schlagend begründeten Urteile; dazu aber oft auch durch artige und zutreffende Anspielungen und Worte aus bekannten oder auch weit entlegenen Denker- und Dichterschriften anmutig belebt wurden.
Eine mehr als 25jährige nahe Freundschaft verband J. Breuer mit der Dichterin Marie von Ebner-Eschenbach. Ein großer Teil des in der ganzen Zeit lebendig geführten Briefwechsels ist erhalten und bietet reichliche und tiefe Einblicke in sein Seelenleben, seine Denkungs- und Betrachtungsweise. Denn die Fragen oder kurzen Mitteilungen, welche Frau von Ebner-Eschenbach über alle möglichen Ereignisse sowie über eigene Gedanken oder Pläne an ihn richtete, lösten in der Regel tiefgehende und vielseitige Erörterungen bei ihm aus. Am Ende eines solchen inhaltsreichen Briefes (über die Folgen politischer Unruhen und ihrer Unterdrückung usw.) schreibt er:
»Ich weiß nicht, ich bin doch sonst kein leidenschaftlicher Briefschreiber; aber wenn Sie auf irgend einen Punkt tupfen, geht gleich das ganze Liedl los, als wäre ich eine verrückt gewordene Spieluhr.«
Die Sache war eben die, daß Breuer zu allem Erfahrenen und Erlebten sich alsbald sein »Liedl« sei's in Gedanken, sei's auch in schriftlichen Noten setzte; so daß es bei guter Gelegenheit dann wie aus dem

Stegreif seiner Feder entfloß. Und so ist es bezeichnend für ihn, daß er über jedes ihn fesselnde Geschehnis – eine öffentliche Rede, einen Aufsatz in der Zeitung, ein neues Buch, einen politischen Vorgang – sich alsbald gründlichst zu besinnen und mit dem Ereignis allseitig auseinanderzusetzen das Bedürfnis hatte; das geschah in schriftlichen kurzen Bemerkungen (Aphorismen) oder auch oft in ausführlichen Aufsätzen, die nicht selten in der Form von Briefen an die an der Sache Beteiligten selbst oder an Freunde, Gesinnungsgenossen oder Schüler gerichtet waren. Ich gebe von dem reichen Inhalt dieser Briefe die folgende knappe Auslese: Talent und Charakter ... Der Tod Ibsens und die zahlreichen Nekrologe über ihn (1906) gaben Breuer Veranlassung, die Frage des Verhältnisses von Charakter und Talent zu erörtern; er zeigt unter Berufung auf die entsprechenden Unstimmigkeiten bei einer großen Reihe von Künstlern und Philosophen, von Filippino Lippi und dem ungläubigen Pietro Perugino bis zu Schopenhauer, H. Heine und R. Wagner, wie sie voneinander ganz unabhängig bestehen können; wie es unrichtig sei, im großen Künstler auch immer den großen Menschen nachweisen zu wollen: freilich müsse der Künstler imstande sein, die Empfindungen des Edlen sich anzuempfinden, wie es der gute Schauspieler vermöge; aber sein »Wille«, das ist sein sittlicher Charakter, könne unbeschadet des künstlerischen Schaffens ganz anders gerichtet sein. Der schöpferisch begabte und tätige Mensch habe aber eine Pflicht mehr als die andern alle – als zentrale Pflicht seines Lebens: die Pflicht gegen sein Werk, die wie die Mutterpflicht gegen das Kind von allen anderen Pflichtenkreisen losgelöst sei: Ob sein Werk gedeiht, hängt nicht von dem guten oder schlechten Charakter des Schaffenden ab, sondern davon, ob er imstande ist, dem Werke Treue zu halten.
Ein andermal schreibt Breuer über Religion und Glaube; den Anlaß hatten vernichtende Unwetter gegeben und die gleichzeitigen Wiener Vorträge eines Prager Philosophen, in denen der gütige Gott bei solchen Schicksalsschlägen (Erdbeben von Messina und dergleichen) als »anderweitig beschäftigt« sozusagen entschuldigt worden war. Schmunzelnd zitiert Breuer dazu den Propheten Elias: »Schreit lauter, Baal hört euch nicht, vielleicht schläft er oder ist fortgegangen«; kommt dann aber eingehend und mit tiefem Ernst auf Ursprung und unentbehrlichen Wert der Religion und des Glaubens zu sprechen: Denn von der ethischen Wirksamkeit des »Menschheits-Kulturbe-

griffs« nach Jodl und anderen hielt Breuer nichts, insbesondere nichts für die Masse der Menschen; für alles »soll« brauche man einen archimedischen festen Punkt. Goethes Verse »Im Innern ist ein Universum auch ...« und »Symbole« waren ihm dafür der liebste und zutreffendste Ausdruck.

Für sich selbst bekannte er sich zu einer an Goethes und an Fechners Weltanschauungen anklingenden Religion. »... für die Menge jener Gebildeten, die religiöse Bedürfnisse haben und völlig außer Stande sind, diese im Glauben der Volksreligion zu befriedigen – für diese ist Fechner ein »godsend« und wird es mit jedem Jahrzehnt für immer mehrere werden. Was Fechners Glauben vor allen andern Versuchen, Glauben und Wissen zu verschmelzen, so hoch erhebt, ist die intellektuelle Ehrlichkeit. Nichts wird für bewiesen erklärt, was nicht bewiesen ist, kein sacrificium intellectus verlangt. Und wenn wir in diesen höchsten Dingen nicht ehrlich sein sollten, wo denn?« Über das Verhältnis aber von Frömmigkeit zum Charakter meint er: »... ich finde immer, Frömmigkeit und die Eigenschaften des Charakters, Güte und so weiter verhalten sich wie Wein und Wasser: sie sind in allen Verhältnissen mischbar.«

Dem mit Raum- und Zeitbegriffen unnahbaren Unbegreiflichen, wie zum Beispiel den Angaben über Telepathie, stand Breuer selbstverständlich skeptisch, aber doch keineswegs wie die Leute vom »gesunden Menschenverstand« grundsätzlich und von vornherein ablehnend gegenüber. Von einem kaum anders als telepathisch aufzufassenden Erlebnis der Frau von Ebner-Eschenbach, das durch die sorgsamen täglichen Eintragungen der Dichterin in ihr Tagebuch dokumentarisch gesichert ist, hat Breuer selbst in der Umschau (1924, Heft 13) genauen Bericht erstattet.

Seine Haltung zum Judentum hat Breuer einmal durch seine Unterschrift in einem Brief an einen jüdischen, zionistisch gerichteten Eiferer gekennzeichnet: »gente judaeus, natione germanus«; und dies in längerer Ausführung begründet einerseits mit dem Stolz auf alles, was das jüdische Geschlecht von allem Anfang an bis zur Gegenwart für die Menschheit geleistet, auf alle großen Ideen und großen Männer, die es hervorgebracht, andererseits mit der Liebe und dem Gefühl stärkster vaterländischer Verpflichtung gegenüber dem deutschen Volke und seiner Kultur: »Würde zwischen den beiden Gliedern meines Spruches wirklich ein Gegensatz bestehen, müßte ich wirklich glauben, daß das Judentum der Ruin und die Zerstörung des deutschen Volkes ist, so müßte ich mich von ihm (dem Judentum) trennen. Aber glücklicherweise ist das alles erlogen und können wir mit gutem Gewissen gente judaei, natione germani sein.«

In einem Zeitungsaufsatz hatte der Physiker Franz Exner zu der gerade brennenden Frage der Schulreform Stellung genommen und unter anderem sich lebhaft für den historisch erzieherischen und zum Idealismus leitenden Einfluß der alten Sprachen eingesetzt. In einem ausführlichen Schreiben an einen Freund wendet sich Breuer gegen diese, wie ihm scheine, beträchliche Überschätzung des klassischen Sprachstudiums und namentlich auch gegen die viel gebrauchte Phrase vom Idealismus; nur wenn er etwas koste, wenn ihm Opfer gebracht würden, werde er aus einer Redensart zu einem sittlichen Wesen. Was aber die Förderung des von Exner gepriesenen »historischen Sinnes« betreffe und dessen Begünstigung konservativer Sinnesrichtung, so könne zwar niemand Einsicht in die Vergangenheit und Verständnis der Entwicklung höher bewerten, als er, Breuer, selbst es tue: »Es ist die Hälfte jener Orientierung in der Welt, die den Menschen erst zu einem bewußten Bürger der Welt macht. Über den Wert historischer Einsicht bin ich also mit Prof. Exner völlig einverstanden; durchaus nicht aber mit den Gründen, die er dafür anführt und mit den Konsequenzen, die er daraus zieht. Es ist wohl kaum richtig, daß unsere politischen Institutionen irgendwie mit den antiken zusammenhängen. Unsere Monarchie ist freilich in der Keimzelle allen andern gleich. Das Stammeskönigtum Armins und Marbods ist ganz ähnlich dem Agamemnons, der Tarquinier, Dschingiskhans (bevor er Welteroberer wurde) und Ketschwayos. Dann aber trennen sich die Wege. Die moderne Monarchie ist durch das Lehnswesen gegangen und darauf erbaut. Was in Hellas entstand, die Tyrannis, wird nicht damit verglichen werden können, die Diadochen waren orientalische Herrscher; die Cäsaren (im Principat) stellten die demokratische Monarchie dar, mit der man wohl die Napoleone, aber nicht die legitimen Monarchen vergleichen kann; das Dominat aber ist nur mit dem russischen Zarentum vergleichbar. Vasallentreue und Familienloyalität, die psychologischen Stützen der mittelalterlichen und modernen Monarchie, sind dem Altertum ganz fremd«. »Republik: die antike ist der Stadtstaat, die Politie; außer San Martino und allenfalls Baselstadt gibt es keine Republik, die irgend Gemeinsames mit der antiken hätte außer der Königlosigkeit. Ihre Mutter ist das Commonwealth of England; dann die Union von Amerika, nicht die Politien von Hellas und Rom. Demokratie: das Repräsentativsystem allein genügt, um die moderne Demokratie vollständig von der antiken zu trennen; es ist aus dem Parlament der Barone herausgewachsen, nicht aus der antiken Tradition.« Nach Exner solle historische, also entwicklungsgeschichtliche Bildung historischen Sinn wecken und somit eine konservative Sinnesrichtung geben: dagegen führt Breuer die historisch erzogenen Väter und Gewährsmänner der Sozialdemokratie wie Marx und A. Menger an und verweist auf die humanistisch gebildeten Franzosen von 1789: »... freilich waren sie voll von Rom und Griechenland, und in ihrem Jargon sind die Erinnerungen aus Plutarch geradeso allgegenwärtig wie die Bibelsprüche bei den Puritanern des Commonwealth. Aber zum Respekt vor dem Organischen, den langsam historisch Gewordenen scheint sie die klassische Literatur und Geschichte nicht erzogen zu haben. Taine rechnet den »esprit classique« einmal unter die wesentlichsten Faktoren des revolutionären »état d'âme«.

Endlich tritt Breuer der abfälligen Beurteilung von »Übersetzungen« entgegen: »... ich kann dem keineswegs beistimmen. Freilich, wenn ein Franzose den Faust in einer (mittelmäßigen) prosaischen Übersetzung liest, wird er wenig Freude davon haben; liest er aber die Übersetzung Sabatiers, so hat er sehr, sehr viel, denn sie ist ganz vortrefflich. Wir alle zitieren, das heißt erinnern Shakespeare deutsch; denn die Schlegelschen Übersetzungen sind vorzüglich. Aber ich kann mich auf die Alten selbst berufen. Ich war immer Vorzugsschüler, auch im Griechischen; ich wäre aber nie dazugekommen, von der Ilias mehr zu lesen, als bis zur Razzia des Aias, von der Odyssee mehr als zwei bis drei Gesänge, wenn ich sie nicht in der Jordanschen Übersetzung nachgelesen hätte (im späteren Leben). Was ich von Aischylos, Euripides und Aristophanes kenne, danke ich den Übersetzungen, und von Sophokles ebenso alles außer Philoktet und Aias (Privatfleiß). Von griechischer Lyrik aber ist mir alles fremd, außer dem, was ich aus dem »antiken Liederbuch« von Geibel und Leuthold kenne. Ich verdanke also den Großteil alles dessen, was ich von griechischer Poesie kennen gelernt und genossen habe, den vielgeschmähten Übersetzungen.«

Ich habe diesen etwas ausführlichen Auszug wiedergegeben, um damit ein recht helles, wenn auch nur ganz schmales Streiflicht auf Breuers geistiges Wesen fallen zu lassen.

Derselbe feinsinnige und humorvolle Fr. Exner hatte in seiner Rektoratsrede (1908) mit gut, allzu gut gespieltem Ernst die allmähliche Wandlung des Kosmos aus dem Chaos zur heutigen Welt mit all ihrem Leben im Anklang an eine Hypothese Th. Fechners sehr einfach aus dem Boltzmannschen Wahrscheinlichkeitsprinzip abgeleitet, indem nämlich die Welt in ihrer Entwicklung durch das unaufhörliche Spiel zufälliger Einzelbewegungen ihrer kleinsten Stoffteilchen notwendig aus minder wahrscheinlichen zu immer wahrscheinlicheren und damit beständigeren Zuständen, eben den jetzt halt herrschenden, gelangt sei. Unter anderm war auch auf die Ergebnisse der Zoologie und Palaeontologie Bezug genommen; als welche zeige, wie aus den mehr gleichmäßigen, also unwahrscheinlicheren Zuständen der einfachen Zellen die Entwicklung allmählich fortgeschritten sei zu den wahrscheinlicheren der differenzierten Arten und Gattungen von heute – schließlich bis zum Gehirn des Menschen.

Von einem Freunde um eine kritische Aussprache über diese erstaunliche Theorie gebeten, zeigt Breuer in scharfsinnig zergliedernder Klärung, wie nur die spielerisch unklare Verwendung der mehrdeutigen Begriffe zufällig und wahrscheinlich jener »blendenden Paradoxie« einen Schein von Wahrheit hatte geben können.

Zur Entwicklungsfrage der Lebewesen hatte übrigens Breuer selbst schon früher sich geäußert und im Jahre 1902 auf den Wunsch der Wiener philosophischen Gesellschaft einen ausführlichen Vortrag »Die Krisis des Darwinismus und die Teleologie« gehalten. Seine Erörterung knüpft an einen Vortrag von Prof. Kassowitz in der nämlichen Gesellschaft an, worin mit dem Darwinismus war abgerechnet und der einleuchtende Nachweis geführt worden, daß die Zuchtwahltheorie wie überhaupt alles, was Darwin der Abstammungslehre Lamarcks hinzugefügt hat, unhaltbar sei; wie es denn im Wesentlichen schon einige dreißig Jahre früher (1866) der große Entwicklungsforscher Karl Ernst v. Baer und später dann in besonders scharfer Form der Biologe Jacob von Uexküll ausgesprochen und begründet hatte. Breuer hatte sich nun hier die Aufgabe gestellt, zu erörtern, auf welche Art für den – angenommenen wenn auch nicht allerseits zugegebenen – Fall, daß tatsächlich die auf zufällige Variation und natürliche Zuchtwahl durch Kampf ums Dasein aufgebaute Kausalität

Darwins endgültig aufzugeben sei, auf welche Art dann anderweitig unserem Kausalbedürfnis könne Rechnung getragen werden. Er kommt schließlich zu dem Ergebnis, daß, wenn, wie es doch Erfahrungstatsache ist, das einzelne Lebewesen unter sonst zureichenden Bedingungen sich aus der entsprechenden, das heißt spezifisch vorgebildeten Keimsubstanz in der Eizelle zwangsläufig, und zwar ohne Umwelteinfluß und ohne gegenseitigen Kampf der Zellen, in gesetzmäßig aufeinanderfolgenden Bildungen zu seinem vorgesteckten Ziel entwickelt, daß dann auch die Entwicklung der organischen Gesamtwelt eine bestimmt vorgebildete Beschaffenheit des Urstoffes in der neugeborenen Erde vorauszusetzen erlauben müsse, die ihren Entwicklungsgang zwangsläufig bedinge. Mithin liege in beiden Fällen, bei der ontogenetischen wie bei der phylogenetischen Entwicklung ein zwar mechanisch für uns nicht auflösbarer und durchschaubarer, aber doch immerhin grundsätzlich kausal begreiflicher, gesetzmäßiger Ablauf vor, der durch die besonders gerichtete Beschaffenheit der Keimsubstanz von allem Anfang an vorbestimmt ist. Der Urgrund aber dieser, von Karl E. von Baer als Zielstrebigkeit der Natur bezeichneten, die ganze Organismenzukunft vorbestimmenden Keimbeschaffenheit ist nicht kausal begreiflich, sondern transzendent und bleibt also der teleologischen Betrachtungsweise und der jeweiligen persönlichen Weltanschauung, einer deistischen etwa oder pantheistischen und so fort, überlassen.
An den nach Form und Inhalt gleich ausgezeichneten Vortrag knüpfte sich ein sehr umfangreicher und eingehender Briefwechsel mit dem zurzeit in Florenz weilenden Wiener Philosophen Franz Brentano. Brentano macht Breuer eine lange Reihe von Einwendungen und bestreitet von vornherein seine Denkgrundsätze, insbesondere seine Vorstellungen von Kausalität sowie von Theismus und Metaphysik in ihrem Verhältnis zur Naturwissenschaft – das alles als die Folge der nachteiligen Dependenz, in der Breuer sich von der Autorität Kants befinde; als welcher mit seiner von Grund aus verfehlten Kritik der reinen Vernunft es verschuldet habe, daß die Philosophie zur äußersten Dekadenz geführt worden sei. Breuers Rechtfertigungsbriefe sind außer durch ihre syllogistische Folgerichtigkeit und Klarheit auch durch die verblüffende Belesenheit des Schreibers bemerkenswert – er spricht von Newtons Erklärung der Apokalypse und Faradays Bibelauslegungen in der frommen Sandeman-Ge-

meinde; er führt den heiligen Augustin, die alten Philosophen und Kant, Fechner und K. E. v. Baer ins Treffen und bedient sich mühelos der philosophischen Schuldialektik, obschon er »sich durchaus als Laie in der Philosophie fühle«. In der Form sehr fein, rücksichtsvoll und bescheiden verraten die Briefe innerlich doch eine fröhliche Ironie, zum Beispiel, wenn Breuer erklärt, sein Privatglaube werde durch »alogische« Grundanschauungen bestimmt, die ihm ein Verstehen und Anerkennen der Brentanoschen Syllogismen unmöglich machten: »Als ob es eine fremde unbekannte Sprache wäre; es muß wohl wie eine Aphasie und Amusie so auch eine Ametaphysie geben – als Gehirndefekt.« Oder, wenn er sagt, »von der Beweisbarkeit des Kausalgesetzes doch überzeugt zu werden, würde mich lebhaft erfreuen – wo kann ich mich darüber unterrichten?« Überflüssig hinzuzufügen, daß Breuer mit den erkenntnistheoretischen Hauptschriften der namhaften Philosophen von Plato und Kant bis zu Mill und Spencer und den neuesten wie Vaihinger, Jodl, Bergson wohl vertraut war.

Noch einen charakteristischen Zug möchte ich zu zeigen nicht unterlassen, der an Freidanks trefflichen Spruch erinnert:

»Der vriund wierdt niemer guot
Der lobet swaz sin vriund thuot«.

Ein naher Freund Breuers, sehr angesehener und verdienter Naturforscher, aber nicht eben philosophisch geübt, hatte eine Festrede gehalten »Über die Moral als Waffe im Kampf ums Dasein«, dabei das Moralische gleichsetzend dem Sozialnützlichen. Breuer glaubte darin so gründliche Denkfehler zu finden, daß er dem Freunde einen 24 eng geschriebene Quartseiten langen Brief zu schreiben sich getrieben fühlte, worin er eingehend Begriff, Wesen und Entstehung des Moralischen erörtert und die in der Rede vorgebrachte Darstellung und Ableitung als ganz und gar unhaltbar nachweist. Den Grund der von der seinen so verschiedenen Denkungsart des Freundes findet er in dessen Überschätzung »des Natürlichen« gegenüber dem »spezifisch Menschlichen«. In der Einleitung aber schreibt er: »Ich meine, zwei Leute wie wir mögen Themen vermeiden, in denen sie eine tiefgehende Differenz fühlen, so lange es leicht geht; stellt sich so ein Thema einmal zur Diskussion, so ziemt es sich für uns, es

ernst und eingehend zu debattieren. Ich bin überzeugt, ich hätte Dich nicht zu bitten gebraucht, Du mögest mir Deine Liebe bewahren ...«
Selbstverständlich blieb die enge Freundschaft ungetrübt, bis nach 34 Jahren der Tod sie verhüllte.
Wiederholt hat die Dichterin Marie von Ebner-Eschenbach Breuers Urteil und Rat erbeten; und auch da hat Breuer, wenn einmal eine ihrer Dichtungen seinen Beifall nicht fand, dieser Meinung deutlichen, in der Form freilich sehr zarten Ausdruck gegeben; so schreibt er auf eine Manuskriptsendung mehrerer kleiner Erzählungen, die Frau v. Ebner vor der beabsichtigten Veröffentlichung ihm zur beurteilenden und aussiebenden Durchsicht geschickt hatte: »Nun ich die einzelnen Pièces betrachte (Stücke kann man doch nicht sagen), komme ich mir vor, wie ein Juwelier, der den Auftrag hat, dafür zu sorgen, daß in eine Perlenschnur nur ganz erstklassige Perlen Aufnahme finden. Die er rät, bei Seite zu legen, wären noch immer sehr schön, wenn sie wer Anderer tragen wollte; so rät er das nur mit schwerem Herzen. Ich numeriere die Perlen wie man Waren bezeichnet, I A, I u.s.f. ...« bespricht dann im Einzelnen die Erzählungen und rät Einiges ganz wegzulassen, Anderes etwas nachzufeilen oder umzustellen. »Wahrhaftig, ich komme mir in meiner Schulmeisterrolle Ihnen gegenüber blöde vor und etwas unverschämt. Aber die Freundschaft verlangt auch solche Opfer.«
Als die Dichterin ihm ein spätes Werklein »Altweibersommer«, mit etlichen zaghaften Begleitworten zugeschickt hatte, schrieb er unter anderem: »... von jeher habe ich in allen Kunstsachen die »Andacht zum Kleinen«, die Jacob Grimm so rühmte. Von allen schönen Dingen, die ich besitze, habe ich vielleicht am meisten Freude an Medaillen und Plaquetten; wieviel Schönheit und Kunst im kleinen Raum! Solche Medaillen sind die kleinen Stücke, die Sie da ausciseliert haben ...«

In wie hohem Ansehen Breuer als ärztlicher Berater und Menschenfreund stand, ist schon im Anfang angedeutet worden; unter Kollegen wie in weiten Kreisen des Publikums genoß J. Breuer den Ruf eines ganz außerordentlichen Arztes: nicht nur war er allen der scharfsichtige und kenntnisreiche Diagnost und der behutsame, aber zielsichere und erfolgreiche Therapeut; sondern den an ihm lernenden, seinen Rat suchenden Ärzten bewährte er sich ebenso als sinnender, in die dunklen Zusammenhänge der gesunden und krankhaften Lebensvorgänge tiefschauender Gelehrter und Denker. Das ganz allgemeine Vertrauen und die dankbare Verehrung unzähliger Menschen verdankte er wohl ebenfalls seiner überragenden ärztlichen Kenntnis und Kunst, noch viel mehr aber der warmherzigen, oft bis zur eignen Erschöpfung aufopfernden Teilnahme und unermüdlichen, seelisches wie leibliches Befinden betreuenden Sorge, die er seinen Kranken und Freunden widmete. Diese »ärztliche Leidenschaft« blieb in ihm lebendig bis ins hohe Alter. Trotz seiner 73 Jahre übernahm er nach dem Kriegsausbruch die Behandlung erkrankter Soldaten an einem vorstädtisch weit entlegenen Verwundetenspital und fuhr nun durch mehrere Sommer und Winter täglich mühsam in überfüllten Straßenbahnwagen hinaus, unbekümmert um Wetter und Kälte oder um eigene Ermüdung – kaum ein paar Sommerwochen der Erholung sich gönnend.

Die Reinheit seiner Denkungsart, seine Aufrichtigkeit, Uneigennützigkeit und natürliche Herzensgüte schienen ihr warmes und reinigendes Licht auch auf seine Umgebung zu strahlen: Es wurde ihm offensichtlich schwer, bei Personen seiner nahen Bekanntenkreise unedles Verhalten zu sehen oder an bösartige oder niedrige Gesinnung zu glauben, selbst da, wo sie minder »reinen« Augen deutlich genug erscheinen mochte.

Diese Milde und nahezu grenzenlose, klar bewußte und gewollte Nachsicht ließen bei ihm bittere Empfindungen im Verkehr mit Menschen überhaupt kaum aufkommen; sie ermöglichten ihm selbst in trüben Zeiten seine gleichmäßig ruhige, oft heitere Gelassenheit, jenen »Optimismus, der nur möglich ist, wenn man ihn will«, wie er einmal sagte, und eine sehr lebensfrohe, durchschnittlich dankbar glückliche Stimmung. Dazu half auch sein tiefer, nimmersatter Natursinn, seine innige immer neue Freude am saftigen Frühlingsgrün und an der buntfarbigen Blüten- und Laubespracht des Sommers und Herbstes. Im einundsiebzigsten Jahr schreibt er in gleichgestimmter Erinnerung an Gottfried Kellers Abendlied der Freundin Frau von Ebner-Eschenbach: »Für mich habe ich ein Sprüchlein gefunden, das hoffentlich bis zum Schluß ausreichen wird:

»Doch noch wandl' ich auf dem Abendfeld
Nur dem sinkenden Gestirn gesellt;

Trinkt, ihr Augen, was die Wimper hält
Von dem goldnen Überfluß der Welt!«

Und im zweiundachtzigsten Jahr seines an Arbeit und edlen Erfolgen reichen Lebens schließt er die eigene Lebensbeschreibung mit den Worten:
»Wenn ich dem hier skizzierten Lebenslauf noch hinzufüge, daß ich in meinem Hause durchaus glücklich war und bin, daß meine geliebte Frau mir fünf tüchtige, treffliche Kinder geschenkt hat, daß ich keines davon verloren und mit keinem ernste Sorgen gehabt habe, dann darf ich mich wohl als einen Glücklichen bekennen.
Wenn etwas den Neid der Götter abwenden kann, ist es meine tiefe Überzeugung, daß ich weit über Verdienst beglückt war.«
Wenig über ein Jahr später hat er seine klugen und gütigen Augen für immer geschlossen.

Ernst W. Brücke

1819–1892

Die leitende Idee der biologischen Wissenschaften hat in der ersten Hälfte des vergangenen Jahrhunderts die größte Änderung erfahren, die ihre Geschichte bisher zu verzeichnen hat. Noch in den ersten Dezennien des 19. Jahrhunderts zweifelte kaum jemand an der alten Lehre, daß das Geschehen in der organischen Natur einer Gesetzmäßigkeit folgt, die grundverschieden sei von den Gesetzmäßigkeiten der anorganischen Welt, der Physik und der Chemie. Diese Hypothese von einer eigenen »Lebenskraft« bekam ihren ersten schweren Stoß durch die Laboratoriumsynthese eines bisher nur im tierischen Organismus aufgefundenen Stoffes, durch die Synthese des Harnstoffes, die Wöhler 1828 gelang. Wenn auch noch zehn Jahre später der große Meister der deutschen Physiologie, Johannes Müller, in seinem Lehrbuche von einer Beseelung des Keimes durch eine spezifische organische Kraft schreibt, so saßen doch damals als junge Studenten schon jene Männer in seiner Vorlesung, die später seiner Schule ihren Glanz gerade dadurch verleihen sollten, daß sie die Existenz jener Lebenskraft standhaft leugneten und den Sinn aller biologischen Forschung nur in der Aufgabe sahen, die Vorgänge in der organischen Natur ausschließlich durch jene Gesetze zu erklären, die aus dem anorganischen Geschehen abstrahiert worden sind.

Zu diesen jungen Studenten gehörte auch Ernst Wilhelm Brücke. Er wurde am 6. Juni 1819 in Berlin geboren als Sohn des Historienmalers Joh. Gottfr. Brücke, der einer alten Stralsunder Bürgerfamilie entstammte, und seiner gleichfalls aus Stralsund gebürtigen Gattin Christine, geb. Müller. Schon 1822 starb die junge Mutter an Lungenschwindsucht, und ihr einziges Kind kam in die Obhut ihrer Schwester, die an den Superintendenten Droysen in Stralsund verheiratet war. In seinem Hause, das ihm ein zweites Elternhaus wurde, verbrachte Brücke seine Kindheit und Jugend, bis er 1838 nach Absolvierung des Gymnasiums nach Berlin übersiedelte. Dort lebte auch sein Vater, der sich unterdessen – nach einem längeren Studienaufenthalt in Rom – wieder verheiratet hatte. Die ersten drei Semester studierte Brücke in Berlin, das S. S. 1840 in Heidelberg. Von hier aus führte ihn eine Ferienfußwanderung durch die Schweiz, über den St. Gotthard nach Mailand und Venedig. Sein Tagebuch aus dieser Zeit zeigt, mit welcher Begeisterung und mit welchem Ernst er sich schon damals dem Studium der italienischen Kunst hingab, und es zeigt zugleich, wie sehr er schon als junger Mensch dies Land und seine Bewohner lieben lernte.

Nach seiner Rückkehr nach Berlin im Herbst 1840 nahm Joh. Müller den jungen Studenten in sein Institut auf, und schon 1841 erschien seine erste wissenschaftliche Arbeit über das stereoskopische Sehen. Am 10. November 1842 wurde Brücke auf Grund einer Dissertation über die Diffusion von Flüssigkeiten durch tote und lebende Membranen zum Dr. medicinae promoviert. In Müllers Laboratorium schloß Brücke als Student innige Freundschaft mit Du Bois Reymond, eine Freundschaft, die durch volle 50 Jahre ohne jede Trübung fortbestand; bald darauf gesellte sich zu diesen beiden auch Hermann Helmholtz, etwas später Carl Ludwig. Nach seiner Promotion wurde Brücke Prosektor an dem von Joh. Müller geleiteten anatomischen Institute. Er arbeitete in den nächsten Jahren über den Bau des menschlichen Augapfels und über das Bluten des Rebstockes. 1844 habilitierte er sich für das Fach der Physiologie an der Berliner Universität. Reiche Anregung brachte ihm hier der Verkehr in einem Kreise junger gleichgesinnter Freunde, die sich 1845 auch zur Gründung der physikalischen Gesellschaft zusammenschlossen. Hier trug Brücke zuerst seine Entdeckung der Absorption kurzwelliger Strahlen im Glaskörper des Auges vor und seine Untersuchungen über das Leuchten der Augen. Er hatte richtig erkannt, daß es sich hierbei nie um eine wahre Lichtemission, sondern nur um reflektiertes Licht handelt, und er versuchte an Du Bois' Augen mit Hilfe dieser reflektierten Strahlen den Augenhintergrund sichtbar zu machen. Dieser Versuch gelang aber erst 1851 Helmholtz mittels seines Augenspiegels, und Brücke hat später einmal im Scherz gemeint, es wäre wohl die größte Dummheit seines Lebens gewesen, daß er dieses Instrument seinerzeit nicht selbst konstruiert hätte. Auch die Entdeckung des Ciliarmuskels im Auge und seiner Funktion als Entspanner der Zonula Zinnii fällt in diese Jahre.

Von 1846 an hatte Brücke auch an der Berliner Kunstakademie Anatomie zu unterrichten. Hier bot sich ihm die Gelegenheit, einen reichen Schatz an Erfahrungen auf dem Gebiete der Künstleranatomie zu sammeln und zugleich gewann er Anregungen, denen sein künstlerisch fühlendes Auge jahrzehntelang in eifrigstem Studium folgte

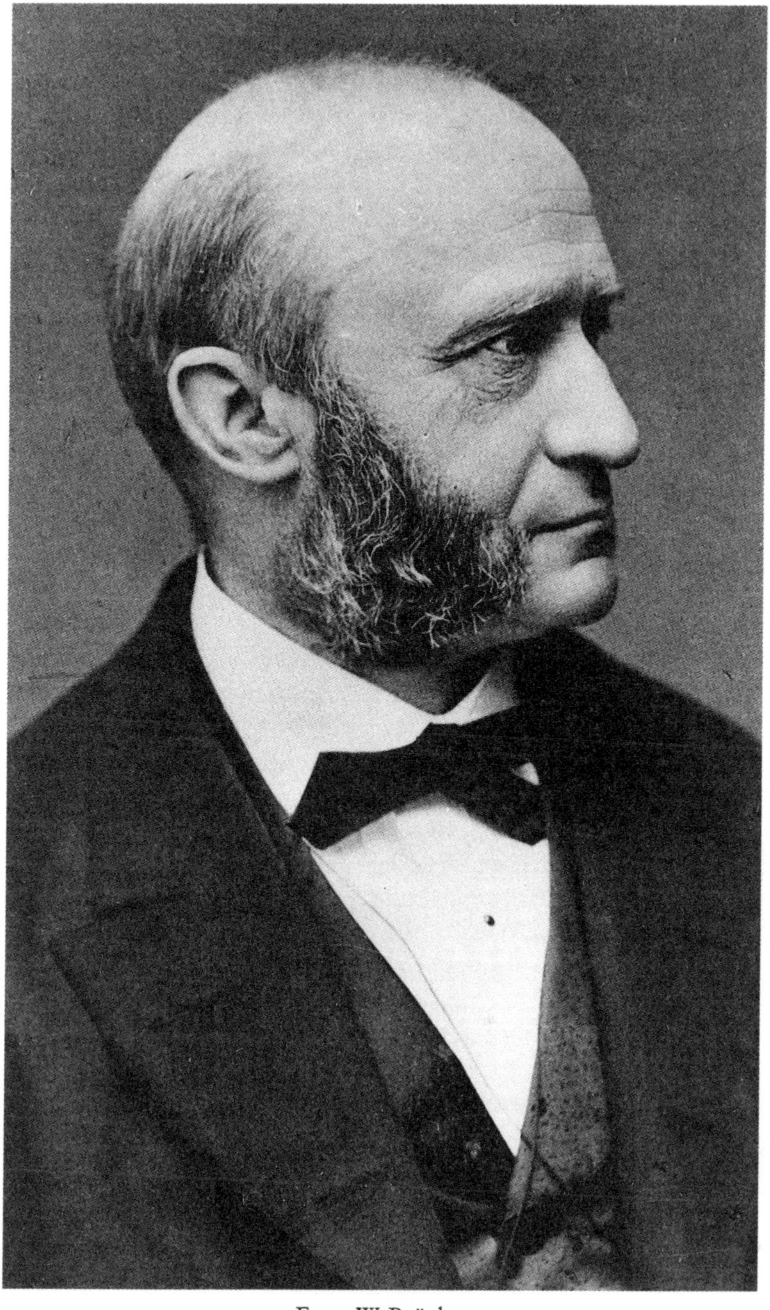

Ernst W. Brücke

und als deren Frucht 1891 sein Buch über die Schönheit und Fehler der menschlichen Gestalt erschienen ist.
Eine Studienreise im Auftrage der preußischen Regierung führte Brücke 1846 nach Holland und Belgien; im nächsten Jahre reiste er über Prag und Linz nach Wien und im Frühjahr 1848 wurde er, kaum 29 Jahre alt, als ordentlicher Professor für Physiologie und allgemeine Pathologie nach Königsberg berufen. Diese Stellung mit 800 Taler Gehalt ermöglichte es ihm, seine Braut Dorette Brünslow, die Tochter eines Stralsunder Regierungssekretärs, als Gattin heimzuführen. Man kann für das Glück dieser Ehe keine schöneren Worte finden als jene, die Carl Ludwig in einem Nachrufe (1892) geschrieben hat: »Segensreich war diese Verbindung; im Zusammenleben mit der frohmütigen, umsichtigen, schaffensfreudigen Frau stärkte sich die Gesundheit Brückes, dessen bedenklicher Zustand aufmerksamen Freunden vordem Angst und Sorge bereitet hatte. So viel Liebe und Treue fand dankbare Erwiderung; Brücke hat die Gefährtin seines langen Lebens auf den Händen getragen, sie als sein höchstes Gut geschätzt.«
Aus der kurzen Königsberger Zeit stammen die klassischen Arbeiten über die Reizbewegungen der Mimosen. Schon im Herbst 1848 erging an Brücke der Ruf nach Wien, dem er einige Monate später (1849) folgte.
Es war keine leichte Aufgabe für den jungen norddeutschen Professor, sich in die neue Umgebung einzuleben und seine Aufgabe zu erfüllen, für ein damals neues Fach in Wien eine würdige Lehr- und Forschungsstätte zu schaffen. Brücke begann aber bald sich in Wien heimisch zu fühlen. Das Ministerium Leo Thun unterstützte seine Berufstätigkeit nach Kräften, so daß, erst im Josefinum, dann, von 1854 an, in der alten Gewehrfabrik (»dem großen Eckhaus am Glacis und der Währingerstraße«) reges wissenschaftliches Leben begann. Der weite Kreis seiner Interessen brachte Brücke in Berührung mit den führenden Männern auch anderer Fakultäten, mit Bonitz, Gurlitt, Littrow, Lott, Eitelberger, Miklosich und anderen; auch die junge Akademie der Wissenschaften, in die Brücke schon 1849 gewählt wurde, bildete damals nicht nur ein wichtiges wissenschaftliches, sondern auch ein geselliges Zentrum für ihre Mitglieder; daneben fand Brücke in seiner eigenen Fakultät hervorragende Kollegen, wie Skoda, Rokitansky, Schuh, Hebra, Hyrtl und Oppolzer, und diese

vielseitige geistige Anregung sowie die aus ihr entspringenden freundschaftlichen Beziehungen waren es wohl in erster Linie, die Brücke dauernd an Wien fesselten. Berufungen nach Bonn und Straßburg lehnte er ab, und er fühlte sich, vor allem in den späteren Jahren, ganz als Österreicher. Brücke liebte die »Metropole ostgermanischer Kultur«, wie er Wien einmal nannte, und schwärmerisch schildert er in Briefen die Schönheit des Wienerwaldes und der österreichischen Alpen, die er auf langen Fußwanderungen mit seiner Gattin gründlich kennenlernte.

Durch Gurlitt trat Brücke auch in freundschaftliche Beziehung zu Hebbel. Beiden von norddeutschen Meeresküsten stammenden Männern war die Auffassung der Wissenschaft und Kunst als einer res severa gemeinsam; hinzu kamen aber noch persönliche warme Sympathien, auch zwischen den Frauen, so daß beide Familien bald eine herzliche Freundschaft verband. Erschüttert schreibt Brücke an Du Bois über Hebbels qualvolles Leiden (er litt an Knochenmetastasen eines Tumors) und über seinen Tod, bis zu dessen Eintritt er an Hebbels Sterbebett gewacht hatte: »Wer den großen stattlichen Mann gekannt hat, hätte sich das nicht träumen lassen.«

Trotz der bescheidenen Arbeitsmöglichkeit, die Brücke zunächst in Wien vorfand, entstand in seinem Laboratorium schon im ersten Dezennium seiner Tätigkeit eine reiche Fülle wissenschaftlicher Arbeiten aus den verschiedensten Gebieten der Physiologie. Phonetische Studien führten Brücke zu einer Systematik und zu einer Methode der schriftlichen Fixierung der Sprachlaute nach der Art, wie sie durch die Sprechwerkzeuge hervorgebracht werden, also zur Aufstellung eines internationalen Alphabets (einer »Pasigraphie«), mittels dessen Hilfe Worte jeder beliebigen Sprache so geschrieben werden können, daß der Kenner dieser neuen Schriftzeichen die Worte sofort richtig aussprechen kann, ohne die betreffende Sprache je gehört zu haben. Brücke studierte hierzu eingehend die Aussprache der Laute in deutschen Dialekten, im Englischen und Französischen, in den verschiedenen Sprachen der polyglotten österreichisch-ungarischen Monarchie, im Arabischen und Hindustani und baute so sein »natürliches System der Sprachlaute« (1849) weiter aus. Eine Zusammenfassung dieser Arbeit gab Brücke, einer Bitte von Bonitz folgend, in seinem speziell für Philologen geschriebenen Buche über die »Physiologie und Systematik der Sprachlaute« (1856).

Schon 1851 erschien Brückes berühmte und das Thema erschöpfende Untersuchung über den Farbenwechsel des Chamäleons, die für das Verständnis der chromatischen Hautfunktionen der Tiere von grundlegender Bedeutung wurde. (Chamäleon und Rebe hat Otto König als Symbole von Brückes wissenschaftlichen Arbeiten auf seinem Denkmal im Arkadenhofe der Wiener Universität angebracht.) Andere histologische und anatomische Untersuchungen waren den Lymphdrüsen und dem Lymphgefäßsystem des Darmes, dem Aufbau der Skelettmuskelfaser und der vergleichenden Anatomie und Physiologie des Gefäßsystems gewidmet. Daneben arbeitete sich Brücke in den Fünfzigerjahren in die Methodik der physiologischen Chemie ein, der er in den letzten drei Dezennien neben der physiologischen Optik seine Hauptarbeitskraft gewidmet hat.

1849 und 1853 waren in Wien Brückes Söhne, Hans und Theodor, geboren worden, um deren Gesundheit und Entwicklung ihr Vater sich immer bemühte. Wie sehr Brücke die Probleme der Hygiene des Kindesalters damals und auch später mit Rücksicht auf seine Enkel beschäftigt haben, ersehen wir aus dem 1892 erschienenen Buche »Wie behütet man Leben und Gesundheit seiner Kinder«. Der Verlust des ältesten Sohnes, der kurz nach seiner Promotion zum Doktor der Medizin (1872) in Berlin einer Diphtherie erlag, war der schwerste Schicksalsschlag, der ihn je getroffen hat. Getrübt wurde das letzte Jahrzehnt seines Lebens noch durch ein chronisches Leiden (eine Wirbelsäulenverkrümmung) seiner Gattin, das ihr von Jahr zu Jahr größere Beschwerden verursachte.

Arm an äußeren Ereignissen, wie es für das Leben eines Gelehrten im allgemeinen charakteristisch ist, aber reich an Arbeit und Erfolg verliefen die letzten Dezennien von Brückes Leben. Sein Institut entwikkelte sich zu einem internationalen Zentrum der physiologischen Forschung, und es ist bewundernswert, daß Brücke neben seiner didaktischen Tätigkeit andauernd auch selbst experimentell weiterarbeitete. In erster Linie waren es physiologisch-chemische Arbeiten, die ihn beschäftigten, von denen hier nur seine Methoden der Reinigung des Pepsins und der Glykogenbestimmung genannt seien; dazwischen arbeitete er über physiologisch-optische Fragen, vor allem aus der Farbenlehre und über Probleme aus der Nerv-Muskelphysiologie; gelegentlich betrat Brücke auch noch im höheren Alter ganz abseits liegende Gebiete seiner Wissenschaft.

Zu den klassischen Werken der Biologie zählt die kleine 1861 erschienene Schrift über die »Elementarorganismen«. Brücke wandte sich in ihr gegen das veraltete Schema der Zellen von Th. Schwann, nach dem alle Zellen Bläschen sein sollten, die von einer Membran umgeben und mit Flüssigkeit gefüllt wären, in der man sich den Kern suspendiert dachte. Brückes Auffassung vom komplizierten Aufbau des Protoplasmas wurde einer der leitenden und einer der fruchtbarsten Gesichtspunkte in der modernen Biologie.
Mit dem Ansehen seiner wissenschaftlichen Leistungen und mit der festeren Verankerung Brückes in den geistig regsamen Kreisen Wiens wuchs auch nach außen hin sein Einfluß in seiner zweiten Heimat. Er war der erste protestantische Dekan der Wiener medizinischen Fakultät (1868/69) und der erste protestantische Rektor dieser Universität (1879/80). Das Thema seiner Inaugurationsrede »Über die Notwendigkeit der Gymnasialbildung für die Ärzte« ist auch für unsere Generation noch von Interesse. Brücke fordert, daß der Arzt jenen Bildungsgang durchzumachen habe, den der Staat für den im Range Ersten hält, den er für seine Geistlichen, seine Richter und für den höheren Lehrer- und Beamtenstand vorschreibt. Dabei kam es Brücke in erster Linie auf die durch die klassische Bildung zu vermittelnden ethischen Werte an, die vielleicht für keinen anderen Beruf so wichtig sind wie gerade für den Arzt. »Wenn der Arzt die hinreichende Geschicklichkeit in der Mache besitzt, kann er treiben, was er will, sobald in ihm einmal der Gedanke möglich geworden ist, daß er in dem großen Spiele, welches die Menschen miteinander spielen, auch falsch spielen könne.« Gerade diese Worte zeigen, mit welcher Klarheit Brücke auch die realen Fragen des Lebens erfaßt hat.
1878 vermählte sich sein Sohn Theodor Brücke, der die Richterlaufbahn eingeschlagen hatte, mit Emilie Wittgenstein, zu deren Elternhaus Brückes Familie schon seit langem in freundschaftlicher Beziehung gestanden war, und die Freude an Kindern und Enkeln verschönte den Lebensabend Brückes und seiner Gattin.
Trotz der außerordentlichen Vielseitigkeit seiner wissenschaftlichen Arbeit hat sich Brücke – vor allem während der Ferienzeit – mit dem ihm eigenen Arbeitseifer und zugleich mit der Freude des Genießenden mit Problemen der darstellenden Künste beschäftigt. Einer Malerfamilie entstammend, besaß auch er – wie Selbstbildnisse aus der Jugend zeigen – ein nicht geringes Maltalent und, angeregt durch sei-

nen Vater sowie seiner eigenen Neigung folgend, studierte er von seiner Studentenzeit an ganz systematisch eine Reihe kunsttheoretischer Fragen. Es leitete ihn hierbei – sicher unbewußt – der Drang des exakten wissenschaftlichen Forschers, objektiv feststellbare Tatsachen aufzudecken, denen die Werke der Kunst ihre tiefe subjektive Wirkung auf den küstlerisch Fühlenden verdanken. So hat Brücke in seinem Buche über die Schönheit und Fehler der menschlichen Gestalt gewissermaßen eine Anatomie des klassischen Schönheitsideals gegeben, wie er es in den Werken der griechischen Kunst und der italienischen Renaissance verkörpert sah. Er erblickte in diesen Werken einen ewigen Kanon menschlicher Schönheit, gegen dessen Gesetze der Künstler im allgemeinen nicht verstoßen sollte. Diese leitende Idee führte ihn weiter zum Studium der Perspektive im weitesten Sinne des Wortes, der, neben anderen Fragen, sein kleines Buch »Bruchstücke aus der Theorie der bildenden Künste« (1877) gewidmet ist.

Dezennien hindurch hat Brücke fast alljährlich viele Wochen in Italien verbracht; er kannte auch die kleinsten italienischen Galerien, legte sich eine stattliche Sammlung photographischer Reproduktionen nach Gemälden an und er galt in Wien als einer der ersten Kenner der italienischen Renaissance. Soweit es seine bescheidenen Mittel erlaubten, sammelte er auch selbst Bilder; hierbei lernte er den Kunsthandel und die Techniken des Restaurierens kennen, und auch viele seiner Freunde verdankten seinem Rate kostbaren Kunsterwerb.

In sehr aktiver Weise arbeitete Brücke, zum Teil als Kurator des 1864 gegründeten Museums für Kunst und Industrie, auch an der künstlerischen Entwicklung des österreichischen Kunstgewerbes mit. Sein Buch über »Die Physiologie der Farben für die Zwecke des Kunstgewerbes« (1866) zeigt, wie richtig er den Unterschied zwischen den Aufgaben des Kunstgewerbes und der »reinen« Kunst erkannt hatte, es zeigt seine erstaunliche Kenntnis der verschiedenartigsten Techniken und den Umfang seiner Studien in Galerien und Sammlungen über die von den alten Meistern mit Erfolg gewählten Farbenzusammenstellungen. Es zeugt aber zugleich für den erlesenen Geschmack des Autors, der trotz allen durch seine Zeit und seinen Entwicklungsgang gegebenen Bindungen niemals doktrinär, sondern stets als ein Kunstgenießender urteilt, und der bei seinen kunsttheoretischen Untersuchungen nie den empirisch forschenden Naturwissenschaftler verleugnet, wie dies zum Beispiel auch seine kleinen Schriften über »Die Darstellung der Bewegung durch die bildenden Künste« (1881) und über »Nacht und Morgen des Michelangelo« (1890) beweisen. Nach einem reichen, ein halbes Jahrhundert lang der Wissenschaft und der Menschheit im allgemeinen gewidmeten Leben trat Brücke 1891 nach Vollendung des »Ehrenjahres« in den Ruhestand, dessen er sich aber nicht mehr lange erfreuen sollte. Am Neujahrstage 1892 erkrankte er an einer Pneumonie, der er am 7. Jänner erlegen ist. Seine Gattin überlebte ihn 1 ½ Jahre, am 19. Mai 1893 wurde sie von ihrem Leiden durch den Tod erlöst.

Es ist kaum möglich, dem Laien einen Begriff von dem Werte der wissenschaftlichen Lebensarbeit eines theoretischen Mediziners zu geben, aber die kurze Übersicht, die hier über Brückes physiologische und kunsttheoretische Arbeiten gegeben wurde, zeigt wohl die unglaubliche Vielseitigkeit dieses Polyhistors. Anatomische und mikroskopische Untersuchungen, phonetische Studien, physiologisch-chemische Arbeiten, kunstwissenschaftliche Forschungen nach verschiedenen Richtungen, sinnesphysiologische Beobachtungen, Arbeiten aus dem Gebiete der Pflanzenphysiologie und ein Buch über die Hygiene des Kindesalters verdanken wir neben anderem dem umfassenden Wissen und der Arbeitskraft dieses Mannes, ohne daß sich je der von ihm gehaßte Dilettantismus in sein Werk eingeschlichen hätte. Und gerade diese Vielseitigkeit, die Weite seines Horizonts ist es wohl gewesen, die Brückes überragende Stellung im wissenschaftlichen Leben Wiens begründet hat. Brücke war alles eher als ein »Blender«, aber wer den kleinen schweigsamen Mann mit den schmalen, bartlosen Lippen und den tiefblauen Augen kennenlernte, merkte sogleich, daß er einen Mann von ungewöhnlichem geistigen Formate gegenüberstand. Dies haben auch seine Schüler stets empfunden, schlecht vorbereitete Studenten mit begründeter Angst, aber wissenschaftlich Strebende mit Gefühlen der Verehrung und Liebe und mit der vollen Sicherheit, sich diesem Manne als Führer ruhig anvertrauen zu dürfen. Vorübergehend oder auch längere Zeit haben in Brückes Laboratorium fast alle namhaften Männer der Wiener Ärzteschule seiner Zeit, aber auch eine große Zahl ausländischer Forscher gearbeitet. Es seien hier nur einige genannt: die Physiologen Albini, Breuer, Exner, Fleischl, Kreidl, Kühne, Rollet, Steinach, Stricker, die Morphologen Haeckel, Hatschek, Molin, C. Rabl und Schenk, der

Botaniker Wiesner, die Kliniker und Ärzte Albert, Chiari, Czerny, Chrobak, Freud, Frisch, Fuchs, Gussenbauer, Hacker, Mauthner, Obersteiner, Reuß, Salzer, Sattler, Schauta, Urbantschitsch, Winiwarter und Wölfler.

Trotz seinem ernsten Wesen war Brücke eine gesellige Natur, und seine Geistes- und Charaktereigenschaften ließen ihn wie auch seine Gattin in nicht wissenschaftlichen Kreisen der Wiener Gesellschaft beste Aufnahme finden. An äußeren Ehrungen, auf die Brücke aber wenig Wert gelegt hat, hat es ihm nicht gefehlt, so wurde er als Ritter des Leopoldordens 1873 in den erblichen Adelsstand erhoben und 1878 zum Mitgliede des preußischen Ordens pour le mérite gewählt.

Politisch ist Brücke wenig hervorgetreten. Aus seiner Jugend und dem Jahre 1848 hat er seine Abneigung gegen das Junkertum und den Militarismus bis ins Alter bewahrt. Nach Wien verpflanzt, sah er zunächst in den Unterrichtsreformen des Ministeriums Thun einen so wichtigen Fortschritt, daß er sich – obwohl er ein ausgesprochener Gegner des Klerikalismus war – der Partei Leo Thun anschloß. Als Protestant fühlte er in Österreich die Verpflichtung, sich der damals kleinen evangelischen Gemeinde anzunehmen, als deren Presbyter er von 1861 bis 1864 eifrig tätig war. Als Brücke 1879 zum Mitgliede des österreichischen Herrenhauses ernannt wurde, schloß er sich der Verfassungspartei an und bekämpfte 1883 energisch einen Gesetzentwurf, der in Österreich die konfessionelle Schule einführen sollte. Brücke sah den Vorteil interkonfessioneller Schulen darin, daß sie dem Kinde Gelegenheit bieten, »sich zu überzeugen und zu lernen, daß die wesentlichen Eigenschaften des Menschen, die Eigenschaften, die ihn zum pflichttreuen Staatsbürger, zum Freund seiner Mitmenschen, zu einem treuen Genossen machen, daß diese Eigenschaften unabhängig sind von seinem Glaubensbekenntnis«.

Constantin von Economo
1876–1931

Wenn das alte wie das neue Österreich sich innerhalb des deutschen Sprach- und Kulturraumes durch mancherlei Besonderheiten gekennzeichnet haben und immerzu kennzeichnen, dann ist gewiß eine der bemerkenswertesten die Fülle jener Originale und Individualitäten, die sich in keines der üblichen Schemata einreihen ließen und lassen. Eine Spielart, nicht die schlechteste zweifellos, sind da die heute immer seltener werdenden Polyhistoren, die Vielseitigen, die nicht bloß auf einem Sektor Hervorstechendes leisten und geleistet haben. Daß es derlei bei uns zu Lande so oft gegeben hat und heute noch, im Zeitalter der Spezialisierung und Automation, gibt, hat gewiß seine Ursachen, von denen aber an dieser Stelle nicht weiter gesprochen werden kann.

Ein solcher vielseitig Reichbegabter und auf verschiedenen Gebieten fruchtbar Wirkender war Constantin v. Economo, dieser hervorragende Schüler Wagner-Jaureggs. Entsprossen einer alten griechischen Familie, die einst über Mazedonien nach Triest eingewandert war, wo sie es zu einer stolzen Patrizierstellung brachte (allerdings schon dem Ursprunge nach vornehm, ein Vorfahr war hoher geistlicher Würdenträger der griechischen Kirche gewesen), aber auch zu großem Reichtum, erblickte Economo in dieser damals noch österreichischen Adriametropole im Jahre 1876 das Licht der Welt. Dort besuchte er das deutsche Gymnasium, wiewohl in seiner Familie das Italienische neben dem Griechischen und auch dem Französischen die bevorzugten Umgangssprachen waren, neben denen jedoch auch das Deutsche gepflegt wurde; ziemlich typisch, diese Polyglottheit, für die außerdeutschen Gebiete des alten Österreich, wo man letztlich auch in solchen kultivierten Kreisen das Deutsche nicht vernachlässigte, die sich im übrigen dem deutschen Kulturkreise keineswegs zugehörig fühlten. Nach beendetem Mittelschulstudium bezog Economo zunächst die technische Hochschule. Doch alsbald führten ihn seine innersten Neigungen dazu, sich dem Studium der Medizin zuzuwenden, nicht um des Erwerbes willen, das hat er ja nicht notwendig, und in der Tat hat er nie eine Praxis ausgeübt, sondern aus rein wissenschaftlichen Neigungen heraus. Er bezog die Wiener Universität, studierte mit Feuereifer, promovierte hier auch zum Doktor der

gesamten Heilkunde und arbeitete schon als Student wissenschaftlich unter Exner und Obersteiner. Daran schlossen sich dann wissenschaftliche Wanderjahre, die ihn in verschiedene europäische Länder führten, nicht zuletzt nach Deutschland, wo er in München speziell unter Kraepelin und Alzheimer längere Zeit klinisch und hirnanatomisch arbeitete und sich in hohem Maße die Sympathie dieser führenden deutschen Psychiater errang. Dann aber kehrte er nach Wien zurück, welches seine Wahlheimat geworden war, von der er sich, ehrende Berufungen nach München, nach Frankfurt, nach Zürich ausschlagend, nie mehr trennen sollte noch wollte. Er wurde Schüler und Assistent (Honorarassistent um reinen Gotteslohn) Wagner-Jaureggs, avancierte verdienterweise in ziemlich schneller Folge zum Dozenten und außerordentlichen Universitätsprofessor und war schließlich mit Pötzl zusammen auf der Vorschlagsliste als Nachfolger seines großen Lehrers, lehnte indes, um rein nur seinen wissenschaftlichen Arbeiten zu leben und nicht durch amtliche Pflichten behindert zu werden, selbst diese besonders ehrenvolle Kandidatur ab.
Früh schon mit höchst beachtlichen wissenschaftlichen Arbeiten hirnanatomischer, hirnphysiologischer, psychiatrischer und neurologischer Natur hervorgetreten, gelang Economo 1916, während des ersten Weltkrieges, ein kapitaler Wurf, der seinen Namen für alle Zeiten in der Geschichte der Medizin verewigen sollte: er entdeckte die Encephalitis lethargica, die mit Schlafsucht, oft aber auch mit anderen charakteristischen Erscheinungen einhergehende Form der epidemischen Hirnentzündung, die unter den irreführenden populären Namen der »europäischen Schlafkrankheit« oder der »Kopfgrippe« die ganze Welt heimgesucht hatte, von den Jahren des ersten Weltkrieges an bis tief in die zwanziger Jahre hinein, eine der schrecklichsten Epidemien, mit darnach oft lebenslangem Hirnsiechtum verbunden, dem sogenannten Parkinsonismus. Economo war der erste, der an der Klinik Wagner-Jauregg als deren Assistent, nach seiner Rückberufung vom Felddienste, derartige Fälle beobachtet, ihrer besonderen Eigenart nach erkannt und im Schrifttum niedergelegt hat. Diese klinische Entdeckung hat darüber hinaus, auch dies unter aktivster führender Mitwirkung Economos selbst, unsere Kenntnisse und Erkenntnisse vom Bau und der Leistung speziell des Hirnstamms und der großen Hirnganglien nicht nur wesentlich bereichert, sondern in geradezu entscheidender Weise umgestaltet, nicht zuletzt auch die

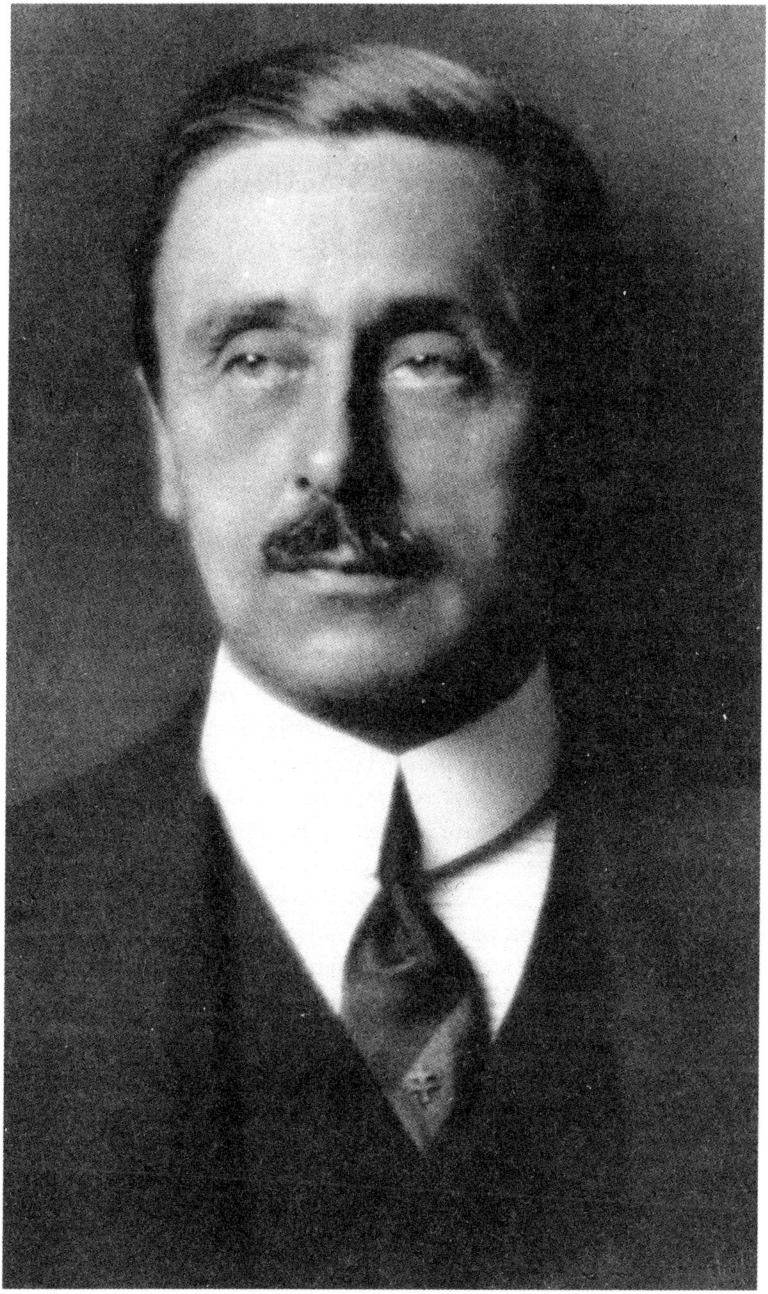

Constantin v. Economo

Lehre von den Schlafzentren und ihrer physiologischen und klinischen Bedeutung. Man erkannte selbst als Laie, welche Großtat hier vollbracht worden ist und wie sehr sie zum Ruhme der Wiener Schule beitragen mußte. Sie war bei weitem aber nicht die einzige Großleistung Economos, der außerdem, neben Vogt und Brodmann in Berlin, einer der Hauptschöpfer der modernen Lehre von der Hirnrindenarchitektur und überhaupt ein Hirnforscher ersten Ranges gewesen ist; von ihm stammt die Anregung zur Sammlung und zum Studium von Elitegehirnen, von ihm die Lehre von der fortschreitenden Zerebation als einem immanenten Entwicklungsprinzip zumal im Hirngeschehen, im Werden der Hirnentwicklung und in den Funktionsbelangen des Gehirns beim Menschengeschlechte. Alle wissenschaftlichen Arbeiten des Forschers aufzuzählen scheint hier nicht angebracht, die Lese der bedeutendsten mag genügen.

Aber dieser große Mediziner hatte daneben noch ein bedeutsames »Hobby«: die Luftschiffahrt, vom Luftballon bis zur Fliegerei. Selbst passionierter Flieger, wurde er zum Förderer der österreichischen Luftschifferei überhaupt, hatte er das erste internationale Flugmeeting auf österreichischem Boden in Aspern ins Werk gesetzt und geleitet, und er war wohl der erste Präsident, später Ehrenpräsident des österreichischen Aeroklubs. Seine Verdienste auch auf diesem Gebiete waren also gleichfalls grundlegender Natur.

Und noch eine dritte Liebe hatte er: sie hieß Österreich und hier vor allem Wien, dem er auch nach dem ersten Weltkriege und der Aufteilung der alten Monarchie unwandelbar treu blieb, wiewohl seine Familie veranlaßt war, für Italien zu optieren. Economo war überhaupt in seinen politischen und in seinen kulturpolitischen Neigungen wie in allem und jedem ein Einzelgänger, ein Original und nicht leicht in ein Prokrustesbett zu zwängen. Economo fühlte sich betont als deutscher Gelehrter, die österreichische und insbesondere die Wiener Schule reklamierte er ausdrücklich als eine deutsche: in nationaler Hinsicht jedoch lehnte er die Zugehörigkeit zum Deutschtum ab, ja er fühlte sich, vom Wissenschaftlichen abgesehen, dem romanischen Kreise weit enger verbunden und machte daraus kein Hehl. Staatspolitisch verstanden wiederum war er »schwarzgelb bis in die Knochen«, ein glühender altösterreichischer Patriot und ein ebensolcher Gefolgsmann der Dynastie Habsburg-Lothringen, auch seit ihrer Verbindung mit den Bourbonen, mit denen – übrigens auch mit mehreren Erzherzogen – er teilweise auf dem Du-Fuße stand. Dem entsprach auch seine Einheirat – übrigens war seine Familie im alten Österreich freiherrlich geworden – in eines der ältesten und vornehmsten Hoch- und Reichsadelsgeschlechter, den österreichischen Zweig der Fürsten Schönburg-Hartenstein (der einstige österreichische Generaloberst und Armeeführer gleichen Namens war sein Schwiegervater). Diese seine sehr komplizierte Einstellung begründete er im Freundeskreise – und viele seiner Freunde waren natürlich ganz anders eingestellt – in stets anregender und interessanter Weise. Aber dieser unbeugsame Monarchist und Legitimist war dabei von einer beispiellosen Libertät und Liberalität im menschlichen Umgang und keiner von denen, die vor einer Hofrangordnung um jeden Preis Respekt bekundeten. Hierfür ein wohl einzig dastehendes Beispiel: noch unter dem alten Kaiser sollte er wegen seiner Verdienste um die österreichische Aeronautik und natürlich auch als Grandseigneur eine sehr hohe Ordensauszeichnung erhalten (ein Komturkreuz), ungeachtet seiner damaligen relativen Jugend; nur, so ward ihm intimiert, sei es nicht möglich, einem »Assistenten« solch eine hohe Auszeichnung zu verleihen; also solle er, der er ja seine klinische Assistentenstelle ohnehin nur honoris, nicht honorarii causa bekleide, dieselbe pro forma niederlegen; Economos Antwort auf dieses Ansinnen war klassisch: er denke nicht daran, um eines Ordens willen eine Stellung aufzugeben, in der er für die Wissenschaft mehr leisten könne, als wenn er sie nicht bekleidete; denn Assistent an der Klinik Wagner-Jaureggs sein hieß arbeiten, angestrengt arbeiten und gewissenhaft arbeiten, und daran lag Economo mehr als an höfischen Werturteilen. Er hat in der Folge eine etwas rangniedere Auszeichnung erhalten, hat dies aber gerne verschmerzt. Übrigens war er, wiewohl er sonst auf seine gesellschaftlichen Prärogativen bedacht war – so verarztete er als Grandseigneur alten Stiles grundsätzlich nicht um Geld oder Geldeswert – sonst von sehr fortschrittlichen Anschauungen erfüllt.

Dieser bedeutende und durchaus originale Mensch und Forscher ist leider allzufrüh, 1931, erst 55 Jahre alt, einem schweren Herzleiden erlegen, dessen er sich selbst schmerzlich bewußt war, welches ihn aber nicht hinderte, noch sehr kurz vor seinem Tode auf dem internationalen Neurologenkongreß in Bern ein hervorragendes Referat zu halten. Er ist dahingegangen, betrauert von seinem großen Meister, der ihn besonders in sein Herz geschlossen hatte, betrauert aber auch von seinen Kollegen, mit deren manchem, so auch mit dem Verfasser dieser Zeilen, ihn über alle Standes- und sonstigen Anschauungsunterschiede hinweg warme Freundschaft verbunden hat. Wir, seine einstigen Freunde, haben ihm, im Vereine mit seinen Angehörigen, eine Gedenktafel an dem Hause gewidmet, wo er die letzten 26 Jahre seines wahrhaft ehrenvollen Lebens hindurch gewohnt hat, in der Wiener Rathausstraße 13, im nämlichen Hause, wo einst auch ein anderer Großer der Wiener medizinischen Schule, Hermann Nothnagel, gelebt hat und gestorben ist.

Anton von Eiselsberg
1860–1939

Die Genialität Theodor Billroths verrät sich auch in der Wahl seiner Mitarbeiter. Er nimmt den jungen oberösterreichischen Baron von Eiselsberg ohne gewichtige Empfehlung und ohne besondere entscheidende Umstände an seine Klinik in Wien, damals die führende chirurgische Klinik Europas. Der Hofrat Professor Dr. von Eiselsberg, Ehrenmitglied von zahlreichen bedeutenden medizinischen Gesellschaften, Instituten und wissenschaftlichen Vereinen, Präsident, Vizepräsident von Akademien und Vereinigungen, verläßt, die Brust mit Orden und Ehrenzeichen lückenlos bedeckt, 71 Jahre alt, die Klinik, deren Ansehen und Bedeutung in der ganzen Kulturwelt an seinen Namen geknüpft ist.

Man hat von Eiselsberg einen großen Gelehrten genannt, um ihn ehrenvoll zu etikettieren. Man hätte ihn einen begnadeten Arzt, einen unübertrefflichen Kliniker, einen großen Menschen nennen sollen. Denn nicht die Reihung innerhalb des Faches kann ihm gerecht werden. Er war eine der letzten strahlenden Persönlichkeiten im Pantheon deutschen Arzttums und damit eine der letzten Leuchten der medizinischen Welt Österreichs.

Diese Stellung, die ihm das Volk bewundernd dankbar und die freien Geister seiner Zeit neidlos zuerkannten, haben nicht alle Berufskollegen gebilligt. Die Angst, von dem unnachahmlichen Charme seines Wesens überflügelt zu werden, das Miterleben seines Aufstieges und seiner Regentenzeit, das Mitansehen jenes Strahlenbündels von Glück, das in seine aufnahmebereiten Arme fiel und zu schenkungsfreudigen Händen glitt, haben ab und zu ein unseriöses und sachlich völlig unberechtigtes Urteil ausgelöst.

Seine Kritiker wußten, daß das wissenschaftliche Debüt des jungen Billroth-Assistenten nicht mehr aus dem Besitzstand der Medizin fortzudenken war. Aber es war nicht vielen vergönnt, das Wirken seiner Reife mitzuerleben, die Schaffung seiner Klinik, die Methodik seines Unterrichtes, die menschliche Größe am Krankenbett. Die erbarmungslose Selbstkritik, die entwaffnende Offenheit in der Beurteilung eigenen und fremden Irrtums, das unbeeinflußbare Verantwortungsgefühl – dieses Erbe seines Meisters Billroth hatte etwas im Wertkodex der Zeit an Bedeutung eingebüßt. Von Eiselsberg sprach bis zu seiner letzten Stunde mit der Sprache jener Zeit, da die Wiener medizinische Schule im bewundernden Blickfeld der Welt stand. Und er bekannte sich zur schenkenden und glücklichen Menschlichkeit, die seinen ärztlichen Adel bedeutete. Hier, vor den Schild dieses Adels, stellte sich der Freiherr zur Abwehr.

Mag die Welt neue Wege gehen. Hier war kein Feld für Vermassung und Verpöbelung. Das war sein Vermächtnis. Das ist die mutige, einsame Geste, als er das Zepter niederlegte. Das war Abschied, Bekenntnis und Verpflichtung eines Mannes, der von seinem Leben sagen konnte, es sei ein glückliches gewesen.

Anton von Eiselsberg entstammte einer Soldatenfamilie. Davon mochten seine Selbstdisziplin, seine Pünktlichkeit und seine Exaktheit gekommen sein. Er heiratete »in« eine Soldatenfamilie. Das mag die Betonung dieser Eigenschaften bewirkt haben. Ein medizinisches Erbe bestand nicht, außer daß seine Wiege nahe dem Ufer des Eiterbaches stand. Die Sektion einer toten Katze ist jedenfalls der erste Schritt in Richtung Naturwissenschaft. 1860 im schönen alten Familienschloß Steinhaus bei Wels geboren, kommt der aufgeweckte Knabe in das Gymnasium in Kremsmünster. Das medizinische Studium erfolgte in Wien, Würzburg, Zürich, Paris. Das Doktorat wird in Wien erworben.

Schon als Student im siebenten Semester kam von Eiselsberg als »provisorischer Operationszögling« an die Klinik Billroth. Damit war seine weitere Laufbahn besiegelt. Der Genius Billroth hatte ihn für immer gefesselt.

1887 wurde Eiselsberg zum Assistenten ernannt.

Die erste wissenschaftliche Arbeit von grundlegender Bedeutung ist die Feststellung der physiologischen Funktion einer im Brustbein zur Entwicklung gekommenen Ablagerung eines Schilddrüsenkrebses.

Hier wurde ein Einblick in die Pathologie der innersekretorischen Drüsen vermittelt, dessen Tragweite damals noch nicht entsprechend erfaßt wurde. Von Eiselsberg selbst hatte aber damit ein Gebiet betreten, das für seine wissenschaftliche Forschung zum fruchtbarsten wurde. Die Patho-Physiologie der Schilddrüse und – später – der Epithelkörperchen zeigen den jungen Kliniker mitten in der Problematik eines damals eben zur Entwicklung kommenden Forschungskreises, der die besten Köpfe auf den Plan gerufen hatte. Auf der Tagung der deutschen Naturforscher und Ärzte in Heidelberg 1889 trat

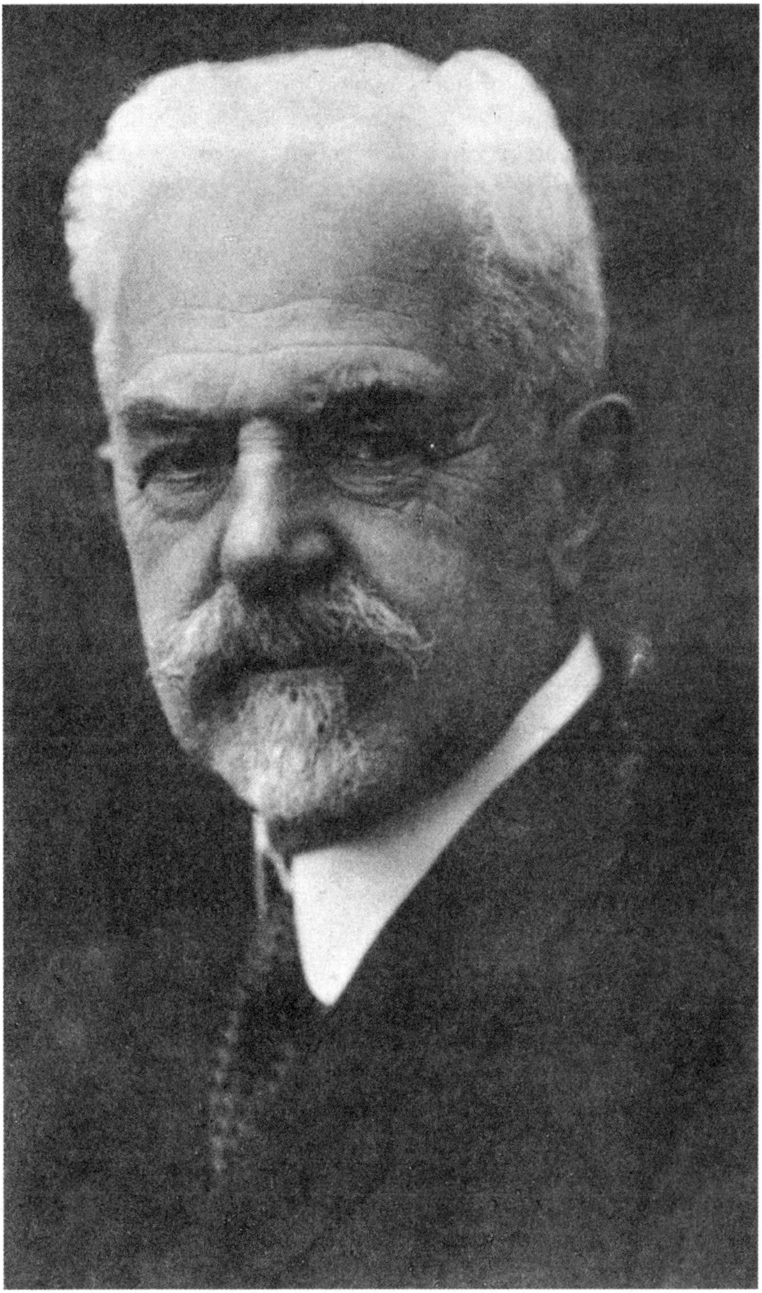

Anton v. Eiselsberg

von Eiselsberg auf Wunsch seines Lehrers Billroth mit einem Bericht über die Ergebnisse seiner Experimente bei Katzen zur Erforschung der Rolle der Schilddrüse im menschlichen Organismus vor ein hohes wissenschaftliches Forum. Es wurde ein nachhaltiger Erfolg. Von Eiselsberg hatte früh erkannt, wie wichtig die persönliche Teilnahme an solchen Tagungen nicht nur für die Bereicherung des eigenen Wissens, sondern für die eigene Karriere ist. Der Pflege der persönlichen Beziehungen zu den führenden Männern des Faches und überhaupt zu allen Zeitgenossen in gehobener Stellung hat von Eiselsberg während seines ganzen Lebens hohe Aufmerksamkeit geschenkt. Hier lag eine der Quellen seiner ausgedehnten Bekanntheit, die er selbst vor allem der Liebenswürdigkeit seines Wesens, dem klugen Pendeln zwischen Bescheidenheit und Selbstbetonung und seiner großen Menschenkenntnis verdankte.
Eine Arbeit über das Auftreten der Tetanie im Anschluß an Kropfoperationen wurde der Habilitierung 1890 zugrunde gelegt. Da der vor ihm rangierende Salzer nach Utrecht berufen wurde, rückte von Eiselsberg an die Stelle des ersten Assistenten. Damit trat er in sein zweites großes Wirkungsfeld. Es ergab sich häufig die Gelegenheit, daß er Billroth in der klinischen Hauptvorlesung vertreten mußte. Nun war jene Faszination vollzogen, die sein Leben am tiefsten erfüllte.
Das an Ereignissen, Leistungen, Ehrungen und Erfolgen überreiche Leben von Eiselsbergs ging von diesem Augenblick an in steiler Kurve aufwärts.
1893 erfolgte seine Berufung als Ordinarius nach Utrecht. Seine Antrittsvorlesung, eine didaktische Meisterleistung, verrät in ihren das ärztliche Ethos berührenden Stellen die Pranke des Löwen.
1894 stirbt Billroth. Fast wäre von Eiselsberg schon damals sein Nachfolger geworden. 1896 übernahm von Eiselsberg die chirurgische Universitätsklinik in Königsberg, fünf Jahre später folgte er Albert am Wiener Lehrstuhl.
Eine Berufung nach Berlin 1907 lehnte von Eiselsberg ab. 1931 schied er aus dem klinischen Dienst.
Das Lebenswerk dieses Arztes von europäischem Format fiel in eine Zeit des gewaltigen Aufschwunges der Chirurgie, der dieser Disziplin eine völlig neue Gestalt gab. Ungeahnte wissenschaftliche Einblicke, ein kaum vorstellbarer technischer Fortschritt kennzeichnen

den Weg. Von Eiselsberg hat in beiden Außergewöhnliches geleistet. Es ist nicht zu verkennen, daß er der Führung der Klinik, der Vollendung seiner eigenen operativen Fertigkeit, der Intensivierung des Unterrichtes den größten Teil seiner außerordentlichen Begabung widmete. Als einer der Erhalter des Erbes Billroths, stellte er die wissenschaftliche Repräsentation vor die oft jahrelange stumme minuziöse Forschung. Die öffentliche Rechenschaftslegung über die praktische Leistung seiner Klinik, das Einbekenntnis seiner Fehler und Irrungen: diese gewaltige erzieherische Aufgabe eines großen Klinikers ließ die Ausarbeitung und Mitteilung technischer Neuerungen, ja selbst eine engere biologische Arbeitsrichtung zurücktreten.
Eine staunenswerte manuelle Fertigkeit und die Fähigkeit, eine unerwartete anatomische Situation sofort zu überblicken und zu meistern, haben ihm alle Gebiete der Chirurgie untertänig gemacht.
Es mag dies mit ein Grund gewesen sein, daß er eine weitere Spezialisierung der Chirurgie, von der er jene der Urologie miterlebte, ablehnte.
Die Virtuosität seiner operativen Kunst – hier ist dieses Wort tatsächlich am Platze – eroberte rasch jedes Gebiet. So wurde er zu einem Mitbegründer der Neurochirurgie. Und es kann von niemandem abgeleugnet werden, daß der entscheidende Aufschwung der Magenchirurgie, ja der gesamten Abdominalchirurgie von Eiselsberg und seiner Schule zu danken ist. Er förderte die Schilddrüsenchirurgie, er bereicherte die Technik der Frakturenbehandlung. Aber es sei nicht vergessen, daß Leistungen solcher Art einer namhaften Reihe von Chirurgen nachgerühmt werden können.
Von Eiselsberg widerfuhr als einzigem Österreicher die Auszeichnung, zum Vorsitzenden der Deutschen Gesellschaft für Chirurgie, dem höchsten Areopag deutscher Zunge, gewählt zu werden. Er hatte persönliche Beziehungen zu allen Spitzenchirurgen seiner Zeit. Er führte ein gastliches Haus. Er vermied persönlich engere Beziehungen zur Presse. Er lebte geregelt, reiste gerne und kannte keine Extratouren. Für die musische Welt blieb wenig Zeit.
Einige seiner bedeutendsten Zeitgenossen hatten durch die eingehende wissenschaftliche Befassung mit einem bestimmten Thema oder durch den Ausbau spezialisierter Operationsmethoden schon die Etikette einer besonderen Hochzucht erhalten. Theodor Kocher, Arbusnot Lane, August Bier, Werner Körte, G. Williams Crile, Har-

vey Cushing, Bartianelli, Poussepp, Charles und William Mayo wuchsen in den Ruhm der überragenden Beherrscher eines begrenzten chirurgischen Gebietes. Von Eiselsberg hat seit den unauslöschbaren wissenschaftlichen Leistungen seiner Jugendzeit kein Forschungsgebiet bevorzugt und in keinem mehr Einmaliges geschaffen. Aber er wurde zum Allgemeinchirurgen größten Stils, zum letzten blendenden Vertreter der gesamten Chirurgie in einer Epoche, da diese ihre erste Weltblüte seit der Schöpfung der Asepsis und der Narkose erlebt hatte.

Es ist bezeichnend für sein Gefühl der allgemeinen Verpflichtung, daß er der Behandlung der Frakturen und der Beherrschung der Unfallchirurgie – einem Gebiete, das lange brachgelegen war – dieselbe Aufmerksamkeit widmete wie allen Zweigen, die sich als neues Betätigungsfeld gezeigt hatten.

Diese Universalität wurde durch das ausgeprägte Gefühl der Verantwortlichkeit gefordert. Es war dasselbe, das seiner hinreißenden Tätigkeit als klinischer Lehrer zugrunde lag. Die fast primitive Methode der Darstellung eines Krankheitsfalles, die ärztlich-menschliche Art der Beurteilung jedes einzelnen Patienten, die persönliche Anteilnahme, das ehrliche Bemühen, das Beste an ärztlicher Hilfe zu leisten: diese völlig auf den Kranken eingestellte Haltung überwog fühlbar die Absicht, durch mehr oder minder noch unerwiesene Theorien oder durch die Betonung der Beherrschung des augenblicklichen Standes der Medizin zu glänzen. Das Schöpferische seiner Vorlesung lag zum überragenden Teil in der vom Augenblick gegebenen Form, die – verwandt der bewußten und unbewußten Schöpfung des Histrionen – den unmittelbaren und den bleibenden Eindruck bedingte. So trugen auch seine manchmal stupenden diagnostischen Leistungen vielmehr den Charakter einer nicht erlernbaren Spontanität als einer tiefgründigen Überlegung oder eines Zufallstreffers einer Klügelei.

Von Eiselsberg hat eine Schule hinterlassen, die der Höhe der Schule Billroths nahekam. Daß es ihm gelang, die monumentale Erscheinung Paul Clairmonts an seine Adler zu fesseln, war ein Meisterstück seiner Menschenkenntnis und seiner Menschenbeherrschung. Er hatte erkannt, daß die unmittelbare Führung der Klinik, die Regelung des Dienstes, die Überwachung der wissenschaftlichen Arbeiten in einer starken Hand liegen müssen. Er konnte keine bessere finden.

Der entscheidende Teil des Rufes, den die Klinik von Eiselsberg in der Welt als organisatorische Leistung genoß, kommt von der Tätigkeit des ersten Assistenten der Klinik, stammt von Paul Clairmont. Das Bild von Eiselsberg könnte durch die Aufzählung seiner zahlreichen wissenschaftlichen Arbeiten, Vorträge, Reden, durch die Erwähnung seiner karitativen Leistungen und anderem nur eine Abrundung, aber keine Vertiefung erfahren. Die nicht immer gleiche Beurteilung seiner Art und seiner Wirksamkeit ist der Beweis für die Stärke seiner Persönlichkeit. Seine Autobiographie spiegelt seine Anlagen, seine Auffassung des Lebens, seinen Glauben und sein Bedürfnis einer Ausdeutung. Er trat von der Szene, als das Buch der Wertungen dem Griffel der Zeit ein neues Blatt aufgeschlagen hatte. Es ist das Schicksal jedes Vollenders und jedes Vollendeten, von vielem Licht getroffen und in manche Schatten versenkt zu werden. In der Realität vollzog sich sein Wirken auf einer via triumphalis. Der Glanz seiner Dynastie blieb ungetrübt. Wie wenige sind von solchem Glück begnadet!

Am 25. Oktober 1939 fand Anton von Eiselsberg bei einem Eisenbahnunglück in Oberösterreich den Tod. Es war im Beginn einer Zeit des Schreckens, des Niederganges einer bedeutenden Tradition, des allgemeinen Umbruches, der keine Schranken kannte.

Von Eiselsberg hatte den harten Ausgang des ersten Weltkrieges mit der Gelassenheit eines erfahrenen Mannes hingenommen. Sinnlose Auflehnung erschien ihm töricht, allzu bereite Unterwerfung verächtlich. Der »geborene Herr« hatte ein klares Begreifen für die soziale Umschichtung, sofern sie von menschlicher Würde, staatlicher Weisheit und von der Gerechtigkeit gelenkt ist. Das Wissen um die biologische Voraussetzung und Entwicklung des Adels hatte längst die Scheuklappen des Standes abgelegt. Er hatte aber niemals Verflachung, Verrohung, Verpöbelung in haltloser Verängstigung gebilligt. Mochte das Geltungsbedürfnis seines Herrentums ihn niemals ganz verlassen haben, der Verpflichtung an das Leistungsprinzip ist er bis zum Ende treu geblieben. Sein hoher Familiensinn, der dem nach außen mitunter hart Erscheinenden die Aureole eines wahrhaft sorgenden, gütigen Vaters verlieh, hat bei keiner beruflichen Entscheidung die Grenzen des Statthaften überschritten, mag auch sein Verhalten für Fernstehende ab und zu den Eindruck einer mangelnden Objektivität erweckt haben. Die völlige Abschaltung menschlich-

persönlicher Bestrebungen und Ziele kann kaum von einem Sterblichen verlangt werden.
Oft war der Eingeweihte überrascht, mit welcher Präzision von Eiselsberg eine Situation durchschaute, einen Menschen beurteilte. Seine Einstellung zu manchem Kollegen von Würde und Ansehen, zu einzelnen Entschlüssen der Fakultät blitzen in einer kurzen vertraulichen Bemerkung meteorhaft auf, ohne daß der »Herr Hofrat« nach außen hin eine Folgerung aus seiner Beurteilung gezogen hätte. Sein Ziel waren das Blühen seiner Klinik, der Erfolg seiner Schüler, das Ansehen und die Würde der Hochschule. Er gab blendende Paraden. Aber er griff nicht an. Er galt lieber als verstehend und nachgiebig, als daß er störend oder zerstörend in Aktion getreten wäre. Sein Witz konnte satanisch sein. Er blieb zwischen vier Ohren. Sein zielgerichtetes Wirken waren Ausgleich und Verständigung.
Die Beurteilung von Männern, die in ihrem Beruf an vorderster Stelle gestanden sind, ist immer zur Mangelhaftigkeit verurteilt. Ein Außenstehender weiß kaum um die intimen Züge eines solchen Lebens. Ein Schüler kann sich dem Gefühl der dankbaren Verehrung nicht entziehen. Daß Anton von Eiselsberg auf der österreichischen Bühne der bedeutenden Menschen eine glänzende Rolle agierte, kann nicht geleugnet werden. Tausend und abertausend nennen noch heute in tiefster Verehrung seinen Namen. Die eherne Tafel der wissenschaftlichen Bedeutung trägt ihn für immer. Ein glücklich gelebtes Leben entglitt zu den ruhmvollen Schatten.
Einer fragenden Nachwelt antwortet die Geschichte: Er war ein Mann.

Sigmund von Exner-Ewarten

1846–1926

Exner, der nachmalige Physiologe der Universität Wien, der Vorsitzende und Ehrenpräsident der Gesellschaft der Ärzte in Wien, Obersanitätsrat usw. entstammt einer Wiener Familie. Sein Großvater Josef Exner war Verzehrungssteuerkontrollor in Wien, seine Großmutter eine geborene Suppan. Ihnen entstammte Franz Exner, der Vater Sigmund Exners, der später als Professor der Philosophie in Prag tätig war und als Gelehrter in hohem Ansehen stand. Er gehörte der Akademie der Wissenschaften an, wurde dann als Ministerialrat in das Ministerium Thun berufen und nahm wesentlichen Anteil an der Reform des österreichischen Unterrichtes. Die Mutter Exners, Charlotte Dusensy, war Kaufmannstochter aus Wien. Ihnen entstammten fünf Kinder, sämtlich durch hohe geistige Fähigkeiten ausgezeichnet. Der geniale, früh verstorbene Professor des römischen Rechtes an der Universität Wien, Adolf Exner, Karl Exner, Mathematiker und Universitätsprofessor an der Universität Innsbruck, der Physiker Franz Seraphin Exner der Universität Wien, Sigmund Exner und die Schwester Marie, welche sich mit Professor von Frisch verehelichte, eine Dame von ganz ungewöhnlich hoher Begabung, edler Güte und Würde. Auch in der folgenden Generation der Nachkommen Sigmund Exners und seiner Geschwister finden sich wieder die Namen führender Gelehrter vertreten. Ein eigener Hauch von patriarchalischer, schlichter Vornehmheit, gepaart mit tiefernstem Wissen und geistreicher, weitumfassender Bildung, in die verschiedensten Gebiete von Kunst und Wissenschaft reichend, kennzeichnete diesen Kreis hoher Kultur, dem doch immer ein Zug echt österreichischer Lebensfreudigkeit ein eigenes charakteristisches Gepräge gab. Unzweifelhaft hat die hohe Begabung des Vaters, nicht minder wie die geistige Anregung, die die Geschwister sich schon als Kinder gegenseitig gaben, zu dieser Vielseitigkeit der Interessen und zu dem ganzen schöngeistigen Zug, der Exner und seinen Kreis kennzeichnete, wesentlich beigetragen. Die Eltern starben früh, die Mittel waren karg, so daß die Kinder frühzeitig auf eigene Selbständigkeit angewiesen waren.

Sigmund Franz Seraphin Exner wurde am 5. April 1846 in Wien geboren, absolvierte hier das Theresianum, später das akademische

Gymnasium. Nur ungern dachte Sigmund Exner später an diese Zeit zurück und schilderte sie als »die traurigste seines Lebens«. Wie vielen über den Durchschnitt begabten Menschen, deren weitergehende Interessen sich nicht den schablonenhaften Forderungen des klassischen Gymnasiums einzupassen vermögen, erging es auch Exner. Trotz unermüdlichen Fleißes und trotz bis in die späten Nachtstunden währender Arbeit lag Exner mit dem Formalismus des Unterrichtes aus den klassischen Sprachen in stetem Kampf und beendete die Mittelschullaufbahn aus Latein und Griechisch nur mit einem »sehr schwach«, während er aus Mathematik und Naturwissenschaften gut entsprach. Um sich für die unerfreuliche und wenig erfolgreiche Mühe beim Studium der Grammatik zu entschädigen, saß der junge Exner oft bis in die späten Nachtstunden bei der Lampe, um einen aus dem kargen Taschengeld erstandenen Vogel oder eines der gesammelten Tiere zu zergliedern und daraus den Lebensmut für den nächsten Schultag zu schöpfen. Nie hörte man von ihm aber ein abfälliges Wort über einen seiner Lehrer, nur das System unterzog er einer herben Kritik.
Im Jahre 1865 bezog Exner die medizinische Fakultät in Wien. Viel lieber wäre er Zoologe geworden, war er doch der geborene naturforschende Beobachter, aber die Medizin schien aussichtsreicher für die Zukunft und schien ihn früher einem sicheren Erwerb zuzuführen. So folgte er dem Rate seines Bruders. Bald war Exner aber ganz vom Medizinstudium gefesselt, denn er schreibt selbst: »Für mich begann nun ein neues Leben.« Es ist wohl vor allem der überragende Geist v. Brückes gewesen, der Exners Forschernatur zum vollen Erwachen brachte. Schon in seinem zweiten Studienjahre trat er bei ihm als Eleve in das Institut ein und bekam seinen Arbeitsplatz. Der Anregung v. Brückes ist es auch zu danken, daß Exner für das Studienjahr 1867/68 an die Universität Heidelberg übersiedelte, wo er bei v. Helmholtz und Bunsen studierte. Das chemische Laboratorium scheint aber auf ihn wenig Eindruck gemacht zu haben, denn zeitlebens blieb er gegenüber allen chemischen Problemen zurückhaltend, dagegen blieb der Verkehr mit Helmholtz für sein ganzes späteres Leben von entscheidendem Einfluß, ja man möchte fast behaupten, daß die ganze Denkungsweise, die Exners spätere Arbeiten kennzeichnet und die auch in seinem Unterricht zum Ausdruck kam, den Geist Helmholtz' erkennen ließ, während eine Fülle mehr äußerli-

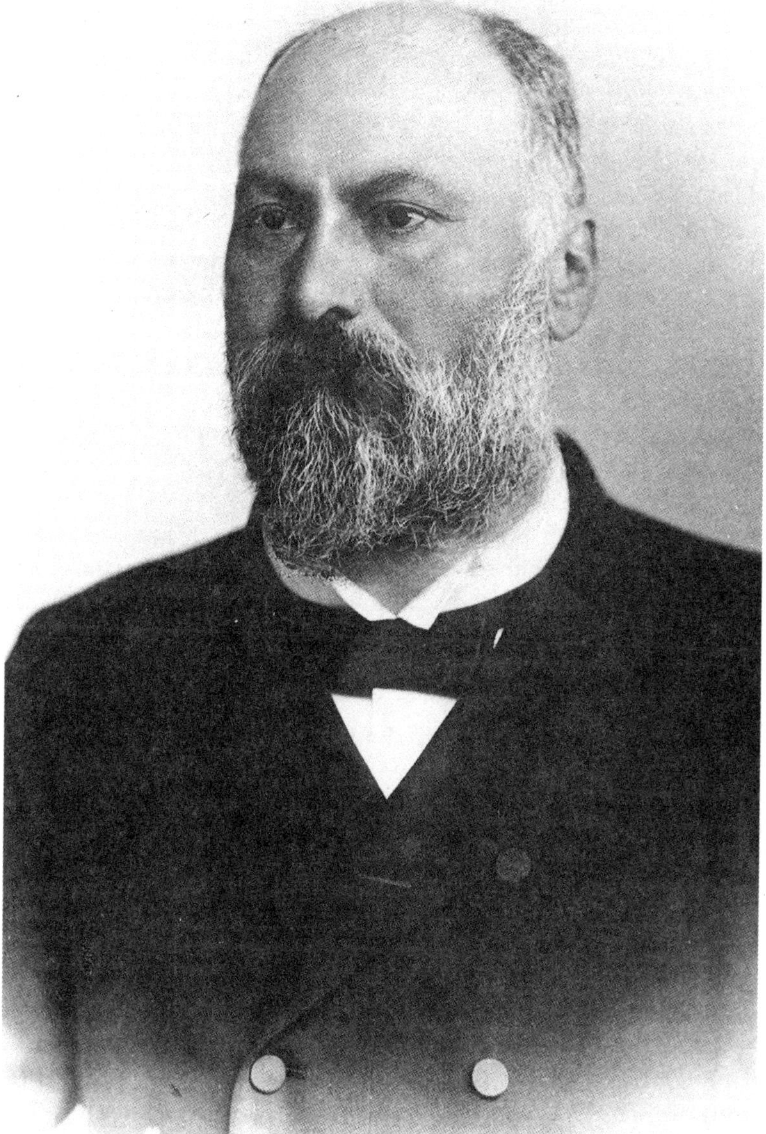

Sigmund v. Exner-Ewarten

cher Gewohnheiten sich in seinem Wesen, wie auch in der Führung des Institutes, welches er als Nachfolger v. Brückes übernahm, immer wieder offenbarte und ihn als Schüler Brückes kennzeichnete.
Ganz im Sinne der Schulen, aus denen er hervorgegangen war, in denen das theoretische Experiment im Vordergrund gestanden war, bereitete Exner der klinische praktische Fachunterricht nicht allzuviel Freude. Er entledigte sich der Pflicht, die Rigorosen zu beenden, scheint aber doch in diesem Teil seines Studiums nur im Wesen ein Hemmnis seiner theoretischen Arbeit gesehen zu haben, auf die er sich mit Feuereifer geworfen hatte. Am 23. Dezember 1870 wurde er in Wien zum Doktor der Medizin promoviert, und nun hatte er freie Bahn vor sich. Schon eine Woche später wurde er Assistent von Brückes und ein Jahr darauf Privatdozent. Bereits im Jahre 1875 erreichte er das Extraordinariat. Aus dieser Zeit stammen wertvolle wissenschaftliche Arbeiten, die anfänglich noch den Stempel der Fragestellung v. Brückes tragen, sich aber dann ganz im Sinne der eigenen, feingeistigen Naturbeobachtung Exners bewegen. Die Physiologie befand sich zu dieser Zeit noch im Schlußstadium der Epoche des großen Aufschwunges. In bescheidenen Laboratorien mit einfachsten Mitteln wurden bahnbrechende Entdeckungen gemacht und selbst Dezennien später vertrat Exner immer noch den Standpunkt, der junge Forscher müsse vor allem improvisieren lernen, müsse mit Strohhalmen, Stricknadeln, Siegellack und Kitt sich seine Apparate zusammenbauen können, wogegen das Arbeiten mit Glas nahezu ganz in den Hintergrund trat. Es ist dies auch verständlich, wenn man das Milieu berücksichtigt, unter dem in Brückes Institut gearbeitet wurde, das sich ebenso in den Instituten von Innsbruck und Graz, ja selbst in jenem Wiens, wo überall v. Brückes Schüler wirkten, zum mindesten in den Ausläufern bis über das Jahr 1900 hinaus erhielt. Lange gab es in Brückes Institut weder Wasserleitung noch Gas. Brücke fürchtete sich sehr vor Feuergefahr und Wassergebrechen. So stand im Institut nur ein großer Wasserbottich mit Ablaßhahn, und mehr Wasser, als dieser faßte, durfte nicht verwendet werden, denn das Wasser mußte täglich vom Brunnen heraufgebracht werden. Es fand sich dies Schaff z. B. im Innsbrucker Institut noch bis zum Jahre 1892, während Wien doch schon 1885 eine Gasleitung mit Schmetterlingsbrennern und eine Wasserleitung erhalten hatte. Eine wirkliche Besserung erfuhren diese Verhältnisse erst als Exner Ende des Jahres

1899 in sein eigenes neues, allerdings auch nur provisorisches Institut übersiedelte.
Es scheint die Darstellung der Arbeitsverhältnisse dieser Zeit darum ganz besonders bedeutungsvoll, weil weitaus der überwiegendste Teil der wissenschaftlich produktiven Forscherarbeit Exners aus dieser Periode stammt.
Während der Sommerferien verbrachte Exner als junger Doktor die freien Tage, die er sich gönnte, meist in See am Mondsee und in Unterach am Attersee; dort fand er Dr. Ernst von Fleischl, Dr. Alexander von Winiwarter, Dr. Obersteiner und Dr. Anton von Frisch. Durch seinen Bruder Adolf und seine Schwester Marie wurde er mit dem Dichter Gottfried Keller bekannt, der sich gleichfalls in See aufhielt und mit seiner Schwester Marie bis an sein Lebensende in regem geistigen Verkehr blieb. Dort begannen auch Exners Beziehungen zu Emilie von Winiwarter, die er am 25. Juli 1874 als geliebte Gattin heimführte. Diese Frau, von ungewöhnlich hohem Geistes- und Seelenadel und seltener Seelengüte, blieb die Sonne seines Lebens, sie und die Kinder, welche sie ihm schenkte, die Enkel, die der heranwachsenden Jugend entsprossen, bedeuteten sein ganzes Lebensglück, immer stand Exner aber auf dem Standpunkt: Zuerst die Pflicht und die Wissenschaft, dann Frau und Familie! Nie würde er um häuslicher Dinge willen das Institut nur um eine halbe Stunde Arbeitszeit verkürzt haben, und mochte es ihn noch so sehr nach Hause drängen, er fertigte nie einen Anfänger, der im Institut tätig war, selbst wenn er mit den ungeschicktesten Fragen zu ihm kam, in Kürze ab oder lehnte es ab, mit ihm zu sprechen. Zur Hochzeit erhielt Exner ein eigenhändiges Gedicht Gottfried Kellers:

Zwei Geliebte, treu verbunden,
Gehn durchs Leben so spazoren,
Jeder hat sein Herz verloren,
Doch der andre hat's gefunden.

Jeder trägt die leichte Last
Wie die Uhr am Kettchen fast.
Also geht's auf Weg und Stegen
Ruhig fort mit gleichen Schlägen.

»Schau, die können's!« rufen ferne
Von der Himmselhöh' die Sterne,
»Wer sind Sie!« Gleich schrei'n wir da:
»Sigmund und Emilia!«

Die Lebensbedingungen waren anfänglich für das junge Paar nicht ganz rosige. Die Einkünfte aus der Assistentenstelle und aus literarischen Arbeiten reichten knapp zu, um so mehr, als später die drei Kinder zur Welt kamen und auch der Extraordinariusgehalt ein recht bescheidener war, bis im Jahre 1891 v. Brücke vom Lehramt zurücktrat und Exner als sein Nachfolger das Ordinariat an der Wiener Universität übernehmen konnte. In ganzen zwanzig Jahren waren bis dahin in Deutschland nur drei Ordinariate frei geworden und auch an den österreichischen Hochschulen hatte es keine Sedisvakanzen gegeben, die für Exner in Betracht gekommen wären.
Im Jahre 1875 wurde sein erster Sohn Alfred getauft, der sich später dem Medizinstudium und der Laufbahn eines Chirurgen zuwandte. Auf Grund seiner wissenschaftlichen Arbeiten war er zum a. o. Universitätsprofessor ernannt worden; frühzeitig, schon im Alter von 46 Jahren, erlag er einem tückischen Leiden. Seinen Sohn Felix, 1876 geboren, sah er mit großer Freude zum führenden österreichischen Meteorologen heranwachsen, der vorerst als Extraordinarius dieses Faches in Innsbruck wirkte und dann zum Ordinarius und Direktor der Zentralanstalt für Meteorologie und Geodynamik an die Universität Wien berufen wurde. Noch zu Lebzeiten seines Vaters ward er zum wirklichen Mitgliede der Akademie der Wissenschaften in Wien gewählt. Nach glücklicher Ehe verlor seine Tochter Ilse, im Jahre 1879 geboren, ihren Gatten, dem sie selbst im Jahre 1923 in den Tod folgte. Auch seine Frau war frühzeitig von ihm geschieden, sie war am 7. April 1909 während eines Aufenthaltes in Lovrana gestorben und wurde in Wien zu Grabe getragen. Exner war im Kreise seiner Familie, wie in Gesellschaft, der außerordentlich fürsorglich liebenswürdige und entgegenkommende, treu besorgte Vater der Seinen, den Gästen gegenüber von gewinnendster Liebenswürdigkeit. Im Institute, wie auch in seiner amtlichen Eigenschaft als Professor und Referent des Ministeriums, umhüllte ihn eine gewisse unnahbare Atmosphäre, die ein Gefühl der Wärme nicht aufkommen ließ. Unbedingte Korrektheit, Wahrheit und Verläßlichkeit charakterisierten ihn. Nie

versprach er etwas, was er nicht unbedingt hielt, nie hörte man von ihm phantastische Pläne oder Ideen, ja selbst in der Beurteilung wissenschaftlicher Fragen war ein gewisses Verharren auf dem, was er einmal für richtig gehalten hatte und was ihm erwiesen schien, unverkennbar, und nur nach gründlicher Prüfung und oft erst nach längerer Zeit vermochte er sich Neuerungen oder neuen Auffassungen anzupassen. Wohl war ihm ein reges Interesse für alles Neue eigen, doch nicht allzu leicht war es, durch solches älteres zu verdrängen. Exner war als Lehrer und Institutsvorstand von geradezu beispielloser Gewissenhaftigkeit und Aufopferung, die manchmal nahezu bis zum Starrsinn gingen. Immer als letzter verließ er den Hörsaal, ungeachtet dessen, daß er erkennen mußte, daß gewisse Studenten, nur um von ihm gekannt zu werden, sich irgendwelche Fragen zurecht legten, die sie ihm am Schlusse der Vorlesung vorbrachten. Täglich ging er so, wie dies sein Lehrer Brücke getan hatte, durch alle Arbeitsräume des Institutes. Und bei allen Übungen der Studenten war er vom Beginn bis zum Ende anwesend. Er hätte es auch als vollkommen unzulässig erachtet, sich beim Rigorosum oder in der Vorlesung vertreten zu lassen. Fiebernd, mit einer eiterigen Mittelohrentzündung oder mit schwerer Bronchitis, ja mit einer beginnenden Lungenentzündung, hielt er sein Kolleg und ließ sich nicht abhalten, auch dann noch bis zum Abgang des letzten Hörers auszuhalten. Mit peinlicher Genauigkeit mußte auch die große Hörsaaluhr nach der richtigen Zeit eingestellt werden, nie wäre er auch nur eine Minute zu spät in den Hörsaal getreten. Wer immer zu ihm kommen mochte, konnte bei ihm sicheren, verläßlichen Rat finden. Nie ließ Exner einem jungen Arzt oder einem Studenten, der ihn in einer wissenschaftlichen Frage interpellierte, seine geistige Überlegenheit fühlen, und dann, wenn er selbst nicht unbedingt sicher in einer Frage Bescheid wußte, erklärte er freimütig: das kann ich Ihnen nicht sagen, ich weiß es nicht. Blättert man die Hefte durch, in denen Exner eine Sammlung wissenschaftlich zu bearbeitender Themen angelegt hat, so staunt man über den Reichtum seiner Fragestellung. Er liebte es auch, um ein Thema angegangen zu werden, und interessierte sich dann für dessen weitere Durchführung, wählte sich jemand seine Fragestellung selbst, so war eine gewisse Entfremdung unverkennbar. Exner erkannte dann sehr wohl jede positive Leistung an, konnte sich aber doch nicht recht mit dem Problem und dessen Durcharbeitung befreunden. Der Grundzug in allem wissenschaftlichen Denken Exners bildete seine Liebe zur Natur und sein Interesse für alle Naturerscheinungen. Es war für seine Schüler ein hoher Genuß, ihn durchs Fenster schauen zu sehen und zu beobachten, wie er dem Flug oder dem Hüpfen eines Vogels folgte, wie er einer Spinne, einer Eidechse oder einem Wurm zusah und dabei seine Beobachtungen mitteilte.

Exner war ein großer Jagdfreund. Er hat in seinem Leben viel gepirscht, war ein guter, sicherer Schütze, bis die Leistungsfähigkeit seiner Augen nicht mehr zureichte. Er freute sich immer an seinen zahlreichen Jagdtrophäen, wie auch seine Uhrkette immer durch Weidmannsschmuck geziert war. Während er die ersten Sommer nach seiner Verheiratung in der Steiermark und im Waldviertel verbrachte, blieb er von 1895 an dem Heim in Brunnwinkel treu, wo sich später auch seine Tochter mit den Enkelkindern eingefunden hatte. Seine Frau schrieb eine Geschichte dieses herrlichen Striches Erde und eine Geschichte Exners und seines Kreises auf diesem Boden. Schwer lasteten auf ihm an seinem Lebensabend die Schicksalsschläge, die ihn unerbittlich nacheinander betrafen. Das gastfreudige Heim in der Schwarzspanierstraße hatte noch die Familie im vollsten Glück und im Wohlstand gesehen. Nur kurz, wenige Jahre lang, war die Sonne in das neue eigene Haus, in die Schlösselgasse, gefolgt. Die Abreise seiner Tochter Ilse nach München in ihr neues Heim, die Erkrankung der Frau Emilie und deren unerwartet rascher Tod, der Tod des Gatten seiner Tochter lagen drückend auf den etwas düsteren Räumen und auf der Stimmung, die in ihnen herrschte. Die Schar von fünf Enkeln, die seinem Sohn Alfred entsproß, der ein Stockwerk höher wohnte, brachte wohl junges, frisches Leben, auch die vier Kinder Prof. Felix' und die ab und zu zu Besuch aus München kommenden vier Kinder seiner Tochter Ilse brachten Glücksstunden für den Großvater, der sich mit rührender Sorgfalt den Kleinen widmete, aber der Rücktritt vom Lehramt, damit die Minderung der Bezüge, das unselige Kriegsende mit all der Lebensmittelnot, die Verwaisung der vier Kinder der Tochter Ilse, dann in rascher Folge im Jahre 1921 der Tod des Sohnes Alfred und 1923 der Tod der Tochter Ilse, so daß nun für neun unmündige Enkelkinder gesorgt werden sollte, griff tief schmerzlich in den Lebensabend des einsamen alten Meisters ein. Von schweren Sorgen erfüllt und tief bekümmert und doch aufrecht im Bewußtsein des Pflichtgefühles, für die Seinen sorgen zu müssen,

drückte ihn das Schicksal nieder und doch hörte man nie von ihm eine Klage oder nur ein Wort, das die Größe seiner Sorgen ausgedrückt hätte. Im Hofe seines Hauses, auf dem laubumrankten Balkon des alten Vorstadthauses in der Schlösselgasse, verbrachte er bei schönem Wetter den Tag, patriarchalisch in seinem Lehnsessel lesend und eine lange Pfeife schmauchend, meist waren es die Werke der Klassiker, besonders jene Goethes, Reise- und Jagdbücher, mit denen er sich beschäftigte. Die Besuche seines Sohnes und seiner Enkel ließen das einstige sonnige Familienbild noch im Abglanz aufleben. Dann kam das Ende. Nach kurzer Unpäßlichkeit, die einem allmählichen Gebrechlichwerden folgte – Exner hatte noch am 4. Februar in der Akademie vorgetragen –, verschied Sigmund Exner am 5. Februar 1926, kurz vor seinem achtzigsten Geburtstag, und wurde auf dem Zentralfriedhof in Wien im Grabe, in dem schon seine inniggeliebte Frau ruhte, bestattet. In der Trauersitzung der Gesellschaft der Ärzte hielt am 12. Februar sein Schüler und Nachfolger im Amte, Professor Durig, die Gedenkrede auf den geschiedenen Meister.
An Ehrungen und Anerkennungen war Sigmund Exner während seines Lebens viel zuteil geworden. Schon 1877 hatte er den Lieben-Preis der Akademie der Wissenschaften für seine Arbeiten über das zusammengesetzte Auge und das Sehen der Insekten erhalten, 1879 war er bereits korrespondierendes Mitglied der Akademie in Wien, 1888 korrespondierendes Mitglied der Academia medico-fisica Florenz, 1889 der medico-chirurgica Perugia, 1891 wurde er, im selben Jahre, in welchem er zum Nachfolger Brückes an der Wiener Universität ernannt wurde, zum wirklichen Mitglied der Akademie der Wissenschaften in Wien ernannt und 1894 als Fachreferent in das Unterrichtsministerium einberufen, was er bis zu seiner Pensionierung verblieb. Von 1897 bis 1918 war er Mitglied des Obersten Sanitätsrates, 1898 wurde ihm der Hofratstitel verliehen, 1901 das Ritterkreuz des Leopold-Ordens, im selben Jahre wurde er zum korrespondierenden Mitglied, zwei Jahre später zum Ehrenmitglied der physikalisch-medizinischen Sozietät in Erlangen gewählt, im Jahre 1909 ward er Ehrendoktor der philosophischen Fakultät Leipzig und korrespondierendes Mitglied der Gesellschaft deutscher Nervenärzte, 1910 erwählte ihn die Berliner Medizinische Gesellschaft zu ihrem Ehrenmitglied. Im Jahre 1910 wurde Exner mit dem Komturkreuz des Franz-Josef-Ordens mit dem Stern ausgezeichnet, im Jahre 1911

zum Ehrenmitglied der königlichen Akademie der Medizin in Brüssel, 1912 zum Mitglied der Société de biologie in Paris und 1912 zum korrespondierenden Mitglied der bayrischen Akademie der Wissenschaften sowie zum Ehrendoktor der Universität Athen gewählt. Anläßlich seines Übertrittes in den Ruhestand im Jahre 1917 und nach Absolvierung des Ehrenjahres an der Universität wurde er in den Ritterstand mit dem Prädikat Ritter von Erwarten erhoben. 1919 wurde er zum Ehrenpräsidenten der Gesellschaft der Ärzte in Wien gewählt, deren Präsident er durch neun Jahre gewesen war. Die meisten Gelehrten seines Faches standen mit ihm in persönlichem und brieflichem Verkehr. Exner war befreundet mit v. Helmholtz, der ihn auch in Wien besuchte, mit v. Gruber, Chrobak, Breuer, Obersteiner, Tschudi (Zürich), Fleischl, Paneth u. v. a. Zu seinen Schülern zählten Fuchs, Kreidl, Karplus, Schumacher, Economo, Bernheimer, Rethi, Pineles, Weidenfeld, v. Seiller, Winkler, Foges, Schwarz, Stigler, Hofbauer und viele andere.

Exner war ein vortrefflicher Lehrer. Sein Vortrag entbehrte zwar des blendenden, fesselnden, rhetorischen Stiles, seine Diktion war überaus langsam, die Sätze der Rede oft durch lange Pausen unterbrochen, aber inhaltlich war sein Kolleg meisterhaft. In klarem, prägnantem Aufbau entwickelte er die wesentlichen Gesichtspunkte und erläuterte sie durch eine Fülle zum guten Teile selbst erfundener drastischer Experimente. Viele sinnreiche Apparate, die zur Demonstration bei Vorlesungsvorführungen dienten, wurden von ihm erfunden und haben ihren Weg in die ganze Welt gefunden. Es ist merkwürdig, daß einem Gelehrten von seinem Wissen das Halten der Vorlesung nicht leicht wurde. Oft erwähnte er, wieviel Mühe ihm die Vorbereitung zur Vorlesung koste. Er sprach jedoch stets frei und verwendete nur einen kleinen Zettel mit Schlagworten als Behelf. Die üblen Erfahrungen, die er mit der schlechten Akustik von Hörsälen gemacht hatte, veranlaßten ihn, vor der Schaffung des Neubaues des Institutes das Problem der Raumakustik zu studieren. Mit Hilfe eines von ihm konstruierten Schießapparates bestimmte er die Dauer des Nachhalles verschiedener Räume. Die Anweisungen, die er auf Grund seiner Überlegungen und Erfahrungen für den Bau des neuen Hörsaales gab, stießen vorerst auf vollkommene Ablehnung seitens der Techniker. Mit unnachgiebiger Beharrlichkeit wußte Exner aber doch seinen Willen durchzusetzen und so entstand sein neues Auditorium, das, rund 400 Hörern Platz bietend, so akustisch ist, daß selbst geflüsterte Worte bis in die letzten Sitzreihen verstanden werden. Als Prüfer war Exner vom vollsten Wohlwollen erfüllt, er brach mit der Tradition des Auswendiglernens des Stoffes und legte das Schwergewicht auf die Beantwortung umfassender Fragen und auf den Nachweis tieferen Verständnisses.

Exner ist der Schöpfer des neuen großen physiologischen Institutes in Wien, das nach seinen Plänen und Wünschen erbaut wurde. Mögen auch manche Wünsche in diesem nicht erfüllt worden sein, ist es jedenfalls in seiner ganzen Einteilung großzügig und nicht nur als Lehrinstitut, sondern auch als Forschungsstätte für die verschiedensten Arbeitsrichtungen der Physiologie eingerichtet und vermag sich allen zu stellenden Anforderungen anzupassen. Das Institut wurde am 2. Mai 1904 feierlich eröffnet. Hier präsidierte Exner auch dem internationalen Physiologenkongreß im Jahre 1910, der ihn zum Vorsitzenden gewählt hatte. Aus diesem Institute sind wohl reichlich an die 200 wissenschaftlichen Arbeiten unter der Leitung Exners hervorgegangen. Jede wissenschaftliche Untersuchung kontrollierte er selbst. Mit größter Gründlichkeit und Gewissenhaftigkeit ging er jedes Manuskript durch und beurteilte es vor dem Druck als wohlwollender, aber doch scharfer, strenger Kritiker.

Eine nur einigermaßen gründliche Darstellung des wissenschaftlichen Lebenswerkes Exners würde ein umfangreiches Buch erfordern. Wie sehr seine Arbeit geschätzt wurde, ergeben die zahlreichen, wissenschaftlichen Ehrungen, die ihm durch die Wahl in in- und ausländische Akademien erwiesen wurden, wie die Ehrendoktorate und die Ehrenmitgliedschaften gelehrter Körperschaften. Es kann daher, ohne eine Vollständigkeit anstreben zu wollen, das Lebenswerk Exners nur in seinen Grundlinien charakterisiert werden. Aus seiner Feder sind über 90 wissenschaftliche Arbeiten hervorgegangen. Im Hermannschen Handbuch schrieb er den Abschnitt Großhirn, eine für die damalige Zeit meisterhafte Leistung, in v. Frisch' Handbuch der Urologie die Physiologie der männlichen Geschlechtsfunktion, im Lehrbuch von Zuntz Löwy das Kapitel Zentralnervensystem. Die wissenschaftlichen Forschungsarbeiten betreffen vor allem zwei Hauptgebiete, und zwar das Gebiet der Sinnesphysiologie und jenes des Zentralnervensystems. Ganz besonderes Aufsehen erregte auch seine als Monographie erschienene Abhandlung

über den Entwurf zu einer physiologischen Erklärung einfacher psychischer Vorgänge, von dem leider nur der erste Teil erschien, während der so sehr erwartete zweite und dritte Abschnitt niemals zur Fertigstellung und zum Druck gelangten.
Die durch den Krieg der Jahre 1870/71 gewonnenen Ergebnisse über die Ausfallserscheinungen bei Hirnverletzten veranlaßten Exner zur Sammlung und systematischen Verarbeitung eines ungeheuren Materials, um die Lokalisation auf der Großhirnrinde besser zu klären. Eigene Experimente mit Ausschaltung, Abtragung, Umschneidung oder Unterschneidung von Rindenpartien ergänzten die gesammelten Fälle. Exner ging dabei von zwei Gesichtspunkten aus: der Erfassung jener Rindenpartien, welche bei bestimmten Ausfallserscheinungen immer erkrankt und verändert gefunden wurden, gegenüber jenen, welche bei gegebenen Störungen nie Veränderungen zeigten. Im besonderen stellte er Untersuchungen über das Rindenfeld des Nervus Fazialis und über die Sehrinde beim Hunde an. Auch mit der Frage nach der Bedeutung der Assoziationsfasern befaßte sich Exner gemeinsam mit Paneth und stellte fest, daß dann, wenn man eine motorische Rindenpartie beim Hund umschneidet, ohne sie selbst zu verletzen, dieselben Erscheinungen auftreten, wie wenn diese Partie vollkommen entfernt wäre. Seine Untersuchungen über Hemmung und Bahnung, der Nachweis, daß der Ablauf eines ersten Rindenreizes bahnend auf einen zweiten wirkt, ja, daß auch reflektorische Erregungen auf den verschiedensten Wegen über das zentrale Nervensystem gebahnt werden können, gehören zu den fundamentalen Feststellungen, die sich auch heute noch in allen Lehrbüchern finden und immer wieder, auch in neuen wissenschaftlichen Arbeiten, angeführt werden.
In seinem Entwurf einer Erklärung der psychischen Erscheinungen schließt Exner in geistreicher Weise, ausgehend von der Neuronenlehre, auf den Zusammenhang zwischen psychischen, anatomischen und physiologischen Verhältnissen, indem er in den anatomischen Bau als Funktion die Tatsachen einfügt, die ihn die eigenen Forschungsexperimente gelehrt hatten. Ihm verdanken wir auch die Fassung des Begriffes Sensomobilität, dem wir heute immer wieder in allen Lehrbüchern begegnen. Auch die Frage der Innervation einer Muskelfaser durch mehr als einen Nerv und aus mehreren Rückenmarkssegmenten wurde von ihm in Versuchen über die Innervation

des Musc. cricothyreoideus und gastrocnemius aufgerollt und einer experimentellen Lösung zugeführt. Dauernder Bestand der Wissenschaft sind ferner seine Untersuchungen über die experimentelle Prüfung einfachster psychischer Vorgänge geworden. Das von ihm angegebene sinnreiche Instrumentchen, das Neuramöbimeter, fehlt wohl in keinem einzigen physiologischen und neurologischen Institut. Vorbildlich sind auch Exners Arbeiten über die Ermittlung der Zeit für den Durchgang der Erregung durch die Spinalganglienzellen und durch das Rückenmark bei Reflexen.

Wurde Exner schon auf diesen Arbeitsgebieten als führender Fachmann gewertet, so liegt doch sein ureigenstes, bedeutendstes Arbeitsgebiet auf dem Felde der physiologischen Optik. Seine einschlägigen Veröffentlichungen, die im Sinne der Schule von Helmholtz gearbeitet sind, gehören zu den klassischsten Leistungen der Physiologie. Exner gelang es, die hohe Empfindlichkeit der Netzhautperipherie für Bewegungen nachzuweisen und durch sinnreiche Versuche zu demonstrieren. Zahlreiche Untersuchungen befassen sich mit der Lehre von den Nachbildern, mit entoptischen Erscheinungen mit Urteilstäuschungen und Kontrast. Sehr schöne Beobachtungen veröffentlichte er über den Glanz, über Bewegungssehen und Bewegungsnachbilder, über die physiologische Erklärung der Wirkung gemusterter Dessins im Kunstgewerbe, über das Zustandekommen von Farbenmischungen auf der Netzhaut des Beschauers und über das Punktschwanken auf Grund der unsicheren Lokalisation nahe nebeneinanderliegender kleiner Farbenstriche, wozu ihn die Bilder Segantinis angeregt haben dürften. Von größtem Interesse sind seine Untersuchungen an Tieraugen und seine vergleichend physiologischen Arbeiten über das Sehen, woraus insbesondere seine klassische Arbeit über das Sehen der Facettenaugen hervorgehoben werden soll. In das Gebiet der Physiologie des Geruchssinnes gehören seine Jugendarbeiten über die Riechschleimhaut, in jenes der physiologischen Akustik die Arbeiten über die Wahrnehmung von Geräuschen, jene über die Frage der ossealen Knochenleitung, und die Untersuchung des Problemes, ob die dem Hören eines Tones zugrunde liegenden mechanischen Vorgänge einem reinen Mitschwingen entsprechen. Für diese Untersuchungen konstruierte Exner auch einen eigenen, geistreich ersonnenen Apparat. Ferner stellte er fest, daß eine in einen Tonwellenzug eingebrachte, periodisch wiederkehrende Ver-

schiebung um eine halbe Wellenlänge beim Auftreffen auf das Ohr genau jene Empfindung erzeugt wie das Hören von Schwebungen.
In das Gebiet der Physiologie von Stimme und Sprache gehören die Untersuchungen Exners am Kehlkopf des Kaninchens, in welchen nachgewiesen wurde, daß außer dem Nervus laryngeus superior und inferior noch ein Nervus laryngeus medius zum Kehlkopf zieht, der den musc. cricothyreoideus motorisch innerviert. Exner verdanken wir auch die Konstruktion des Laryngometers zur Messung der Weite der Stimmritze. Endlich muß noch jener Arbeiten gedacht werden, die so ganz mit dem menschlichen Wesen Exners verknüpft waren und die auf seine Freude an der Naturbeobachtung und auf seine Jagdliebhaberei zurückzuführen sind. Hierher gehören seine Untersuchungen über das Schweben der Vögel, seine Arbeiten über die Brieftauben, die Studien über die elektrischen Erscheinungen an Federn und Haaren und manches andere.
Schon Brücke hatte, als der Phonograph erfunden war, darauf hingewiesen, daß es wertvoll wäre, die Sprachen von Völkern in unverwüstlicher Schrift in phonographischer Aufzeichnung festzuhalten. Exner griff diese Idee auf und fand in dem Bruder seines nachherigen Schwiegersohnes, Fritz Hauser, einen außerordentlich begabten und emsigen Mitarbeiter. Unter der Ägyde der Akademie der Wissenschaften schuf Exner das Phonogrammarchiv, dessen Vorstand er bis an sein Lebensende blieb. Er veranlaßte die Aufnahme der Sprachen exotischer Völker wie solche einheimischer Dialekte, legte ein Archiv von Stimmporträts berühmter Zeitgenossen an und veranlaßte, daß Expeditionen in ferne Erdteile mit dem »Archivphonographen« ausgerüstet wurden und Gesang- und Musikplatten zur bleibenden Sicherung und für das Studium der Forscher auf dem Gebiete der Musik und Linguistik mit nach Wien brachten.

Ernst von Feuchtersleben

1806–1849

Der Arzt und Dichter Ernst Freiherr von Feuchtersleben ist ein Abkomme der ehemals im Deutschen Reich weitverzweigten Familie Feuchter. Ein Zweig dieser Familie zeichnete sich durch besondere geistige Fähigkeiten aus. Dessen Stammvater war der Bürgermeister von Königsberg in Preußen, Johann Michael Feuchter (1648–1718). Sein Enkel Christoph Erdmann Feuchter (1726 bis 1796) wurde als sächsisch-hildburghausischer Offizier (1763) unter Verleihung des Namens Feuchtersleben geadelt und somit der Stammvater des kommenden Freiherrngeschlechtes.

Der Vater des Dichters, Ernst Freiherr von Feuchtersleben (1765–1834), war einer der vier Söhne des sächsisch-hildburghausischen Freiherrn Christoph Erdmann und dessen Gattin Sophie von Schottenstein. Er und einer seiner Brüder waren, gleich zwei älteren Halbbrüdern aus Christoph Erdmanns erster Ehe, in kaiserliche Dienste getreten und Offiziere der österreichischen Armee geworden. Vater Ernst war als Hauptmann des General-Quartiermeisterstabes auf jene Stufenleiter gelangt, die ihn, gleich zweien seiner Brüder, zu hohen Chargen geleitet hätte. Aber er hatte sich als junger Offizier in die wegen ihrer exotischen Schönheit in Wien wohlbekannte Tochter Josepha des Hofnegers Soliman verliebt – eines ehemaligen Sklaven mit europäischer Bildung, der bei Hof eine hohe Stellung einnahm als Erzieher des Prinzen Alois von Liechtenstein und Vertrauter Kaiser Josephs II. – und sie als Gattin heimgeführt und mußte deshalb seine Laufbahn aufgeben. Er war zunächst Kreisingenieur in Krakau, wo sein erster Sohn Eduard, des Dichters älterer Halbbruder, zur Welt kam. Bald aber starb die schöne Mulattin, und Vater Ernst heiratete 1805, nach Wien zurückgekehrt, als Sekretär der Hofkanzlei die Tochter Cäcilia des k.k. Kassenoffiziers Christoph Willkomm de Clusolis, die Mutter des Dichters. Sie starb bald nach seiner Geburt. Die beiden Söhne erhielten eine Erzieherin, Antonia Sommer, die später ihre Stiefmutter wurde. Nach deren Tod heiratete der Vater als Siebenundsechzigjähriger zum vierten Mal, und zwar die Witwe nach dem Hofrat Felix Ritter von Dillinger, eine geborene Schlachthammer, Tochter eines Vitriol- und Salmiakfabrikanten. Die Dreiundvierzigjährige brachte aus ihrer ersten Ehe mit einem Angestellten ihres

Vaters einen Sohn – Karl Puschmann – mit, aus ihrer zweiten Ehe ein kleines Vermögen. Aber diese späte Ehe wurde dem Vater des Dichters zum Verhängnis und die Ursache seines tragischen Endes. Die Frau zeigte sich immer mehr als herzlose Egoistin, die diese Ehe nur aus Berechnung eingegangen war. Zwei Jahre nach der Eheschließung ließ der Vater eines Abends seine beiden Söhne, die die Stiefmutter aus dem Elternhaus verdrängt hatte, zu sich kommen, beschenkte sie unerwartet mit größeren Geldbeträgen – wohl dem Rest, der ihm von seinem Vermögen geblieben war – und stürzte sich am nächsten Morgen bei Nußdorf in die Donau. Seine Leiche konnte nicht geborgen werden, und erst im Jahre 1847 wurde er offiziell für tot erklärt. – Der Arzt und Dichter Ernst Freiherr von Feuchtersleben kam am 29. April 1806 in Wien, im Färbergaßl 361 (heute Nr. 3), zur Welt und wurde nach römisch-katholischem Ritus getauft. Er war von schwächlicher Gesundheit, weshalb er die ersten Kindheitsjahre mit seiner Erzieherin auf dem Lande verbringen mußte. Schon damals erwachte in ihm die Liebe zur Natur und der Hang zur Besinnlichkeit. 1813 kam er als Siebenjähriger auf die Theresianische Akademie und blieb dort 12 Jahre. Das Theresianum, eine Gründung Maria Theresias, war die Erziehungsanstalt der Adelsjugend. Es stand teils unter weltlicher, teils unter geistlicher Führung (Piaristen) und erzog seine Zöglinge zu Priestern, Beamten, Lehrern und Offizieren. Obwohl der Dichter die Anstalt, wohl wegen ihrer fast klösterlichen Abgeschiedenheit und ihrer strengen Zensurvorschriften, in seinen Tagebuchblättern einen »geistigen Friedhof« nannte, empfing er dort doch zahlreiche, für seine weitere geistige Entwicklung entscheidende Anregungen, vor allem durch die auf eine harmonische Wechselwirkung ausgerichtete humanistisch-realistische Bildung. Er wurde in diesen Jahren im gleichen Maße aufgeschlossen für die neu aufblühenden Naturwissenschaften wie für die Geisteswelt eines Kant und Spinoza, eines Herder, Lessing, Goethe und Schiller. Auch seine Liebe zur Antike erwachte damals. Einen entscheidenden Einfluß auf seine Geistigkeit nahm sein Philosophielehrer, Präfekt Pater Bonifazius Busek, ein geistiger Revolutionär inmitten der Akademie, der vor allem für die Pflege des Individuums eintrat. Zu seinen Mitschülern hatte er wenig Beziehung. Außer mit dem um vier Jahre älteren, später bekannten Dichter Eduard von Bauernfeld verkehrte er mit niemandem. Durch seine Kränklichkeit verfiel er leicht in De-

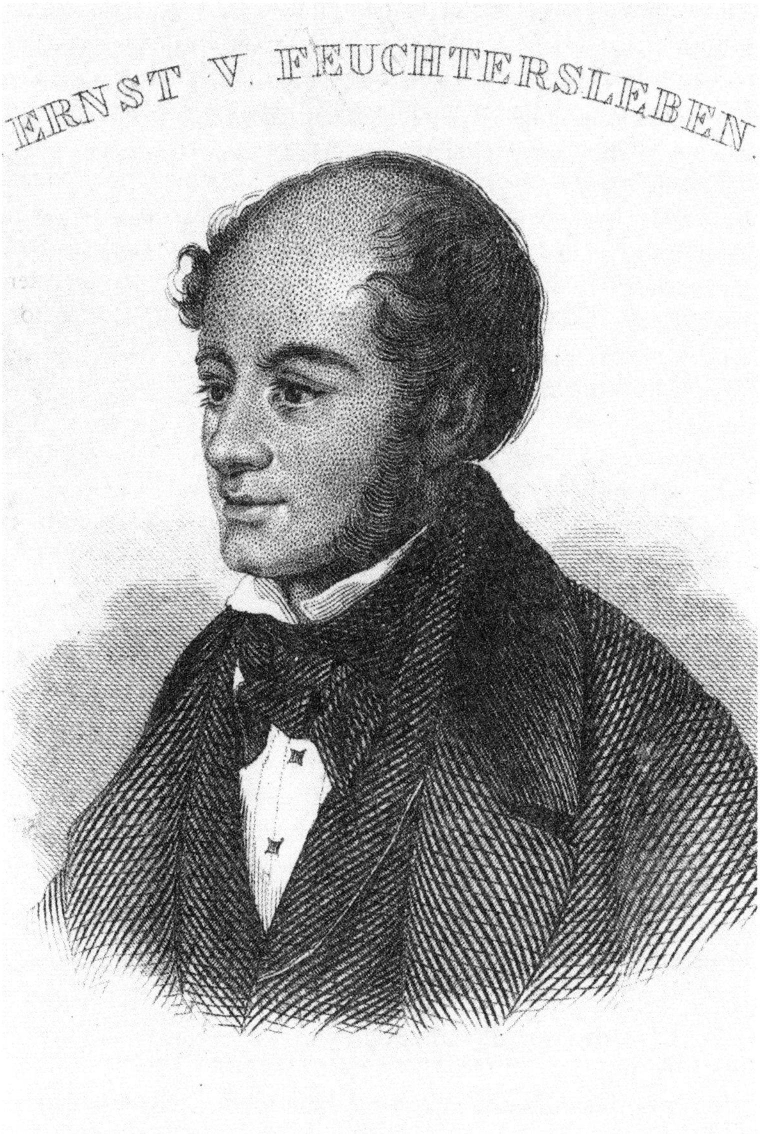

Ernst v. Feuchtersleben

pressionen und lernte schon damals die Gefahren der »Hypochondrie« kennen und überwinden, was er vor allem später als Arzt und Dichterphilosoph seine Mitmenschen lehren wollte. Aber auch seine literarische Begabung erwachte in diesen Jahren. Die Abfassung der ersten Gedichte fällt noch in die Studienzeit in der Theresianischen Akademie.

Am Ende dieser achtjährigen Studienzeit geriet er in einen schweren Berufskonflikt. Der Genuß eines Freiplatzes verpflichtete den Zögling, nach Abschluß der Studien entweder als Beamter oder als Offizier in den Staatsdienst zu treten. Aber durch die ihn immer mehr fesselnden Erkenntnisse über die Wechselwirkung von Leib und Seele, die er in diesen Jahren gewonnen hatte, war ihm auch seine eigentliche Lebensaufgabe allmählich bewußt geworden: die des Arztes. Er mußte also in Opposition zu seinem Vater treten, was seiner scheuen, nicht für Kämpfe geeigneten Gemütsart doppelt schwer fiel. In einem Brief teilt er ihm diesen dringenden Wunsch und seine Beweggründe mit: »Sie haben mich, teurer Vater, als Kind aufs Land geschickt ... Der mehrjährige Landaufenthalt fügte zu meinem Dasein – das Leben. Er schuf in mir die Liebe zur Natur, den Hauptteil meines Wesens ... Die Wissenschaft von der Natur lenkte mich auf unausgetretene Wege: sie lehrte mich, dem Sinn organischer Entwicklung nachzuspüren. Manche Erfahrung an mir selbst trat noch hinzu. Bald lernte ich erkennen, wo Ursache und Wirkung von Änderungen, Schwankungen, von Kränklichkeit und Reizbarkeit in und an mir lägen. Und so erwuchs für mich die Pflicht, diese Erkenntnisse auch auf andere anzuwenden. Das aber kann nicht der Beamte, das kann nur einer, lieber Vater, einzig der denkende Arzt. – Ich will Medizin studieren.«

Der Vater willigte schließlich ein. Im Jahre 1825 kam Feuchtersleben an die Wiener Universität und blieb hier neun Jahre. Er studierte nicht nur Medizin, sondern bildete sich auf dem weiten Feld seiner Interessen weiter aus. Er belegte Vorlesungen über deutsche, europäische und orientalistische Philologie, Philosophie, Ästhetik, Literatur- und Kunstwissenschaft, Physiologie usw. In die Studienzeit fallen seine ersten größeren Veröffentlichungen. Belletristische Beiträge erschienen in den damals angesehenen Kunst- und Literaturzeitschriften; 1825 in der Zeitschrift »Iris« seine beiden ersten wissenschaftlichen Arbeiten »Über das Studium der Natur« und »Über das

Genie«. Schon in diesen zwei Studien kündigt sich der weitgespannte Denkraum des Dichters an und seine liebevolle Aufgeschlossenheit für alles Menschliche.
Der junge Didaktiker fand rasch Anklang beim gebildeten Leserpublikum. Er trat aus seiner Verschlossenheit heraus und suchte Anschluß an Gleichgesinnte. Er wurde in den Kreis um Grillparzer aufgenommen, der im »Silbernen Kaffeehaus« in der Plankengasse und beim »Stern auf der Brandstätte« zusammenkam und dem Johann Christian Freiherr von Zedlitz, der Melker Benediktiner Michael Leopold Enk von der Burg, Ignaz Franz Castelli, der spätere Burgtheaterdirektor Johann Ludwig Deinhardstein und von der jüngeren Generation Eduard von Bauernfeld, Nikolaus Lenau, Anastasius Grün und der Volkssänger Johann Gabriel Seidl angehörten. Auch in den Kreisen, in denen man Franz Schubert, Moritz von Schwind, Franz von Schober, Johann Mayrhofer, Johann Nepomuk Vogel und Joseph Stanislaus Zauper sah, verkehrte er. Ebenso begegnete er damals seiner späteren Gattin Helene Kalcher und seinem besten Freund, der ihm das ganze Leben hindurch die Treue hielt, dem Arztsohn aus Nikolsburg und Medizinstudenten Romeo Seligman.
Außer den wissenschaftlichen Studien verfaßte er Gedichte und Aphorismen und einen Teil der später als »Lebensblätter« gesammelten Aufzeichnungen, in denen er den Zusammenhang zwischen Natur und Geist, Körper und Seele, Instinkt und Verstand ebenso aufzeigt wie in den Fachschriften. Neben seinen eigenen Arbeiten veröffentlichte er zahlreiche Kritiken über Literatur und bildende Kunst und war auch als Herausgeber eifrig tätig.
Am 31. Mai 1834 fand die Disputation über seine Dissertation statt. Sie handelte von dem »Ärztlichen Vorgehen bei Heilanzeigen« (»Lineamenta isagoges in doctrinam de indicationibus«) und zeigt bereits ganz neue Gedanken, vor allem sein Eintreten für eine rationelle Begründung der Heilanzeigen. Am 9. Juni wurde er zum Doktor der Medizin promoviert.
Zehn Tage nach dem erfolgreichen Abschluß seines mühsam erkämpften Studiums traf ihn ein schwerer Schicksalsschlag – der Selbstmord seines Vaters. Unter dem ersten Eindruck dieses tragischen Ereignisses schreibt er: »Mein Leben ist, nach jener fürchterlichen Katastrophe, zerstört. Ich kenne nur jene Art von Trost, welche das versteinernde Übermaß des Schmerzes zu geben vermag, von wel-

cher der gewöhnliche Leidende keinen Begriff hat. Den Vollmachtsbrief des Glückes, in Gaben und Kräften mir ausgestellt, habe ich, mit blutendem Herzen, halberbrochen, zurückgegeben. Mein Wesen ist aus seinen Angeln gerissen und findet kein Gleichgewicht mehr. Ich habe gerade noch so viel Bewußtsein, um meinen elenden Zustand recht vollständig zu ermessen. Dies Leben ist ein lebendiger Tod.« Und viele Jahre später schreibt er in einer kurzen Lebensskizze, die er zum Zweck der Aufnahme in die k.k. Akademie der Wissenschaften verfaßte: »Der Selbstmord meines Vaters war eine harte Prüfung für meinen ganzen Charakter und gab meinem Leben eine ernste Folie.«

Nach dem Tod des Vaters trat er in engen Kontakt mit dessen Bruder, dem k.k. Feldmarschalleutnant Wilhelm v. Feuchtersleben, dem »Invaliden von Aspern«, dem die erste Auflage der »Diätetik der Seele« gewidmet ist. In jenen schweren Tagen erprobte und vertiefte sich auch das Bündnis mit seiner Braut. Im August 1834 schloß er mit Helene Kalcher, einer Kärtnerin aus dem Lavanttal, die Ehe. Sie war um fünf Jahre älter als ihr Gatte und überlebte ihn um fast dreiunddreißig Jahre. Über diese »beispiellos glückliche Ehe« schreibt Grillparzer: »Mit einer Frau verbunden, die, bei freilich vortrefflichen Eigenschaften, doch an Lebhaftigkeit, an Gewohnheiten, ja von vornherein sogar an Bildung, das Gegenteil seiner selbst war, hatte er sich doch durch Nachgeben und Beharren, durch geistigen Einfluß und harmloses Sichgehenlassen ein Musterbild von Ehe geschaffen, wie es ein zweites Mal nicht leicht vorkommen wird und, indem es allein schon seinen Charakter verbürgt, ihn als das bezeichnet, was er war: als Weisen in der Tat.«

Die ersten Jahre seiner Ehe hatte er wirtschaftlich schwer zu kämpfen. Die Patienten seiner kleinen Praxis in der Wiener Vorstadt waren zum größten Teil selbst unbemittelt. Trotz dieser Schwierigkeiten war es eine geistig sehr fruchtbare Zeit. Er veröffentlichte außer Gedichten eine große Anzahl von Kritiken, Betrachtungen, Aufsätzen und popularphilosophischen Studien. 1835 erschien eine Ausarbeitung seiner Dissertation unter dem Titel: »Über das erste hippokratische Buch der Diät.« 1837 veröffentlichte er in den »Medizinischen Jahrbüchern des österreichischen Staates« eine Abhandlung über den »Versuch einer Prüfung der neuesten Ansichten von der Krankheit als einem Afterorganismus«, in der er sich gegen die unter anderen von

Johannes Lukas Schönlein vertretene Theorie wendet, daß Krankheit auf dem Einfluß von Parasiten beruht, die als selbständige Lebewesen mit eigener Lebensgesetzlichkeit im Menschen wirken. Ferner erschienen 1836 bei Cotta seine »Gedichte« und 1837 in Wien die »Beiträge zur Literatur, Kunst und Lebenstheorie.«

Den entscheidenden Erfolg seines Lebens, der seinen Namen bis heute lebendig erhielt, erzielte Feuchtersleben mit seinem popularphilosophischen Werk: »Zur Diätetik der Seele«, das 1838 bei Armbruster in Wien herauskam. Welch ungeheuren Eindruck es auf seine Leserschaft machte, beweist die Tatsache, daß es im Jahre 1907 bereits zum fünfzigsten Male aufgelegt werden mußte. Diese Mahnschrift gegen Hypochondrie und Überempfindlichkeit, die Zeitkrankheiten des Biedermeier, steht unter dem Einfluß seines akademischen Lehrers Karl Philipp Hartmann, der 1808, seinerseits angeregt durch Christoph Wilhelm Hufelands »Makrobiotik oder die Kunst, das menschliche Leben zu verlängern«, eine »Glückseligkeitslehre für das physische Leben«, in der er die »Grundzüge zu einer Physiologie des Denkens; für Ärzte, Philosophen und Menschen im höheren Sinne des Wortes« darlegte, erscheinen hatte lassen.

Feuchterslebens »Diätetik« ist keine systematisch geschlossene Abhandlung, sondern eine Fülle von Beiträgen zu diesem Thema, wie er sie aus der Praxis gewonnen hat. Sie steht in einem gewissen Gegensatz zu Hufelands Werk und fordert statt dessen »Makrobiotik« eine »Kalobiotik«. »Eine Kunst, das Leben zu verlängern?« fragt er in seinen Tagebuchblättern. »Lehrt den, der es kennen gelernt hat, lieber die Kunst, es zu ertragen!« Er kannte wie vielleicht kein zweiter die seelischen Krankheiten seiner Zeit, die Neigung seiner intellektuell überspannten Mitmenschen zur Mieselsucht, Hypochondrie und Pessimismus, die manchmal ihre Opfer bis zur Selbstzerstörung trieb, wie unter anderen seinen Freund Johann Mayrhofer, mit dem er sich »am tiefsten verständigte«.

»Wir sind müde, blasiert, zerfallen, inkomplett – wir nennen uns Epigonen, leiden an Desenganno (= Enttäuschung), am Weltschmerz, an – Gott weiß was noch allem!« schreibt er im Vorwort zur zweiten Auflage 1841. Und als praktischer Arzt und Therapeut versucht er, diese Krankheiten zu besiegen, ausgehend von seinen Erkenntnissen über den Zusammenhang und die Wechselwirkung von Physischem und Psychischem. Er will keine Abstraktionen bringen, sondern praktische Winke geben, befreiende Folgerungen ziehen – alles von dem dringenden Wunsche beseelt, dem Menschen das Leben erträglicher zu machen.

Also ein Hilfsbrevier für seelisch Bedrohte ist dieses Buch, für willens- und charakterschwache Menschen, ein Trostbuch für Verzagte und zugleich ein Preislied auf den Menschengeist. Dieser Menschengeist ist zwar an den Stoff gebunden, aber auch dieser wieder an ihn – dies ist der Leitsatz von Anbeginn, der bis zur Lebensweisheit vertieft wird. Der Arzt und Seelenforscher erfaßt den Menschen nicht mehr zwiegespalten, sondern ungeteilt, unter der harmonischen Wechselwirkung seiner physischen und psychischen Vorgänge.

Feuchtersleben umreißt selbst ganz genau den Zweck dieses Werkes, das, »ohne Luftschiffahrt in die Nebel der Metaphysik« nichts anderes will, als eine Fülle wertvoller Maximen für Weltauffassung und Lebensführung bieten. An den Anfang stellt er die Erkenntnis: »Das Leben des Menschen, wie das der ganzen Natur, besteht aus Gegensätzen, die einander folgen, begleiten, bedingen. Es herrscht im Weltall ein Gesetz des Gleichgewichtes, in welchem sich die Gegensätze lösen, indem sie sich aussprechen: ein ewiger Pulsschlag der Natur, der das Leben durch die Adern aller Welten treibt.« Und es ist nun die Aufgabe des Menschen, »durch eine gewisse anhaltende Kraft und Stille des Gemütes das Gleichgewicht und die Versöhnung in sich zu erschaffen. Es ist möglich, einen Moment durch den andern zu mäßigen, einen durch den andern zu erhöhen. Hierin liegt das Grundgesetz der ganzen Seelendiätetik.« Dann umreißt er den Begriff »Diätetik der Seele« noch genauer: »Unter Seelendiätetik wird man sich eine Lehre von den Mitteln denken, wodurch die Gesundheit der Seele selbst bewahrt wird. Diese Lehre ist die Moral; und wenngleich zuletzt alle Bestrebungen und Erkenntnisse des Menschen sich in dem großen Ziele vereinigen: seine Sittlichkeit, die eigentliche Blume seines Lebens, die Bestimmung seines Daseins, zu pflegen und zu fördern –, so haben wir doch hier vorzugsweise seine Kraft des Geistes vor Augen, wodurch er die dem Körper drohenden Übel abzuwehren vermag: eine Kraft, deren Vorhandensein kaum je geleugnet, deren Wunder oft erzählt und bestaunt, deren Gesetze selten untersucht, deren Tätigkeit noch seltener ins praktische Leben gerufen zu werden pflegt. Jede Kraft aber, welche aus der Quelle des geistigen Lebens fließt, vermag der Mensch, indem er sie bildet, zur Kunst zu gestalten: denn die Kunst ist ein gebildetes Können und wenn er es dahin gebracht hat, daß ihm das Leben selbst zur Kunst wird, warum soll es ihm die Gesundheit nicht werden können, die das Leben des Lebens ist? ...« Daher ist es »das höchste Thema der Seelendiätetik: die Gewalt der Bildung über die dunklen Kräfte der sinnlichen Natur zu erörtern; auszusprechen – was geistige Kultur zur Begründung der Gesundheit einzelner, wie ganzer Gesamtheiten, ja der Menschheit im großen vermag.« Über das Leid und seine Überwindung schreibt er: »Wir werden leiden, wenn wir die empfindliche Fläche unseres Wesens der Welt entgegenhalten; – wir werden uns vom Leiden befreien, wenn wir eine tätige Phantasie ihr entgegenstellen.« Denn »der Schmerz ist ein anmaßendes Nichts, das zum Etwas wird, wenn wir es anerkennen.«

Besonders zieht er gegen die Hypochondrie zu Felde, und von ihr die Menschen zu befreien, ist sein höchstes Ziel: »Man könnte die Hypochondrie die Eitelkeit des Befindens nennen«, sagt er und: »Hypochondrie ist Egoismus, und Egoismus ist Roheit.« Zur Überwindung des Leides und der Hypochondrie ruft er alle Kräfte der Seele auf, die »Selbstbeherrschung«, denn sie »ist die ewige, große Lehre, die dem Menschen das Leben, die Pflicht – und die Diätetik der Seele preist«; die »Selbsterkenntnis«, denn sie ist »das wichtigste Resultat aller Bildung«; die »Willenskraft, denn der Bereich des Willens ist unbegrenzt«; und die Macht des Geistes, denn »nur im Geiste kann das Glück gefunden werden, da es selbst nur ein Begriff ist.« Abschließend stellt er fest: alle Seelendiätetik, »was ist sie sonst, als eine Erziehung des Leibes durch die Seele?« Zum Ziel der Gesundheit des Körpers und des Geistes, »denn Gesundheit ist nichts anderes als Schönheit, Sittlichkeit und Wahrheit.« »Aus dem Leben – zum Leben!« schreibt Feuchtersleben im Vorwort zur zweiten Auflage. »Dies war mein Wahlspruch – hier, wie bei meinen übrigen Schriften.« Und das Vorwort der fünften Auflage schließt mit den Worten: »Gebet dem Geiste seine Kraft –, und tausend Krankheiten sind gelöscht!«

Dieses Werk war der Markstein der nun steilansteigenden Laufbahn des Arztes und Dichters. Im gleichen Jahr wie »Zur Diätetik der Seele« waren die »Lebensskizzen« erschienen, 1839 die aufklärende Schrift »Über Gewißheit und Würde der Heilkunst«, die er bei ihrer zweiten Auflage 1848, »Ärzte und Publikum« nannte. Die Schrift wendet sich gegen den ärztlichen Dilettantismus und dagegen, daß die Popularmedizin andere Ziele verfolge, als durch Anweisung zur Hygiene die Gesundheit der Allgemeinheit zu fördern, und daß sie interne Fragen dieser Wissenschaft vor dem breiten Publikum zur Debatte stelle. Im gleichen Jahr erschienen »Die Rhapsodien zur Philosophie der Heilkunde«.

Feuchtersleben, nunmehr ein allgemein anerkannter Arzt und Literat, war jetzt in der Lage, seine Praxis aus der Vorstadt in die Innere Stadt zu verlegen. 1840 wurde er zum Sekretär der »Gesellschaft der Ärzte« berufen, der bedeutendsten Pflegestätte der ärztlichen Forschung, der er seit 1838 als Mitglied angehörte. In dieser Eigenschaft redigierte er von 1842–1844 »Die Verhandlungen der k.k. Gesellschaft der Ärzte« und lieferte Protokolle und Rezensionen. 1841 erschien in den »Medizinischen Jahrbüchern des österreichischen Staates« sein Aufsatz: »Die Richtungen der jetzigen Medizin.« Darin vertritt er die Auffassung, daß man die psychischen Vorgänge ebenso demonstrieren kann wie die Naturerscheinungen und tritt, im Gegensatz zu der materialistisch-nihilistischen Richtung jener Zeit, die eine reine Verschreibungstherapie verfocht, für eine psychische Therapie ein.

Im Jahre 1842 ließ er bei Gerold seine »Lebensblätter« erscheinen. Im gleichen Jahr wurde er als Privatdozent für Psychiatrie an die Wiener Universität berufen. 1845 veröffentlichte er seine gesammelten Universitätsvorlesungen unter dem Titel: »Lehrbuch der ärztlichen Seelenkunde.« Dieses zweite Hauptwerk Feuchterslebens ist ein praktisch-medizinisches Lehrbuch über die Irrenheilkunde und das erste in Österreich veröffentlichte Buch über medizinische Psychologie und Psychiatrie.

Auf Veranlassung der englischen »Sydenham Company« wurde es von H. Evans Lloyd unter dem Titel: »The principles of the medical psychology« übersetzt, 1847 in London veröffentlicht und jahrzehntelang in England und anderen Ländern Europas – es wurde noch ins Holländische, Russische, Französische übertragen – als Lehrbuch verwendet. Feuchtersleben nimmt in diesem Werk als Historiker und Kritiker Stellung zur bisherigen Entwicklung der Irrenheilkunde und schildert dann rein phänomenologisch sowohl das gesunde als auch das kranke Seelenleben, ausgehend von den Übergangszuständen über die Anomalien zu den eigentlichen Seelenstörungen. Als Grundlage sämtlicher Behandlungsmethoden der geistigen Erkran-

kungen fordert er auch hier das Zusammenwirken von körperlicher und seelischer Therapie. Über die psychischen Heilmittel schreibt er: »Die psychischen Heilmittel, so groß ihre Anzahl und Verschiedenheit ist, können nur in und auf jene Äußerungen wirken, in denen sich eben die psychische Tätigkeit offenbart. Sie beziehen sich also auf das Denken, Fühlen und Wollen und ihre einzelnen Äußerungen. Da aber diese Äußerungen nur einer Kraft angehören, und selbst ineinander übergehen, so gehören auch die psychischen Heilmittel allen zugleich an, nur daß in manchen die einzelnen Beziehungen entschiedener, in anderen unentschiedener vorwalten. Die Heilmittel der Denkbeziehung beginnen bei der Sinneswahrnehmung und enden beim reinen Denken.« Der Arzt muß vor allem Seelenarzt sein, fordert er immer wieder: »Seele und Leib durchdringen sich aufs innigste in allen Gebilden des lebendigen Individuums, und wie die Krankheiten der Seele oft genug durch pharmazeutische Mittel gehoben werden, so sind es keineswegs bloß die Seelenkrankheiten, welche den psychologischen Arzt verlangen, sondern ebensooft die körperlichen. Vorzüglich sind es die Nerven, in welchen oft der Arzt nichts leisten kann, wenn er die Behandlung nicht zunächst auf die Seele richtet.« Diese psychische Therapie – psychische Kurart, wie er sie nennt – ist die zweite Erziehung des Menschen und Pflicht jedes Arztes.
Im Studienjahr 1845/46 wurde er zum Dekan der medizinischen Fakultät gewählt. Er war bei seinen Schülern sehr beliebt, lernte aber als akademischer Lehrer Metternichs Zensurmaßnahmen kennen, die auch sämtliche Vorlesungen der Universität betrafen. Er trat entschlossen gegen diese geistigen Einschränkungen auf und hielt am 20. April 1847 in der Aula in Gegenwart des Staatskanzlers eine Ansprache, in der er für die Reorganisation des Universitätswesens und die vollkommene Lehr- und Lernfreiheit eintrat. Am 9. Oktober 1847 hielt er zum Restaurationsfest der Universität eine Ansprache, in der er seine Gedanken über eine Unterrichtsreform, über die fruchtbare Wechselwirkung der Fakultäten durch Aufhebung ihrer geistigen Isoliertheit und über eine gegenseitige Ergänzung der humanistischen und realistischen Studien entwickelte. Auf seine Anregung hin wurden zahlreiche Bittschriften, die die Bedingungen der Studierenden erleichtern sollten, verfaßt und der Behörde vorgelegt.
Das Jahr 1848 bedeutete in der Laufbahn Feuchterslebens den Höhe-

punkt, brachte aber auch den verhängnisvollen Umschwung. In seinen Schriften und Reden war er in den letzten Jahren für die grundsätzliche Erneuerung des gesamten Geisteslebens eingetreten und war auch jetzt aktiv an der Märzbewegung beteiligt, als das durch Zensur und Zwang bedrängte Volk von Wien versuchte, das Joch abzuschütteln. Er stellte sich an die Spitze der Studentenkorps, aus denen die akademische Legion hervorging und führte sie in den entscheidenden Märztagen an. Da man seine großen Reformbestrebungen kannte, wurde er im Sommer 1848 für die Stelle des Unterrichtsministers ausersehen. Er überließ diesen ehrenvollen Posten aber seinem Freund, dem Grafen Joseph von Doblhoff, und nahm die Stelle eines Unterstaatssekretärs an.

In dieser Position nahm er entscheidenden Einfluß auf die Reformen des neuen Unterrichtsministeriums, und zahlreiche Neuordnungen im Schulwesen stammen von ihm. Die von ihm teils angeregten, teils selbständig verfügten Reformen erstreckten sich vom Elementar- bis zum Hochschulunterricht. Er trat vor allem für eine Verstaatlichung des gesamten Schulwesens in finanzieller Hinsicht ein. Das Mittelschulstudium verlängerte er um zwei Jahre und veranlaßte die Einführung der naturwissenschaftlichen Lehrgegenstände. Die Unterstufe sollte von nun an der gleichmäßigen Ausbildung in den humanistischen und realistischen Fächern dienen und erst nach vierjähriger Grundausbildung sollte die Trennung der beiden Richtungen erfolgen. Außerdem trat er für die Anschaffung von Apparaten, Bibliotheken und sonstigen Hilfsmitteln für den Unterricht ein. Ebenso entscheidend waren seine Reformen, die Universität und besonders die medizinische Fakultät betreffend. Er verfügte die Besetzung der Lehrkanzeln durch Berufung und hob das bisher gebräuchliche Konkurssystem damit auf, schaffte die lateinische Unterrichtssprache, die Disputationen und medizinischen Dissertationen ab, ebenso das niedrige chirurgische Studium, das die sogenannten »Wundärzte« hervorbrachte, und führte das öffentliche Prüfungswesen ein. Die teilweise Erneuerung des akademischen Lehrkörpers brachte ihm allerdings auch etliche Feindschaften. Ferner setzte er sich entschieden für die Gleichberechtigung der Nationalitäten und Konfessionen ein. Nach seiner Abdankung hinterließ er eine Fragment gebliebene »Geschichte des Unterrichts«, eine Sammlung von Reden, Verordnungen und Gedanken zur Erweiterung und Vertiefung des Unterrichtswesens.

Die verhängnisvolle Wende seines Lebens erfuhr der Dichter zugleich mit seiner Heimatstadt Wien im Herbst des Revolutionsjahres 1848. Schon im Sommer, als Feuchtersleben noch entscheidenden Einfluß auf das kulturelle Geschehen nahm, zeigten sich die ersten Ansätze einer Entartung der bisher gemäßigt geführten Erneuerungsbestrebungen in politischer Hinsicht. Am 2. Juli ließ Feuchtersleben seine mahnende »Stimme aus dem Volke« vernehmen. Dieser Zeitungsaufsatz ist ein Mahnruf zur Mäßigung und Vernunft, eine Warnung vor Radikalismus und Gewalttätigkeit. Aber der bisher mehr »akademisch« geführte Aufstand war aus den Händen der gebildeten Oberschicht geglitten und Beute der breiten Masse geworden, die unter dem Stichwort »Freiheit«, das sie nun auf ihre Fahnen heftete, Willkür und Gewalt übte. Mit der Ermordung des Kriegsministers Graf Baillet de Latour am 6. Oktober bemächtigte sich der Ungeist aufrührerischer Horden der bis jetzt vorwiegend vom Geistigen her geführten Erneuerung und riß auf den Barrikaden Wiens alles nieder, was einige Auserwählte mühsam erkämpft hatten.
In diesen Tagen der Schreckensherrschaft, als auch der Kaiser Wien verlassen hatte, begab sich Feuchtersleben mit seiner Gattin zu seinem Halbbruder Eduard, der in Alt-Aussee Sudhüttenmeister war. Gleich nach der Beruhigung der politischen Lage kehrte er wieder in sein Amt zurück. Eine Rechtfertigung über sein Verhalten gibt er in der Schrift »Erklärung an alle Freunde und Teilnehmenden«, die am 17. Dezember 1848 in der »Wiener Zeitung« erschien. Aber man hatte ihm seine Flucht verübelt und die Stelle des Unterstaatssekretärs anderweitig besetzt. Gegen seine weitere Tätigkeit als Sekretär der medizinischen Studien protestierte das Professorenkollegium der Wiener Universität. Er war gezwungen, sich ins Privatleben zurückzuziehen, was ihm zu den schweren Enttäuschungen auch wirtschaftliche Sorgen brachte. Diesen Aufregungen war seine schwächliche Gesundheit nicht gewachsen, und ein unheilbares Leiden stellte sich ein. Noch als Schwerkranker war er geistig rege tätig und veröffentlichte seine gesammelten »Aphorismen« und »Das Tagebuch eines Einsamen«. Als letzte wissenschaftliche Arbeiten verfaßte er 1849 die »Fünf Vorlesungen über Anthropologie« und die umfassende Abhandlung über »Ein Naturprinzip in der Staatswissenschaft«, in der er nochmals seine grundlegenden Gedanken zusammenfaßte. Noch einmal begegnen wir den Grundbegriffen, die er in seinen beiden

Hauptwerken, »Zur Diätetik der Seele« und im »Lehrbuch der ärztlichen Seelenkunde«, festgehalten hat. Er schreibt unter anderem über den »Sitz der Seele« als »dynamischen Mittelpunkt«, über das Denken, das Vorstellen, über die Grenzen des Erkennens, über die Mittelstellung des Menschen zwischen Natur und Gott, die Goethe »als erstes Gespräch, das die Natur mit der Gottheit hält« bezeichnet hat; ferner über das Erklären und Begreifen, über Geist und Materie und den »Knäuel des Dualismus«, den der Mensch nicht zu lösen vermag.
Diese rechtswissenschaftliche Abhandlung auf anthropologischer Grundlage, die dem Ethos in der Jurisprudenz gewidmet ist, klingt aus in der Forderung nach wahrer Menschlichkeit: »Hat der Mensch die Geschichte seines Herkommens entziffert, seine Anlagen erforscht, sich also orientiert in der ihn umgebenden Welt, wird er über seine Stellung im All nicht mehr im Zweifel sein. Das Licht seiner höheren Bestimmung ist ihm aufgegangen. Er fühlt in sich die Kräfte als Ausfluß höherer Kraft, die die Welt um ihn bewegt, und durch die er sie den Zwecken der Ewigkeit entgegenzuführen vermag. – Sind Pflanzen und Tiere sich selbst überlassen, an Scholle und Landstrich gebunden, so schreiten die ›Söhne der Erde‹, sich wechselseitig unterstützend, durch unabsehbare Generationen ihrer Bestimmung zu: zur Einheit des Menschentums. Sie ist in der Tat sein Merkmal. Der Mensch ist hierzu bestimmt, in diese Einheit hineinzuleben. Er ahnt hierin den Willen Gottes. – Wohl fühlt er, daß er dieses Ziel nie erreichen werde, daß aber die Tendenz danach, wenn auch schwer gehemmt, nie ganz vernichtet werden kann. Er fühlt, daß er gemacht ist, um sich in der Gesellschaft mit seinesgleichen zu Recht zu stellen, das heißt, sich zu versittlichen. Dieses Sittengesetz waltet über seinem Geschlecht, es ist sein Ideal, ohne das das Menschendasein völlig sinnlos wäre. Und diese Rätsellösung ist das Resultat wahrer Anthropologie. – Es heißt ›Humanität‹.«
Am 7. März 1849 trug er seinen »Über die Frage vom Humanismus und Realismus als Bildungsprinzip« verfaßten Aufsatz in der k.k. Akademie der Wissenschaften, an deren Gründung er 1847 entscheidend mitbeteiligt war, vor.
Dies war sein letzter Vortrag. Am 3. September 1849 erlag er seinem langen, qualvollen Leiden. »Es ist alles geordnet und fertig. Ich muß jetzt gehen. Auf einem lichten Stern beginnt es wieder«, waren die letzten Worte zu seiner Gattin. Er wurde auf dem Sankt Marxer

Friedhof beigesetzt. 1905 erhielten er und seine um 33 Jahre später verstorbene Frau von der Stadt Wien ein Ehrengrab auf dem Wiener Zentralfriedhof.

Von 1851 bis 1853 brachte Friedrich Hebbel auf Veranlassung der Witwe des Dichters seine »Sämtlichen Werke« heraus.

Feuchtersleben ist ein typischer Vertreter der sogenannten »Grillparzer-Zeit«. Seine kurz bemessene Lebenszeit fiel in die politisch zum Teil recht bewegte erste Hälfte des 19. Jahrhunderts und sowohl seine äußere wie seine geistige Laufbahn ist geprägt von den gegensätzlichen Strömungen dieser Epoche.

Nach dem Tode Kaiser Josefs II. (1790) hatte man mit seinen der Zeit vorauseilenden Reformen gebrochen und unter dem Eindruck der Französischen Revolution, durch die man auch die übrigen Dynastien Europas gefährdet sah, ein durch Kontrollen und Zensuren verschärftes Regime errichtet. Die »Kongreßzeit« brachte eine Zeit der euphorischen Grundstimmung mit sich, die aber nicht allzu lang währte. 1830 erfolgte in Paris der Sturz der Dynastie durch das Bürgertum. Auch in den anderen europäischen Ländern erwachte nun die Masse, forderte ihren Anteil an den politischen und geistigen Entscheidungen und trat immer aktiver für ihre eigenen Ziele ein. Nach dem Tode Kaiser Franz I. (1835) kam dessen Sohn Ferdinand zur Regierung. Dieser war aber zum Herrscher wenig geeignet. Er überließ die Regierungsgeschäfte weitgehend einem Triumvirat, bestehend aus Erzherzog Ludwig, dem Staatskanzler Fürst Clemens Metternich und dem Grafen Franz Anton Kolowrat. Sie verschärften den Druck auf die Bevölkerung, und die Unzufriedenheit und Opposition führten schließlich 1848 zum offenen Aufstand, der Wien im allgemeinen und Feuchtersleben persönlich zum Verhängnis wurde.

Auf geistigem Gebiet ist diese Epoche durch scharfe Kontraste gekennzeichnet. Die Traditionsgebundenen lebten noch im Geiste des Humanismus, wie ihn im 18. Jahrhundert Winckelmann, Herder, Kant und Goethe verkündet haben. Im Gegensatz zu dieser klassisch-romantischen Richtung, die noch die Würde des Menschen als höchstes Ideal pries, bemühte sich der moderne Realismus und Materialismus, ausgehend von den großen naturwissenschaftlichen Entdeckungen seiner Zeit, den Menschen und seine Bedeutung vom rein Physiologischen her zu deuten. Für sie war der Mensch nicht mehr Träger ewiger, und wie bei einigen übersteigerten Vertretern, mysti-

scher Geisteskräfte, sondern ein von seinen naturgegebenen Funktionen abhängiger Organismus. Zwischen diesen beiden extremen Richtungen stand nun Feuchtersleben und versuchte, die Extreme zu mildern und die Gegensätze auf einer höheren geistigen Ebene zu versöhnen und in Einklang zu bringen. Das Fundament seiner Geistigkeit war die Antike und die deutsche Klassik. Er wußte um die positiven und negativen Elemente des »Biedermeier«, dieser geruhsam-stillen, aber durch den Druck der Staatsführung beeinträchtigten Kulturströmung, die schlichte und bescheidene, aber ebenso gemütstiefe und durch die Belastungen der Zeit zur Schwermut neigende Künstler hervorgebracht hatte.
Aber er wußte ebenso um die Ursachen und die voraussichtlichen Auswirkungen der sogenannten »Vormärz«-Bewegung, um ihre geistig-revolutionären Fortschritte und um die Gefahren der politisch-revolutionären Entgleisung. Er durchschaute den geistigen Zwiespalt und wußte auch als Denker und Seelenforscher um die Mittel, ihn zu besiegen. »Ein scharfer und fester Blick auf Leben und Wissen in der Epoche, in welcher wir jetzt leben, offenbart besonders zwei Zustände. Im Leben kommen mehr als je alle Fragen, die sonst Prärogativ der Wissenschaft und Gelehrsamkeit waren, zur Sprache und werden lebhaft diskutiert; im Wissen häuft sich der Stoff, geistiger wie empirischer ins Ungeheure und ist kaum mehr zu übersehen ... Was die Wissenschaft betrifft, so wird durch das sich in ihr häufende Detail und die sich immer mehr vermehrenden neuen Ansichten, die auf die vorhandenen keine Rücksicht nehmen, das Chaos immer größer, statt sich zu lichten und eine zweite babylonische Epoche steht uns bevor ... Wie ist nun diesen beiden Übelständen, im Interesse des Fortschreitens der Menschheit abzuhelfen? Einzig dadurch, daß man eine einfache, in sich geschlossene, leicht zu überliefernde, das Erfahren, Denken und Sprechen erst zu ihren Zwecken führende, aber leider von den Philosophen der neuesten Zeit, zu ihrem eigenen Nachteil, vornehm vernachlässigte Wissenschaft wieder zu Ehren bringe. Und diese Wissenschaft heißt: Logik.«
In dieser zwiespältigen Atmosphäre stand also Feuchtersleben trotz aller übernommenen und auf die Notwendigkeit seiner Gegenwart abgestimmten Geistigkeit als völlig selbständiger Denker mit grandioser Weite und Tiefe, der alle geistigen Zusammenhänge in ihren Wurzeln und Entwicklungsmöglichkeiten weit vorausblickend

durchschaute; ein Evolutionist, der alles Neue nicht auf den Trümmern, sondern auf der Basis der Tradition errichten wollte und an die Versöhnbarkeit der geistigen Gegensätze glaubte.

Trotz seiner verschiedenartigen Talente und Interessen war er vor allem anderen Arzt. Von einem hohen Berufsethos erfüllt, bewegte ihn vor allen anderen Fragen die Grundfrage: »Wie helfe ich dem Menschen?« Schon seine Entscheidung für das Medizinstudium war eine Manifestation der Menschenliebe. Aber trotz aller Aufgeschlossenheit für die praktischen Notwendigkeiten seines Berufes vertrat er die hippokratische Auffassung, daß das gesamte Erfahrungsmaterial geistig durchdrungen werden muß. Denn ihm ist die »Theorie nicht Wurzel, sondern Blüte der Praxis«. Obwohl er die medizinische Wissenschaft durch ganz neue Erkenntnisse bereichert hatte, stellte er bescheiden fest: »Ich habe nur das Fachwerk aufgestellt, Studium, Erfahrung und die fortbildende Zeit müssen es ausfüllen; ich konnte nur den Weg zeigen.«

Der Arzt muß eine »philosophisch kultivierte Vernunft« haben, forderte er. Und von seinen Erkenntnissen ausgehend, führte er als Seelenarzt den Kampf gegen die im Geistig-Seelischen verankerten inneren Ursachen der Krankheit, gegen die »Trägheit«, die »der wahre Teufel, die eigentliche Verneinung des Sittlichen« ist, gegen die »Hypochondrie«, die »Egoismus« ist und »am gewissesten durch die Erweckung des Sinnes für Welt und Menschheit geheilt« wird und vor allem gegen die innere Unausgeglichenheit, denn »man hat noch nicht bestimmt, bei welchem Grad von Seelendisharmonie der Wahnsinn anfängt«.

»Rechtschaffenheit, Wahrhaftigkeit, Wohlwollen und Bescheidenheit« waren die Grundlagen seines Charakters, schreibt Grillparzer. Und über seine Geistigkeit: »Beinahe kein Feld des menschlichen Wissens blieb ihm fremd.« Seine Ausbildung in den verschiedensten Wissenschaften gab ihm die Möglichkeit, die einzelnen Fragen aus den Spezialgebieten möglichst vielseitig zu beleuchten und von einer über den Fächern stehenden Gesamtschau her zu lösen. Nur aus der Wechselwirkung der verschiedenen kulturellen Bestrebungen formte sich ihm das geistige Leben des Menschen. Es »lehrt uns die Philosophie, unser Los begreifen; die Religion lehrt es mit Ergebung tragen; die Kunst lehre es verschönen«.

Über Feuchtersleben als Philosoph schreibt Grillparzer: »In der Philosophie war Kant sein Mann. Diese Philosophie der Bescheidenheit, die das demütige ›Ich weiß nicht‹ an die Spitze des Systems stellt, das Gegebene, als eines Beweises ebenso wenig fähig als bedürftig, zum Ausgangspunkte nimmt, völlig zufrieden, wenn sie das logisch Richtige, Würdige und allen Förderliche damit in Übereinstimmung bringen kann; die, gerade weil sie dem Denken seine Grenzen setzt, der Ahnung und Empfindung möglich macht, die leergewordenen Räume der Religion und Kunst auszufüllen – Kants Philosophie war die seinige.«

Feuchtersleben war einer der ersten Kantianer Österreichs. »Kant und Platon sind sich in dem verwandt«, schreibt er, »was sie eben zu den größten Philosophen ihrer Zeiten macht. Sie verfahren beide kritisch und lehren weniger eine Philosophie als das Philosophieren. Solche Lehrer sind die Befreier des menschlichen Geistes, die eigentlichen Lichter der Welt.« Zu seinen geistigen Vorbildern gehörten auch Spinoza, Lessing, dessen Religionsphilosophie ihn besonders beeindruckte, und vor allem Goethe. Mit ihm hatte er die Weite des geistigen Horizontes und den Tiefblick in die Wurzeln des Lebens gemeinsam. Friedrich Hebbel stellte fest, daß Feuchtersleben wohl als erster erkannt hat, »daß der ganze Goethe, auch der Dichter, aus seinen naturwissenschaftlichen Bemühungen am besten zu verstehen sei, und daß sie es sind, was, nebst den vollendetsten seiner poetischen Gebilde, die Prüfung der Zeiten am glorreichsten bestehen wird; daß sie es sind, worin sich Goethes Wert und Eigenart am reinsten und vollkommensten ausspricht«.

Feuchtersleben war trotz seiner umfassenden Kenntnisse auf allen Gebieten der Philosophie durchaus Popularphilosoph, der nichts anderes wollte, als nutzbringende, wertvolle Lebensweisheit in schlichter Form vermitteln. Dieses Ziel verfolgt er sowohl in seinem philosophischen Hauptwerk »Zur Diätetik der Seele« als auch in seinen »Aphorismen«, die seine gesamte Lebensweisheit enthalten. Warum er gerade die aphoristische Form wählte, begründet er folgendermaßen: »Es sollte doch dem Denkenden so schwer nicht fallen ... zu erkennen ... daß am Ende das beste Wissen doch nur aphoristisch zutage gefördert werden kann. Und etwa, daß Ergebnisse irdischen Erkennens nicht mehr wahr sind, wenn sie nicht mehr aphoristisch sind.« Denn »jeder wahre Gedanke trägt das Universum in sich und keiner spricht es aus.«

Die gleichen Ziele, die Feuchtersleben als Arzt und Philosoph verfolgte, hatte er sich auch als Dichter gestellt: die Menschen zu dem zu führen, was ihren inneren Frieden und ihr Glück fördern könnte. Die dichterische Form ist ihm nicht von vornherein innere Notwendigkeit, sondern mehr ein ästhetisches Bedürfnis. Denn es gilt ihm als Beweis für den Wert eines Menschen, wenn er seine Gedanken und Empfindungen in eine schöne Sprache kleiden kann. Seine Gedichte sind teilweise stark vom Gedanklichen her geformt, aber auch beseelt von seiner innigen Liebe zur Natur und ihren Schönheiten. Einige zeigen einen stark musikalisch-volksliedhaften Einschlag, was manchen Musiker zur Vertonung angeregt hat. Besonders bekannt ist das von Felix Mendelssohn-Bartholdy vertonte Gedicht: »Es ist bestimmt in Gottes Rat, / Daß man, was man am liebsten hat, muß meiden.«

Sehr ertragreich war auch seine Tätigkeit als Kritiker und Herausgeber. Er war ständiger Mitarbeiter verschiedener angesehener Wiener Kunstblätter (»Spiegel«, »Wiener Gesellschafter«, »Österreichisches Morgenblatt«, »Deutscher Musenalmanach«, »Orpheus«, »Blätter zur Literatur, Kunst und Kritik zur österreichischen Zeitschrift für Geschichts- und Staatenkunde« und »Wiener Zeitschrift für Kunst, Literatur und Mode«). Die Hauptaufgabe der Kritik sah er im Erklären; er forderte vom Kritiker in gleicher Weise Achtung vor dem schaffenden Künstler wie vor dem Publikum. Sein Vorbild auf dem Gebiet der Kritik war Friedrich Schlegel.

Große Verdienste erwarb er sich auch durch die Herausgabe der Werke von Otto Prechtler, Johann Mayrhofer, Wilhelm von Meyern, von dem Volkslieddichter Franz Stelzhammer und von Johann Michael Senn.

Als Pädagoge verfolgte Feuchtersleben in seinen zahlreichen Reformbemühungen als großes Ziel die Erziehung zur Humanität. Die äußeren Voraussetzungen zur Erreichung dieses Zieles sah er in einer harmonisch ausgerichteten humanistisch-realistischen Bildung. »Über die Frage vom Humanismus und Realismus als Bildungsprinzip« äußert er sich im einzelnen: »Wir sehen, daß beide Elemente der menschlichen Bildung Anspruch auf Anerkennung haben. Wir sehen, daß beide den Bedürfnissen der Völker entsprechen: das humanistische einem innerlichen – der Vergeistigung des Lebens, der Vertiefung; das realistische einem äußerlichen – der Verbreitung des

Wissens.« Und abschließend stellt er fest: »In der Anlage und Bestimmung des Menschen, dieses Mittelgliedes zweier Welten, hat sich uns nun einmal eine Doppelrichtung seiner Bildung, entsprechend dem Doppelbedürfnisse seines Wesens, ergeben. Die beiden Elemente dieses Wesens müssen anerkannt werden. Die menschliche Bildung hat beiden Rechnung zu tragen. Sie hat die Aufgabe, ihn für seine irdische Brauchbarkeit und für seine ewige Bestimmung zu befähigen.«

Aber über alle Bildung stellt Feuchtersleben die Pflege und Entfaltung der innersten Kräfte des Menschen, die sein eigentliches Menschentum ausmachen. Denn »Jeder Mensch ist doch im Innersten zuletzt – Mensch. Diesen Menschen eines jeden aus den individuellen Verhältnisknäueln herauszuwickeln, und zu fördern, ist die sittlichste Aufgabe.« Doppelt bleibt diese Aufgabe des Menschen: »Abgeschlossen zu sein in sich, aufgeschlossen für die Menschheit.«

Die höchste Gnade ist es, zum Menschen »geboren« zu sein. Denn »man wird zu allem geboren; warum nicht auch zum Reinmenschlichen? Gewiß, es gibt geborene Menschen, wie es geborene Poeten gibt. War nicht Marc Aurel einer?«

So sehr Feuchtersleben mit der Schärfe seiner Geistigkeit die Strömungen seiner Zeit erfaßte und ihre Entwicklungsmöglichkeiten vorausahnte, so sehr hinderten ihn gerade sein geistiges Gewicht und seine evolutionistisch-vermittelnde Gesinnung daran, aktiv in die Tagespolitik einzugreifen und, wo er dazu gezwungen wurde, mußte er notgedrungen mißverstanden werden und scheitern. Den revolutionären Umschwung lehnte er grundsätzlich ab: »Ich bin für keine Aufgabe gemacht, die nicht mit langsamer oder doch besonnener Folgerichtigkeit gelöst werden kann«, schrieb er im Revolutionsjahr 1848, und »ich bin für keine Sache des Kampfes gemacht. Ich kann nur wirken, wenn man mir vertraut.« Als man ihm das Vertrauen entzog, versetzte man ihm den Todesstoß.

»Er wäre für ruhige Zeiten der bestgedenkbare Unterrichtsminister gewesen«, schrieb Grillparzer nach seinem Tode. »Hier aber kam er mit etwas in Konflikt, was seiner Natur rein entgegengesetzt war: mit der Roheit. Wie er in dieser Zeit – wo jede Bitte eine Sturmpetition und jede Verweigerung der Anlaß zu einem Aufstande war – wie er also in dieser Zeit seiner Amtsführung gewirkt, wie weit er beharrt und nachgegeben, bewilligt oder versagt hat, kann ich nicht sagen ... Aber das weiß ich, daß das Bewußtsein, nicht immer das Beste haben tun zu können und notgedrungen mancher seiner Überzeugungen untreu geworden zu sein, ihn getötet hat. Er ist vom Geiste aus gestorben.«

Johann Peter Frank

1745–1821

»Saluti et solatio aegrorum«, zu deutsch: »Dem Heil und Trost der Kranken«. Diese schöne Widmung, die in knappen Worten unendlich viel aussagt, steht über dem Portal des Allgemeinen Krankenhauses in der Alser Straße zu Wien. Sie könnte auch der Wahlspruch des Mannes sein, der die Betreuung der Leidenden und im besonderen die Pflege dieser weitläufigen Wiener Heilstätte mit der Hingabe und Stärke seiner Persönlichkeit besorgt hat, der große Arzt Johann Peter Frank.
Im ersten Hofe des Allgemeinen Krankenhauses, der einem üppigen Parke gleicht, erhebt sich zur rechten Hand der hohen Alleebäume das würdige Denkmal des Johann Peter Frank, auf schlanker Herme der eindrucksvolle Kopf mit scharf gemeißelter hoher Stirn und von Geist und Tatkraft erfüllten Gesichtszügen.
Das Andenken an Frank ist heute ein wenig verblaßt. Die Namen späterer Meister der Medizin liegen dem Bewußtsein der Allgemeinheit näher. Doch hat er in seinem über die Maßen vielseitigen Wirken Entscheidendes geschaffen. Frank war ein Erneuerer der Heilkunde und der Begründer des Weltrufes, den die Wiener ärztliche Schule errang.
Die Familie Frank stammte aus Frankreich. Niklas Frank war nach dem Spanischen Erbfolgekriege aus Frankreich nach Deutschland ausgewandert. Er versuchte sich als französischer Sprachlehrer, trieb dann einen bescheidenen Handel und konnte schließlich zu Rodalben in der Rheinprovinz als Verwalter einer Glashütte festen Fuß fassen und eine kleine Landwirtschaft führen. Mit dreißig Jahren heiratete er die erst vierzehnjährige Marie Margret Würz. Der Ehe entstammten nicht weniger als vierzehn Kinder. Der Jüngste war der am 19. März 1745 in Rodalben geborene Johann Peter.
Häufige Erkrankungen und die Roheit des jähzornigen Vaters verdüsterten seine Kindheit. In seinen ersten Lebensjahren litt er an den Folgen einer wahren Untat des Vaters, der in einem Wutausbruch den Säugling durch das offene Hoftor in weitem Bogen auf die Straße geworfen hatte.
Der schwächliche Knabe entwickelte sich aber zu einem kräftigen und gesunden Manne, der erst in der zweiten Hälfte seines Lebens von verschiedenen Leiden heimgesucht wurde.

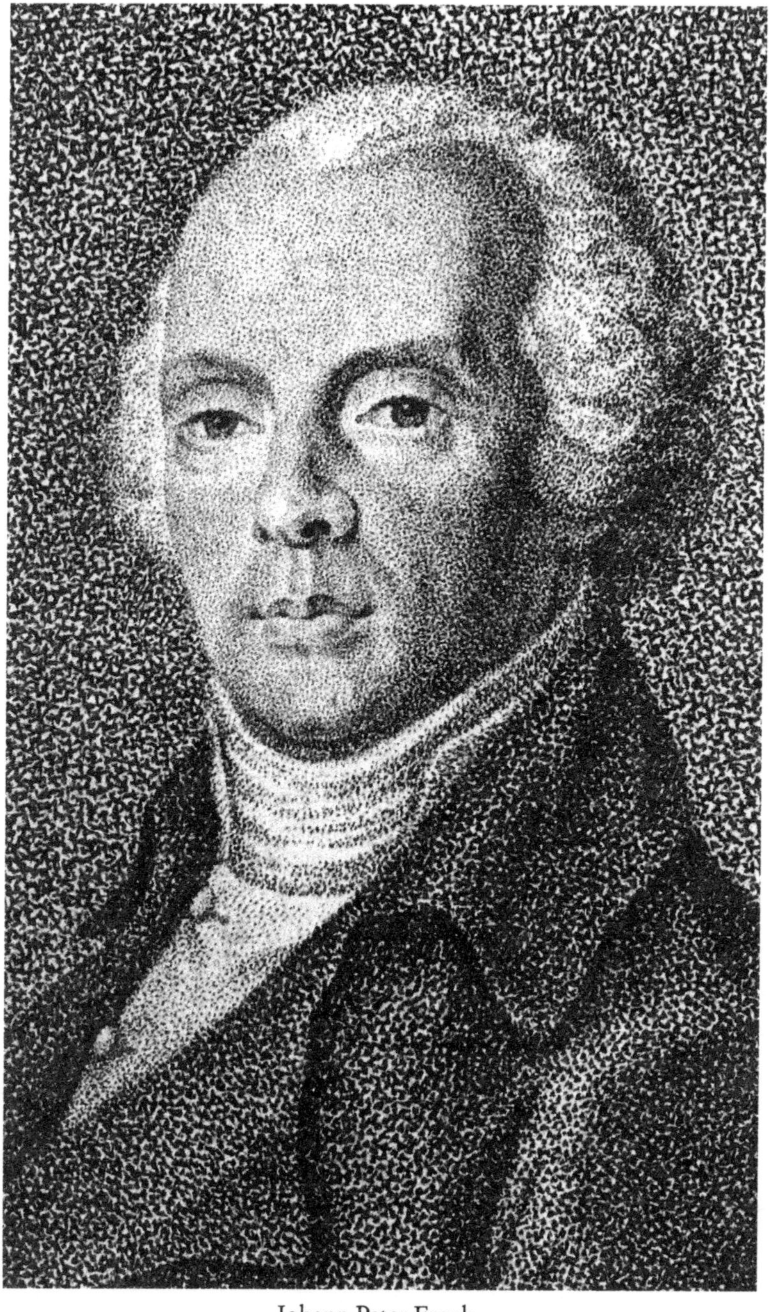

Johann Peter Frank

Es bestand der Plan, dem Jungen den Weg zum katholischen Priester zu weisen. Er kam in die Schule des Piaristenordens in Rastatt, dann zu den französischen Jesuiten in Bouquenon, Lothringen. Seine hohe musikalische Begabung im Verein mit seiner schönen Sopranstimme hätte beinahe dazu geführt, daß er verschnitten worden wäre.
Da sich seine Interessen bald den weltlichen Wissenschaften zuwandten, betrieb er 1761–62 das Studium der Philosophie in Metz und in Pont-à-Mousson, entschied sich dann aber für die Heilkunde, der er sich 1763–66 an den Hochschulen von Heidelberg und Straßburg widmete, und promovierte am 23. August 1766 in Heidelberg zum Doktor der Medizin.
Er war als Student seinen Lehrern nicht blind auf ihrem Wege gefolgt. Die Art, wie man in Straßburg mit Aderlaß und Abführmitteln alle erdenklichen Krankheiten behandelte, erfüllte ihn mit wahrem Entsetzen. Der junge Arzt begann sogleich an der Erneuerung der Heilkunde zu arbeiten.
In Heidelberg kam es zwischen ihm und einem seiner Professoren zu einer Unterredung, die für seine Zukunft bedeutsam wurde.
»Denken Sie an ein ärztliches Fach«, wünschte der Professor, »das Sie hauptsächlich bearbeiten möchten!«
Darauf Frank: »Ein Gedanke hat sich mir vorzüglich aufgedrängt. Viele Krankheitsursachen könnten durch obrigkeitliche Vorsorge beseitigt werden. Gibt es schon eine systematisch bearbeitete Wissenschaft, welche die Regeln enthält, nach denen solch ein Endzweck erzielt werden möge?«
Der Professor mußte die Frage verneinen. »Ihr Gedanke«, fügte er hinzu, »ist daher glücklich. Wie würden Sie das Kind taufen?«
»Der Gegenstand«, erwiderte Frank, »wäre gewiß vom medizinischen Standpunkt zu betrachten. Doch müßte die Ausführung gemeinnütziger Gesundheitspflege zum größten Teile der Polizei überlassen werden. Daher erscheint mir der Name ›Medizinische Polizei‹ angemessen.«
Dieses Gespräch, in dem zum ersten Mal von »Medizinischer Polizei« die Rede war, bildete den Auftakt für sein Lebenswerk.
Mit dem Ausdruck »Medizinische Polizei« meinte Frank die öffentliche Gesundheitspflege oder Hygiene. Er stellte in seinem späteren zielbewußten Wirken die Medizin als Verhüterin der Krankheiten auf eine ganz und gar neue Grundlage, er schuf, kurz gesagt, die moderne

Hygiene, wie sie noch heute das öffentliche und private Leben beherrscht, wenngleich naturgemäß die späteren Entdeckungen manche wesentliche Umstellung notwendig gemacht haben. Seit Frank obliegt dem Staate die Pflicht, die Volkskraft zu stärken und die allgemeinen Krankheitsursachen vorbeugend zu bekämpfen.
Man steht staunend dem umfassenden, seiner Zeit vorauseilenden Genius dieses Mannes gegenüber, wenn man liest, wie er in seiner Veröffentlichung unter dem Titel »Medizinische Polizei« Grundsätze verficht, die uns bis ins Letzte modern anmuten, sei es, daß er über Eheleben und Kinderpflege spricht, sei es über Hygiene der Schule oder über das Fürsorgewesen, über Kanalisation, Trinkwasserversorgung, Badewesen und allgemeine Körperpflege.
Während er in der kleinen lothringischen Stadt Bitsch bereits eine gutgehende Praxis ausübte, gewann er endlich das Glück seines Lebens, er konnte im Jahre 1767 die von früher Jugend an über alles geliebte Katharine Pierron heiraten, seine »Katisch«.
Aber dem größten Glück folgte bald der tiefste Schmerz. Elf Monate nach der Eheschließung starb seine Gattin an Kindbettfieber; das Söhnchen, an Blattern erkrankt, folgte ihr kurze Zeit später ins Grab. Aus seinem namenlosen Kummer rettete sich Frank in den Trost der Arbeit.
Seine Erfolge bei der Bekämpfung einer Fleckfieberepidemie und seine ersten Schriften machten die maßgebenden Männer auf den jungen Landarzt aufmerksam. 1769 wurde er zum Leibarzt des Markgrafen von Baden in Rastatt ernannt.
So wenig er auch für eine neue Ehegemeinschaft gestimmt war, fügte er sich doch im nächsten Jahre dem ständigen Drängen seiner Verwandten und Freunde und vermählte sich mit Marianne Wittlinsbach, der Tochter eines höheren Beamten. Zwei Söhne aus dieser Ehe, Joseph, geboren 1771, und Franz, 1774, folgten dem ärztlichen Berufe ihres Vaters.
Nach dem Tode des Markgrafen von Baden war Frank Leibarzt des Fürstbischofs von Speyer geworden. Im Krankenhaus der nahen Stadt Bruchsal begann er sein Lehramt mit Vorlesungen über Anatomie, Physiologie und Botanik. Gleichzeitig ging er daran, ein großes Werk zu schreiben, »System einer vollständigen medizinischen Polizei«. Der erste Band erschien 1779, der letzte, sechste Band 1819.
Dieses Werk trug ihm Gegnerschaft ein, aber es begründete zugleich

seinen Ruf. Man lud ihn nach Göttingen, Mainz und Pavia ein. Er entschied sich für Göttingen. Hier ließ er sich 1784 als Professor der medizinischen Praxis nieder. Aber die Verständnislosigkeit der alten Professoren durchkreuzte seinen Plan, die Klinik nach seinen Grundsätzen einzurichten.

Deshalb folgte er schon im nächsten Jahre einem Rufe des Staatskanzlers Fürst Kaunitz, eine Lehrkanzel an der österreichisch-italienischen Universität Pavia zu übernehmen.

Auf der Reise von Göttingen nach Pavia hielt er sich in Wien auf, wohl noch ohne zu ahnen, daß dies der Ort seines wahren Lebenswerkes werden sollte.

In der denkwürdigen Antrittsaudienz bei Joseph II. begrüßte ihn der Kaiser mit den Worten: »Ich höre, Sie sind nicht orthodox. Das gefällt mir.« Dann sprach er eine bedeutungsvolle Anerkennung aus, die mit voller Klarheit bekundete, wieviel Verständnis der Herrscher den neuen Ideen Franks entgegenbrachte: »Sie haben die Regenten gelehrt, daß sie ihre Untertanen gesund erhalten mögen.«

Nun kam die Rede auf das Wiener Allgemeine Krankenhaus, das 1784, also eben vor einem Jahre, eröffnet worden war. Es bildete eine Schöpfung Josephs II. Er hatte den Befehl gegeben, an Stelle der verschiedenen Wiener Spitäler das Armenhaus in der Alservorstadt zu einem Zentralspital umzugestalten und es wesentlich zu erweitern.

Als Frank in Wien eingetroffen war, hatte man ihm mitgeteilt, der Kaiser wünsche, daß er dieses neue Krankenhaus besuche. Die naturgemäß nur flüchtigen Beobachtungen, die Frank hier machen konnte, waren durchaus nicht erfreulich. Bei der Audienz, von der wir eben sprachen, erkundigte sich der Monarch angelegentlich nach dem Eindruck, den der Gast bei dem Besuche der neuen großen Anstalt, auf die der Kaiser sehr stolz war, gewonnen hatte. Frank, an den Umgang mit Fürsten gewohnt, sagte, diplomatisch ausweichend: »Ich habe mich hier mit dem Begriffe eines so großen Krankenhauses einigermaßen versöhnt.«

Joseph fühlte den Vorbehalt und fragte gerade heraus: »Was hätten Sie an solch einer Anstalt auszusetzen?«

»Daß ein so großes Uhrwerk nur selten recht zu gehen pflegt.«

»Und es geht!« beharrte der Kaiser.

Frank hielt auf glänzende Art an dem Vergleiche mit dem Uhrwerk fest, indem er dem Gedanken einen treffenden Doppelsinn gab, der

sich auf die Person des Kaisers bezog: »Freilich, solange ein so mächtiges Gewicht es in Gang hält!«
Nach dieser bedeutsamen Audienz setzte er seine Reise fort. Die Stadt Pavia, in der damals zu Österreich zählenden norditalienischen Landschaft der Lombardei, bot Frank viele Möglichkeiten zu erfolgreicher Tätigkeit. Er bekleidete ein Lehramt an der Universität, war Direktor des Spitals in Pavia und Generaldirektor des Medizinalwesens in der Lombardei. Nun hatte er, von Wien gestützt, freie Hand, seine Erneuerungsideen in die Tat umzusetzen. In der Absicht, seine italienischen Schüler mit dem Geiste der deutschen Heilkunde vertraut zu machen, schrieb er sein mehrbändiges Werk »Delectus opusculorum medicorum«, eine Sammlung ärztlicher Abhandlungen.
Es war üblich, daß die Studenten anläßlich ihrer Promotion zum Doktor der Heilkunde durch eine weihevoll festliche Ansprache begrüßt wurden. Frank hielt es anders. In einer dieser Promotionsreden prangerte er das Elend des Volkes als die Mutter der Krankheiten an. »Es wäre leicht«, sagte er, »den Ansturm der schwersten Krankheiten mit einem weisen Gesetz durch den Staat abzuwehren und diesen auch von jenen Schäden heil und unversehrt zu bewahren, bei welchen sogar das Ansehen und die Macht der Ärzte selbst sehr schwach sind.«
Es erscheint uns wie eine schmerzliche Erinnerung an das namenlose Unglück, das er mit dem Tode seiner geliebten »Katisch« erduldet hat und zugleich doch auch wie der Blick in eine viel spätere Zukunft der Medizin, wenn er bei einer dieser Promotionsreden ausführlich vom Kindbettfieber spricht, auf die Ursachen dieses mörderischen Leidens und auf die seiner Zeit gemäßen Möglichkeiten einer Vorbeugung hinweist.
Häufig unternahm er jetzt Reisen durch seinen weiten Amtsbereich in der Lombardei, hielt sich in Mailand, Mantua und Cremona auf und befaßte sich angelegentlich mit der Tätigkeit der Ärzte und der von ihnen damals noch beruflich getrennten Wundärzte, zugleich auch mit einer Überprüfung des Apothekenwesens. Auf Grund seiner Untersuchungen schuf er Verordnungen für Ärzte und für Apotheker. Er dehnte seine Reisen weiter aus, kam nach Venedig, Genua, Nizza und in die Schweiz, immer mit dem, wie er später berichtete, »Hauptaugenmerk auf öffentliche Anstalten für die Menschheit, auf die Arzneiwissenschaft wie auf die berühmtesten Männer jeder Ge-

gend.« Sein ständiger Begleiter war der ihm gleichgesinnte Sohn Joseph.

Frank betrauerte schmerzlich das Hinscheiden des Kaisers Joseph im Jahre 1790, des Herrschers, der ihm und seiner Arbeit höchstes Verständnis entgegengebracht hatte. Als sich Frank mit seinem Sohne vorübergehend in Wien aufhielt, erwies ihm auch der neue Monarch, Leopold II., großes Vertrauen, doch starb er schon nach nur zweijähriger Herrschaft. Ihm folgte Kaiser Franz. Er berief Frank 1795 zu dauernder Tätigkeit nach Wien. Der junge Joseph Frank wurde Primararzt im Allgemeinen Krankenhaus, mußte dann aber als Professor noch für einige Zeit nach Pavia zurückkehren, um dort die Arbeiten des Vaters, Johann Peter Frank, abzuschließen.

Die erste Aufgabe, die Vater Frank in Wien zu erfüllen hatte, bestand in einem Gutachten über die Frage, ob das Allgemeine Krankenhaus weiterbestehen oder ob man nicht doch wieder zu dem System der kleineren Spitäler zurückkehren sollte.

Bei seiner genauen Überprüfung der Verhältnisse fand er das Krankenhaus in einem Zustande vor, der ihm, dem Manne der Hygiene, die Haare zu Berg stehen ließ.

Wie zur Zeit, da sich hier ein Armenhaus befunden hatte, wurden die Räume zu ebener Erde noch immer als Pferdestallungen benützt. Es gab kein Wasser. Die Verpflegung spottete jeder Beschreibung. Die sanitären Verhältnisse waren so entsetzlich, daß viele Ärzte selbst erkrankten. Die chirurgischen Operationen fanden in den Krankenzimmern statt. Der klinische Unterricht war im vollen Niedergang.

Nach reiflichen Erwägungen sprach sich Frank dennoch für die Beibehaltung des Allgemeinen Krankenhauses aus. Er übernahm mit dem Titel eines Hofrates die Direktion und ging nun daran, den Augiasstall auszumisten.

Er schuf hier, kurz gesagt, das moderne Spital.

Aus den Pferdestallungen wurden große lichte Krankensäle. Es entstand ein chirurgischer Operationssaal mit amphitheatralisch angeordnetem Auditorium. Eine Dienstordnung des Krankenhauses wurde eingeführt. Die Primarärzte hatten sich zum Austausch ihrer Erfahrungen und zur Weiterbildung regelmäßig zu versammeln. Eine Kanalisation wurde geschaffen. Ventilatoren wurden eingebaut. Die Zeiten der ärztlichen Visiten und der Mahlzeiten wurden ebenso geregelt wie die Besuchsstunden. Über jedes Bett kam ein Kopfzettel mit Angaben über die Krankheit und den Verlauf des Fiebers. Frank führte Diätregeln ein, sonderte ansteckende und lärmende Kranke streng von den anderen ab und machte ein Ende mit der menschenunwürdigen Behandlung der Geisteskranken im sogenannten »Narrenturm«. Auch schuf er ein Leichenschauhaus mit einem Sezierraum und ein Pathologisches Museum.

Aber ehe noch die Reformen durchgeführt waren, die Frank gefordert hatte, erkrankten und starben hier unter seinen Augen an infektiösen Leiden einige der ihm unterstellten Ärzte, mit ihnen sein eigener Sohn Franz! Zutiefst erschüttert arbeitete er mit zusammengebissenen Zähnen weiter.

Als Professor und als Vorstand der medizinischen Klinik wurde er nun zum Schöpfer der neuzeitlichen pathologischen Anatomie. Auch die Wissenschaft von den Erkrankungen des Rückenmarks war im wesentlichen sein Werk. In einer vielseitigen Lehrtätigkeit, die sich, gemeinsam mit grundlegenden Forschungen, auf verschiedene Zweige der Heilkunde erstreckte, bildete er einen erstklassig geschulten ärztlichen Nachwuchs heran. Gleichzeitig arbeitete er an seinem sechsbändigen Werke, das ein Lehrbuch der gesamten Heilkunde wurde, »De curandis hominum morbis epitome«. Die deutsche Ausgabe erschien erst 1830, mehrere Jahre nach seinem Tode, unter dem Titel »Behandlung der Krankheiten des Menschen«. 1802 schrieb er seine ungemein aufschlußreiche Selbstbiographie.

Frank wurde in Wien zum berühmtesten Arzt Europas. Er war es, der den Weltruf der Wiener ärztlichen Schule begründete.

Doch hat auch er darunter leiden müssen, daß nun einmal die Mittelmäßigkeit das Genie mit Neid und Haß befehdet. Der kaiserliche Leibarzt Andreas (später Freiherr von) Stifft führte den Reigen der Gegner an. Aus Angst um seinen Posten vertrieb er aus Wien jeden, der ihm gefährlich zu werden schien. Auch der große Gehirnforscher Franz Joseph Gall hatte den Quertreibereien des Doktor Stifft weichen müssen.

Frank, im klaren Bewußtsein der Bedeutung seines Schaffens, nahm sich bei seinen Vorlesungen kein Blatt vor den Mund. Er tat ungescheut Aussprüche wie »Sparen kostet Bürgerblut!«, wenn man ihm nicht die Mittel, die er brauchte, bewilligte. Die kleinen Geister bei Hof und in den Ministerien schmiedeten lächerliche Verschwörungen. Sie sandten Spione in seine Vorlesungen und erklärten, er bezeige den maßgebenden Persönlichkeiten nicht genügend Achtung.

Frank war nicht der Mann, sich mit solchen Gegnern herumzuschlagen. Er zerhieb den Gordischen Knoten, nahm 1804 seinen Abschied und folgte mit seinem Sohne und Mitarbeiter Joseph einem sehr vorteilhaften Rufe nach Rußland. In Wilna richteten sie eine Klinik ein, die noch heute besteht. Zar Alexander I. zog Johann Peter Frank an seinen Hof nach St. Petersburg und ernannte ihn zu seinem Leibarzt. Aber schon 1808 verließ Frank Rußland, da ihm das Klima nicht zusagte.

Der Zar hatte ihn in großmütiger Art entlassen mit dem Titel eines »Russisch-kaiserlichen Wirklichen Staatsrates« und – trotz der Kürze von Franks Petersburger Tätigkeit – mit einer lebenslänglichen Jahrespension von dreitausend Rubel.

Wieder kam Frank nach Wien. Aber schon 1809 begab er sich nach Freiburg im Breisgau, wo er, inzwischen verwitwet, bei seiner ihm besonders lieben Tochter Karoline, der Oberstleutnantswitwe Peternell, den Lebensabend verbringen wollte. Als jedoch Karoline unerwartet starb, kehrte er für immer nach Wien zurück. Er verließ Wien nie mehr auf längere Zeit. Für Erholung und Urlaub bevorzugte er die bezaubernde Alpenlandschaft des Salzkammergutes.

Trotz des Undanks, der ihm in Wien zuteil geworden war, liebte er diese Stadt, in der er seine höchsten wissenschaftlichen Triumphe gefeiert hatte und die seinem rastlos schöpferischen Geiste einen weiten Wirkungskreis gab. Frank verbrachte die späten Jahre in seiner Wiener Wahlheimat als der gefeierte und vergötterte Arzt, widmete sich seiner ausgebreiteten Praxis als Konsiliarius und setzte seine großartige wissenschaftliche Forschungstätigkeit fort.

Ganz Europa huldigte seiner ärztlichen Kunst.

Als Napoleon 1809 in Wien weilte, berief er Frank nach Schönbrunn, er sollte die Hautflechte heilen, die den Kaiser peinigte.

Von der Untersuchung und Verordnung sichtlich befriedigt, sagte Napoleon: »Sie kommen mit mir nach Paris.«

Frank lehnte in geziemenden Worten ab.

Der Kaiser, der Holland als Anschwemmung französischer Flüsse für Frankreich beansprucht hatte, war auch nicht um einen Rechtstitel verlegen, den berühmten Arzt an sich zu ziehen. »Sie sind eigentlich mein Untertan«, meinte er lächelnd, mit einer Anspielung auf Franks

Geburtsheimat, die dem Rheinbund angehörte. Er entließ ihn huldvoll, ohne eine Entscheidung zu treffen.
Wie hoch er ihn einschätzte, ging auch daraus hervor, daß er ihm als Honorar für die ärztliche Untersuchung eine wertvolle Dose mit sechstausend Francs sandte. Den Plan, ihn nach Paris mitzunehmen, ließ der Kaiser aber fallen. Sein Leibarzt Corvisart hatte ihm abgeraten, zweifellos aus Angst, von Frank verdrängt zu werden.
Als Kaiserin Marie Louise nach Napoleons Abdankung in Schönbrunn Aufenthalt nahm, wurde Frank ihr Leibarzt.
Während des Wiener Kongresses, 1814–1815, drängten sich Fürsten und Staatsmänner um den ärztlichen Rat des berühmten Professors.
Von Jugend an bis ins hohe Alter verband Frank seine bewundernswert vielgestaltige Wirksamkeit als Forscher, als Arzt, als Organisator, als Lehrer mit der erstaunlich umfangreichen Arbeit des fachlichen Autors. In seinen lateinisch oder deutsch gleich glänzend geschriebenen Büchern wandte er sich, aus der Fülle seiner Ideen und Erfahrungen schöpfend, an die Studenten der Heilkunde und an die Männer der medizinischen Praxis. Doch wird auch der Laie oft und oft von seiner Kunst der Darstellung gefesselt. Hier zwei kurze Beispiele:
Eine anekdotische Geschichte berichtet von einem heiteren Erlebnis des kleinen Schuljungen. »Als die Mittel gegen mein heftiges Fieber mir nicht helfen wollten, ward mir befohlen, mit einem lebenden Krebse in der Hand zu einem nahen Bach zu gehen und jenen rückwärts in das Wasser zu werfen. Es freut mich noch jetzt, daß ich damals auf ein so albernes Mittel kein Zutrauen gesetzt, sondern, als ich von dem Bache zurückkam, meiner guten Mutter erzählt habe, daß sich der Krebs bei meiner Expedition fast zu Tode gelacht hätte!«
Oder eine auch für den der Medizin unkundigen Leser packende Episode aus der ärztlichen Praxis. »Ich wurde zu einer Frau gerufen, die, nachdem sie den neunten Monat der Schwangerschaft bereits erreicht hatte, in einen so tiefen Schlaf geriet, daß sie aus demselben nicht erweckt werden konnte und am dritten Tage dieses widernatürlichen Schlafes ohne Bewußtsein von einem lebendigen und gesunden Kind entbunden wurde, so daß sie, als ich sie den vierten Tag besuchte, beim Erwachen sich nicht im geringsten der vorangegangenen Entbindung besinnen konnte.«
Frank hatte sich in Wien ein schönes Haus gebaut, wo er nun als der

große alte Mann seinen Lebensabend verbrachte, rastlos arbeitend und in den Feierstunden ganz der Musik hingegeben, die er neben seiner ärztlichen Kunst über alles liebte. In dieselben Räume zog ein halbes Jahrhundert später der berühmte Chirurg Billroth ein, Arzt und Musikliebhaber wie Frank; er erfuhr erst nachher mit tiefer Bewegung, wer sein Vorgänger gewesen war und wie der Geist dieses Hauses die Generationen überlebte.

Zu Haydn und Beethoven hatte Frank Beziehungen unterhalten. Marianne, seine zweite Frau, die Mutter seiner Kinder, war Sängerin gewesen. Auch eine Schwiegertochter, die Gattin des Joseph Frank, hatte sich in derselben Kunst einen Namen gemacht. Sie sang bei der Uraufführung von Haydns »Schöpfung« den Erzengel Gabriel. Ja Haydn soll diese Gesangspartie für sie geschrieben haben.

Während seiner letzten Lebensjahre sah Frank nur selten Anverwandte in seiner Nähe. Der Sohn Joseph, dem er so eng verbunden gewesen war, ging mit Arbeit und Familie seine eigenen Wege, er hielt sich viel im Ausland auf. Franz und Karoline waren tot. Mit den übrigen Angehörigen, unter denen einige in Italien und Kroatien lebten, unterhielt er nur gelegentliche Beziehungen. Von Franks deutsch-kroatischen Nachkommen stammt in mütterlicher Linie der Verfasser dieser Zeilen ab.

Dem Herzen des greisen Johann Peter Frank stand Elisabeth Janisch, geborene Geigenbergerin, am nächsten. Sie war nicht mit ihm verwandt, er bedachte sie aber liebevoll in seinem Testament, da sie, wie er darin schreibt, »durch eine Reihe von vielen Jahren unendliche Beweise von ihrer Freundschaft, Anhänglichkeit und Sorgfalt für mein Bestes gegeben, mich in meinen schweren Krankheiten und in meinem Alter mit unermüdlichem Eifer gepflegt und mir zu diesem Ziele so mannigfaltige Aufopferungen gemacht hat.« Aus seinem Testament ist auch zu ersehen, daß er den Hausstand eines großen Herrn geführt hat. Er hinterließ Legate für zwei Bediente, für Kutscher, Gärtner, Köchin, Stubenmädchen und Küchenmädchen.

Nach kurzem Leiden starb Johann Peter Frank an den Folgen eines Schlaganfalles am 24. April 1821 im Alter von 76 Jahren.

Er war bis zum Tode ein fröhlicher Philosoph geblieben und trieb noch zuletzt heiteren Spott mit der ärztlichen Kunst, die er so sehr bereichert hatte und deren Grenzen er doch genau kannte. Acht

Ärzte umstanden sein Sterbelager. Frank, des Ernstes seines Zustandes voll bewußt, blickte lächelnd von einem zum anderen und sagte: »Ich muß Ihnen erzählen, daß ich mich einst bei einem Soldaten befand, der von acht Kugeln getroffen war. Dieser rief mich an: Wozu acht Kugeln – mich zu erledigen, wäre eine genug gewesen ...«

Sigmund Freud

1856–1939

Ein paar trockene Daten deuten ein außergewöhnliches Leben an: Am 6. Mai 1856 wurde dem Kaufmann Jakob Freud in Freiburg in Mähren ein Sohn geboren, dem die Eltern den Namen Sigmund gaben. 1860 übersiedelte die Familie nach Wien, lebte zuerst in der Pfeffergasse, dann in der Kaiser-Josef-Straße, der Sohn besuchte das Sperl-Gymnasium und absolvierte 17jährig die Matura mit Auszeichnung. 1873 inskribierte er Medizin an der Wiener Universität und erlangte, etwas verspätet, im Jahre 1881 das Doktordiplom. Nach physiologischen Studien wandte er sich der Neurologie und Psychiatrie zu und habilitierte sich bereits 1885 als Privatdozent für Neuropathologie. 1886 heiratete er Martha Bernays, die Tochter eines Kaufmanns aus Deutschland. Der glücklichen Ehe entsprangen sechs Kinder. In der Zeit von 1891 bis 1938 bewohnte Freud das inzwischen berühmt gewordene und mit einer Gedenktafel ausgezeichnete Haus Berggasse 19. In diesen Jahren schuf er, Schritt für Schritt, einen neuen Begriff, die sogenannte Psychoanalyse, und wurde damit zum Initiator einer Forschungs- und Behandlungsrichtung, die bald im Mittelpunkt der Diskussion der ganzen Welt stand. Der inzwischen zum außerordentlichen Professor der medizinischen Fakultät ernannte Forscher (Stefan Zweig: »Nun sind Sie ein außerordentlicher Professor unter so viel ordentlichen«) erfuhr viele internationale Ehrungen. 1938, im Zuge der Rassenverfolgung gezwungen, Österreich zu verlassen, zog er nach London, wo er bereits am 23. September 1939 an den Folgen eines Kieferkrebses starb.
Es ist nicht übertrieben, wenn man behauptet, daß die Freudschen Forschungen eine Revolution zur Folge hatten, die das Gesicht unserer Welt in vielfacher Weise veränderten. Verwandelt wurde das Konzept der Allgemeinmedizin, völlig neu gestaltet die Psychiatrie als die Lehre nicht nur von den geistigen, sondern auch von den seelischen Erkrankungen. Aber mehr noch, jedes einzelne Menschenleben, sowohl in seiner privatesten und persönlichsten Sphäre als auch in den zwischenmenschlichen Beziehungen, von der Familie angefangen bis hinauf zum Staat, erscheint von den Freudschen Erkenntnissen betroffen und müßte sich mit ihnen auseinandersetzen. Hier gilt wirklich der Satz: »Tua res agitur«, deine Sache wird abgehandelt.

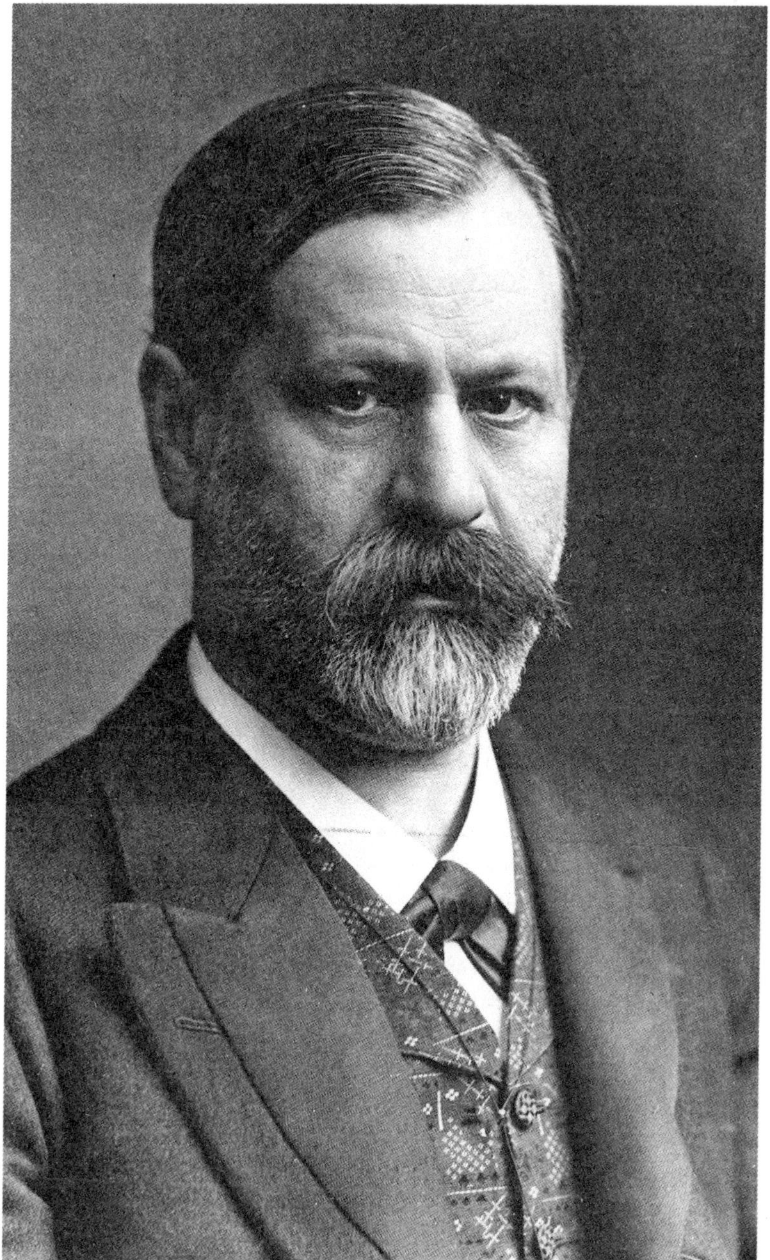

Sigmund Freud

Die zweifellos bedeutsamste Entdeckung Freuds war die des unbewußten Bereichs in der menschlichen Persönlichkeit. Von den Untersuchungen seines Lehrers Charcot ausgehend und im Anfang in Zusammenarbeit mit Breuer, versuchte Freud die rätselhaften Phänomene der Hysterie zu ergründen, bei denen der Betroffene insofern ein widersinniges Verhalten an den Tag legt, als dasselbe seinem bewußten Wünschen und Wollen scheinbar diametral entgegengesetzt ist und sich ihm dennoch fast zwanghaft aufdrängt. Es war Freud vergönnt, sein theoretisches Konzept, daß diese Manifestationen nichts anderes als der Ausdruck von Affekten seien, die vom Menschen, weil sie ihm unangenehm oder peinlich waren, weggeschoben, d. h. verdrängt wurden, durch die Praxis bestätigt zu sehen. Denn sobald es ihm gelang, das Verdrängte aus der Tiefe des Vergessenseins wieder ins Bewußtsein zu rufen, konnten damit auch die krankhaften hysterischen Symptome zum Abklingen gebracht werden. Die Hysterie wurde schließlich zum Modell der Erforschung auch aller anderen Neuroseformen (z. B. der Zwangsneurose und der Phobie), deren Pathogenese ebenfalls als das Resultat einer Auseinandersetzung entgegengesetzter bewußter und unbewußter Tendenzen Erklärung fand. Mit großer Geduld ging Freud bei vielen Fällen, die er analysierte, aber auch in seiner unermüdlichen Selbstanalyse, der Frage nach, wann dieser unheimliche Konflikt, man möchte sagen der »innere Bruch« entsteht: Dabei wies er schließlich die entscheidende Bedeutung der Kindheit nach. Es sind die ersten Lebensjahre, die durch die in jedem Fall einmalige Familienkonstellation sowie die spezifische Beziehung zwischen den Eltern und dem Kind ganz wesentlich über gesunde oder kranke psychische Entwicklung des heranwachsenden Menschen entscheiden. Mit anderen Worten: Zum Neurotiker wird man nicht geboren, man entwickelt sich vielmehr zu ihm, und zwar gerade in jenen ersten Lebensjahren, die bis dahin so sträflich geringgeschätzt wurden, weil man glaubte, die »kleinen Kinder« könnten sowieso noch nicht »verstehen«, was vor sich geht. In Wirklichkeit erfolgt vielleicht später nie mehr eine so intensive gefühlsmäßige Erfassung der gegebenen Situation wie in den Kindertagen: Der Eindruck z. B., von den Eltern nicht wirklich geliebt zu werden, erzeugt nachhaltige tiefste Erbitterung, die aber im Moment ihrer Entstehung sofort wieder verdrängt werden muß, weil es für das Kind undenkbar ist, Aggressionen gegen die Eltern, die in dieser Zeit eine gottähnliche Position einnehmen, zu haben. So deckte Freud die Wurzel der Neurotisierung auf, wobei es ihm gleichzeitig gelang, die Gesetzmäßigkeit der normalen kindlichen Entwicklung in jenen drei Phasen zu beschreiben, die heute als orale, anale und ödipale Phase zum allgemeinen Bildungsgut gehören. Es wurde die Bedeutung schon des Stillaktes vom psychologischen Standpunkte ebenso entdeckt wie später die Wichtigkeit jener Phase, in der das Kind lernt, rein zu werden, und schließlich die Zeit, in der es zum ersten Mal der Tatsache der Zweigeschlechtigkeit, repräsentiert durch die beiden Eltern, in irgendeiner Form bewußt wird. Letztere bezeichnete Freud in Anlehnung an die griechische Sage als die ödipale Phase, einen Zeitabschnitt, den jeder Mensch passieren muß, der also an und für sich etwas Normales, ja Notwendiges darstellt, weil sein normaler Abschluß, die Identifizierung mit dem gleichgeschlechtlichen Elternteil, Voraussetzung dafür ist, daß man das durch die Geburt zugewiesene Geschlecht auch psychologisch bejaht; unter abnormen Familienbedingungen aber endet sie mit einer pathologischen Fixierung an den entgegengesetzt geschlechtlichen Elternteil, den Freud als Ödipuskomplex beschrieb. Alle diese Fakten wurden erbittert bestritten (wobei übertriebene und einseitige Formulierungen Freuds und auch einiger seiner Schüler einen zusätzlichen berechtigten Angriffspunkt boten), ja bis in die Witzblätter reichte ihre Verspottung. Wer praktische Psychotherapie betreibt, weiß aber aus eigener Erfahrung, wieviel wahrhaft unnötiges und sinnloses Leid durch die Neurotisierung in der Kindheit heraufbeschworen wird, wieviel Unglück für die Betroffenen und auch ihre Umgebung aus diesen »Komplexen« resultiert: Hier handelt es sich um eine traurige und tragische Realität!

Von diesen Studien ausgehend, entwickelte Freud eine systematische Technik, verdrängtes Material aus dem Unbewußten wieder ins Bewußtsein zurückzuführen, und gründete damit die Psychoanalyse als ein psychotherapeutisches Verfahren, nicht nur geeignet, bis dahin rätselhaftes menschliches Schicksal und Verhalten zu erklären, sondern auch zu verändern und zu heilen. Bis auf den heutigen Tag ist die Methode aller psychotherapeutischen Verfahren – sofern es sich um aufdeckende handelt – weitgehend mit der psychoanalytischen Technik identisch. Dabei werden vor allem zwei Entdeckungen Freuds verwertet, die Traumdeutung und die Interpretation der sogenannten

Fehlleistungen. In zäher Arbeit bewies Freud, daß im Traum sich unbewußte Wünsche und Tendenzen manifestieren, nachdem im Schlaf die unerbittliche Zensur, die den wachen Menschen veranlaßt, »solche Dinge« wegzuschieben und sich nicht einzugestehen, ausgeschaltet ist. Ein ähnlicher Mechanismus führt zu den sogenannten Fehlleistungen des Sichversprechens, -verschreibens, Vergessens usw., in denen sich ebenfalls häufig eine unbewußte Wunschtendenz verrät. Diese Vorgänge, die sich ja auch in unserem täglichen Leben abspielen, weswegen Freud dem Buch, in dem er sie zur Darstellung brachte, den Titel »Zur Psychopathologie des Alltags« gab, erfahren alle in der psychoanalytischen Therapie eine systematische Deutung und Verwertung, um die Neurose zu heilen. Mit den Phänomenen dieser Erkrankung beschäftigt, konnte es Freud nicht versäumen, einerseits auf die prinzipielle Struktur der menschlichen Persönlichkeit einzugehen, die er vor allem durch die Auseinandersetzung zwischen Trieb und Gewissensbereich innerhalb der Person gekennzeichnet sah (wobei die Neurose dadurch entsteht, daß diese beiden Tendenzen nicht auf einen gemeinsamen Nenner gebracht werden können), und andererseits neurotischen Zügen und Symptomen im Gemeinschaftsleben und in der Geschichte der Menschheit nachzugehen. So beschrieb er die verdrängte primitive Aggression gegen die Kultur und den menschlichen Fortschritt, die immer auf der Lauer ist, das Errungene zu bedrohen und zu zerstören und den Menschen in den Zustand eines urweltlichen Chaos zurückzudrängen.

Im folgenden sei angedeutet, in welcher Weise die angeführten Freudschen Entdeckungen – hier waren natürlich nur knappste Exzerpte möglich, die Freudschen Schriften füllen viele dicke Bände – das Bild der Welt verändert haben. Zuerst einmal wurde das Konzept der Medizin, die bereits in einer mechanistischen Auffassung des Menschen zu erstarren und in viele miteinander kaum mehr verbundene Spezialgebiete zu zerfallen drohte, grundlegend gewandelt. Die persönliche Lebensgeschichte des Menschen, seine Erlebnisse, seine spezifische Art, dieselben zu verarbeiten, erhielten wieder die ihnen zustehende Bedeutung, sie waren maßgebend nicht nur für die gesunde psychische Entwicklung, sondern auch für die Erhaltung der Intaktheit des Körpers, da sich ein krankhaftes Seelenleben auch entscheidend als pathogener Faktor körperlicher Erkrankungen auswirken konnte. So ist Freud der Vater der Ganzheitsmedizin und der Psychosomatik, er ist es, der gezeigt hat, daß das Gespräch zwischen Arzt und Patient hinsichtlich Diagnose und Therapie in jedem Fall von größter Wichtigkeit ist. – Die Psychiatrie, wie wir sie kennen, wäre ohne Freud nicht denkbar. Die ganze Neurosenlehre – die zu einer ungeheuren Ausweitung des psychiatrischen Bereiches weit über die eigentlichen Geisteskrankheiten geführt hat – ist sein Werk. Aber auch bei den Psychosen selbst können psychodynamische Gesichtspunkte der Persönlichkeitsentwicklung nicht übersehen werden. Ist doch auch der Geisteskranke ein Mensch mit eigener persönlicher Vorentwicklung, die neben den wahrscheinlichen organischen Ursachen für Entstehung und Verlauf der Erkrankung ebenfalls große Bedeutung erlangen kann und daher auch im therapeutischen Konzept nicht übersehen werden darf. Die Psychohygiene als der Versuch, psychisch abnorme Entwicklungen zu verhindern, ist nichts anderes als die praktische Anwendung der Freudschen Erkenntnisse im sozialen Leben, und damit sind wir bei der Bedeutung Freuds weit über den medizinischen Bereich hinaus angelangt. Von Freud ist, wie schon angedeutet, jeder einzelne betroffen. Hat er doch auf die ungeheure Gefahr der Verdrängung aufmerksam gemacht, wobei er von jener Verdrängung seinen Ausgang nahm, die in der Zeit, in der er seine entscheidenden Forschungen anstellte, die häufigste war, nämlich die Verdrängung des Sexuellen. So ist grundsätzlich – auch auf alle anderen menschlichen Bereiche überspringend – der Doppelgesichtigkeit, der Heuchelei, der Unwahrhaftigkeit, der Kampf angesagt, der Mensch erscheint aufgefordert, sich selbst gegenüber aufrichtig zu sein, demütig einzugestehen, wie er wirklich beschaffen ist. Von hier gehen unerhört starke Impulse aus, jeden überheblichen Standpunkt zu meiden, sich und andere in ihrem Verhalten zu verstehen, Toleranz zu üben und echte menschliche Gemeinschaften aufzubauen, Impulse also zu Humanität und echter Moral. Kein Wunder, daß Freud auf diese Weise zu einem Prüfstein menschlicher Aufrichtigkeit geworden ist: je intensiver die Verdrängung, desto stärker der Widerstand gegen seine Lehre. Diese Problematik geht weiter bis zur Frage des Zusammenlebens der Völker, der Krieg wird in gewissem Sinne als ein vermeidbares Phänomen gezeigt, resultierend aus den verdrängten, nicht abreagierten Aggressionen, die, weil nicht echt überwunden, sondern lediglich verdrängt, schließlich unbewußt politische Konstellationen erzwingen, in denen sie sich in grauenhafter Form ihre Befriedigung verschaffen können.

25 Jahre sind vergangen, seitdem Freud gestorben ist, eine Zeitspanne, groß genug, um die Frage mit relativer Objektivität zu beantworten, ob alles, was Freud gelehrt hat, die Zeiten überdauern wird. Dies kann sicherlich nicht bejaht werden. Freuds Tragik lag nicht zuletzt darin, daß ihm das typische Schicksal des großen Forschers und Entdeckers beschieden war, nämlich, fasziniert durch die eigenen Erkenntnisse, manches übersteigert, überspitzt und verzerrt zu sehen. So wissen wir heute längst, daß seine Vorstellung von der kausalen zwanghaften Determinierung des Menschen ebenso falsch ist – sonst wäre ja Psychotherapie als solche sinnlos – wie seine übertriebene Bewertung der Sexualität im Unbewußten; das alles resultiert aus dem Menschenbild seiner Zeit, einer einseitig materialistisch-positivistischen Auffassung. Es waren seine eigenen Schüler, vor allem Adler und Jung, die als erste diesen Fehler erkannten und hinsichtlich der Deutung des Unbewußten neue Wege einschlugen, wobei sich Freud bedauerlicherweise – wiederum in übersteigerter fanatischer Beziehung zu den eigenen Gedanken – ihnen gegenüber als absolut intolerant erwies. Heute kann aber gesagt werden: Was immer nach Freud auf tiefenpsychologischem Gebiet gelehrt wurde, ist Neuinterpretation auf Grund eines sich wandelnden Menschenbildes, ist wertvolle Ergänzung, aber es ist undenkbar ohne die grundlegenden Forschungen Freuds, und immer wird er der Entdecker und der Vater der Tiefenpsychologie bleiben, der die Brücke von der Medizin zur Psychologie, zur Philosophie und zur Geisteswissenschaft geschlagen hat, über die heute so viele Epigonen gehen, die versuchen möchten, seinen Namen zu leugnen. In diesem Zusammenhang muß auch darauf hingewiesen werden, daß die Freudsche Vorstellung, die Religion sei nichts anderes als eine neurotische Illusion, eine Krücke, deren sich nur schwache Neurotiker bedienen müßten, um im Leben bestehen zu können, längst überwunden ist. Jedenfalls wird man diese religionsfeindliche Haltung Freuds kaum als Vorwand benützen können, seine wissenschaftlichen Erkenntnisse, die davon völlig unabhängig sind, in toto abzulehnen – wenigstens sollte man sich, wenn man dies schon tut, bewußt sein, damit einem Vorurteil zu gehorchen. Wenn man darüber hinaus glaubt, daß Freud in der Psychoanalyse einen Religionsersatz aufbauen wollte, tut man ihm unrecht. Er

selbst hat gewußt, daß die Psychotherapie keine neue Erlösungslehre darstellt, wie aus seinem berühmt gewordenen Satz hervorgeht: »Es ist schon viel, wenn es uns gelingt, neurotisches Elend in gewöhnliches zu verwandeln.« Hier sieht man, wie sich in der Begrenzung der Meister zeigt.

In vieler Hinsicht war Freuds Schicksal ein typisch österreichisches. Er hat zu Lebzeiten hier niemals jene Anerkennung gefunden, die seinen epochemachenden Forschungen mehr als gebührt hätte. Seiner ersten Vorlesung über die Traumdeutung wohnten insgesamt drei Hörer bei, er wurde nie Ordinarius, stand in der Fakultät, wenn nicht völlig, so doch weitgehend isoliert, war ungezählten, oft geradezu lächerlichen Anfeindungen und Angriffen ausgesetzt. Knapp vor Ende seines Lebens verdichtete sich die aus dem unbewußten Abgrund so vieler Menschen aufsteigende atavistisch-chaotische Aggression, die er selbst so trefflich wiederholt beschrieben hatte, zur unmenschlichsten Bewegung unserer Zeit, und wir müssen uns glücklich schätzen, daß er diesem Wahn nicht zum Opfer fiel, sondern, wenn auch fern der Heimat, so wenigstens doch in Freiheit sterben konnte. Übrigens hat er im Ertragen dieser schwerwiegenden Umstellung wie auch im Erdulden der schmerzhaften Todeskrankheit seine menschliche Größe bewiesen. Bis zum Tode lehnte er schmerzstillende Mittel ab – der Menschheit, die heute dran ist, bei jeder Kleinigkeit zur Tablette zu greifen, eine letzte Lektion erteilend.

Ernst Fuchs
1851–1930

Jeder Wiener sollte gelegentlich den Arkadenhof der Universität aufsuchen. Die Stille hier steht in wohltuendem Gegensatz zu dem lärmenden Verkehr am Schottentor. Es lohnt sich wohl hier ein Weilchen zu verbringen, um stumme Zwiesprache zu halten mit den stillen Büsten, den Großen aus der Vergangenheit der Alma Mater Rudolphina. Viele der Büsten stellen Professoren aus den letzten drei Jahrzehnten vor dem ersten Weltkrieg dar, denn das war eine Blütezeit der Universität und besonders ihrer Medizinischen Fakultät. Die Anforderungen, die damals an einen Universitätsprofessor gestellt wurden, waren sehr hoch. Es wurde verlangt, daß der Anwärter auf eine Lehrkanzel bahnbrechende und schöpferische wissenschaftliche Arbeit geleistet hatte und daß von ihm weitere hochwertige wissenschaftliche Tätigkeit zu erwarten war. Er mußte sein Fach in allen Zweigen vollkommen beherrschen, mit der einschlägigen Literatur des In- und Auslandes vertraut sein und auf alle wichtigen Fragen erschöpfende Antworten wissen. Er mußte ein guter Lehrer sein, imstande in freiem Vortrag, ohne Zuhilfenahme eines Manuskriptes, jedes in sein Fach fallende Thema zu behandeln. Es wurden auch nur Personen von lauterem Charakter zu Universitätsprofessoren ernannt.

Ernst Fuchs wurde am 14. Juni 1851 zu Wien geboren. Sein Vater Adalbert, dessen Vorfahren im Böhmerwald beheimatet gewesen, war Professor für Landwirtschaft an der Technischen Hochschule in Wien; seine Mutter Isabella entstammte der ursprünglich rheinländischen Adelsfamilie der Ritter von Schreibers. Beide Eltern litten an »morbus viennensis« – Tuberkulose. Bald nach seiner Geburt mieteten sie eine Wohnung in der »Bärenmühle«, wo Fuchs den größten Teil seiner Kindheit und Jugendzeit verbrachte. Für den heutigen Wiener ist es kaum mehr vorstellbar, wie die Stadt damals aussah. Die Bärenmühle, am Naschmarkt gelegen, war noch eine richtige Wassermühle mit Mühlrad und durch die enge Mühlgasse floß der offene Mühlbach.
Die Familie, zu der außer Ernst auch ein zwei Jahre jüngerer Bruder Wilhelm gehörte, führte das typische Wiener Mittelstandsdasein.

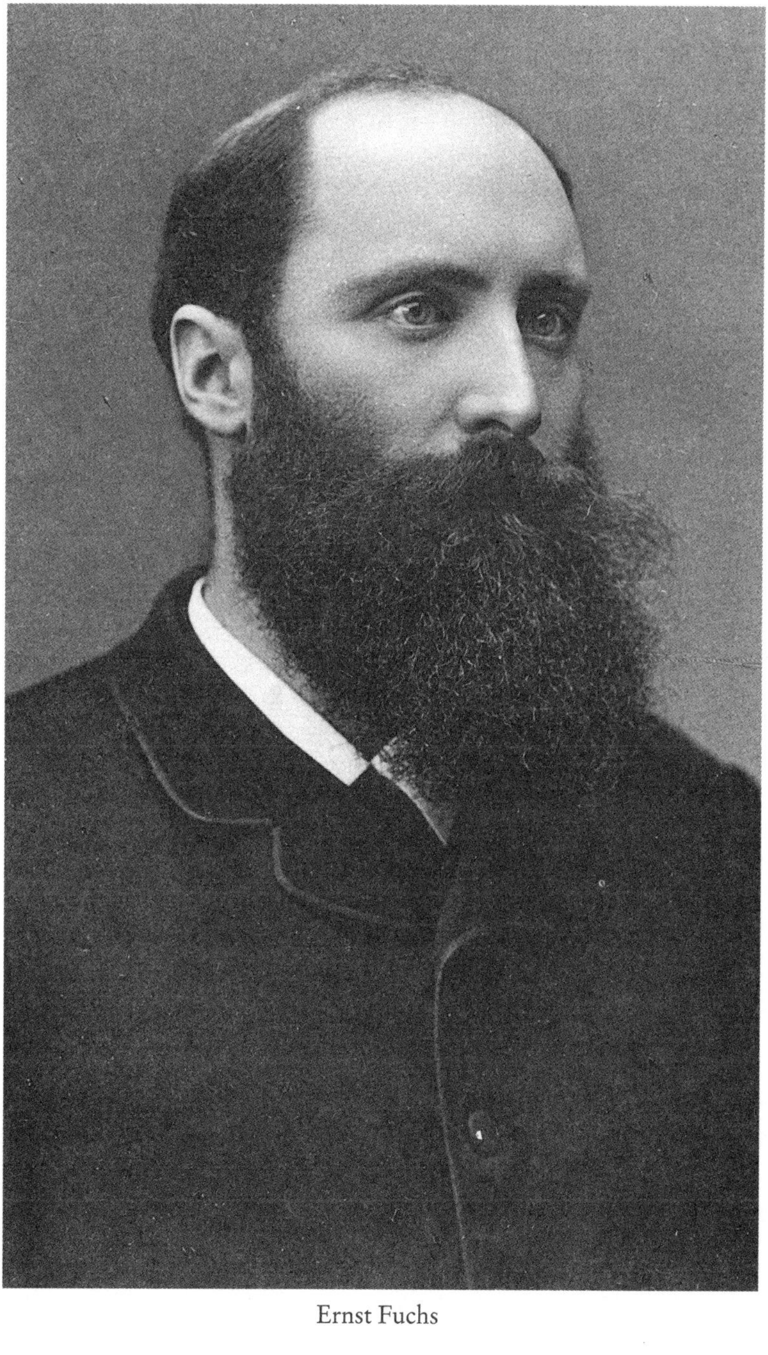

Ernst Fuchs

Einen Ehrgeiz aber hatte der alte Fuchs: seinen Söhnen, denen er keine großen Geldmittel hinterlassen konnte, eine gute Erziehung angedeihen zu lassen. Die Volksschule und die beiden ersten Gymnasialklassen wurden im Privatunterricht zu Hause absolviert. Dann wanderte Ernst durch sechs lange Jahre vom Naschmarkt ins Schottengymnasium, wo auch schon sein Vater zur Schule gegangen war.
Am Schottengymnasium wirkten einige ausgezeichnete Lehrer. Namentlich in Mathematik und Physik sowie in griechischer und deutscher Sprache erhielt Ernst eine vorzügliche Ausbildung. Sein Gedächtnis war anfangs kein gutes. Dies überwand er aber durch Fleiß und zähe Willensanstrengung. Er wurde ein sehr guter Schüler und lernte die klassischen Sprachen zu beherrschen. Latein und Griechisch galten damals als besonders wichtig und ihrem Unterrichte wurde die meiste Zeit gewidmet.
Neben den obligaten Schularbeiten lernte der junge Fuchs Französisch, Englisch, Italienisch und Stenographie. Die meisten seiner Aufzeichnungen in späteren Jahren wurden stenographisch gemacht.
All das hinderte ihn aber nicht, in seiner Freizeit allen möglichen Sport zu betreiben.
Er war um diese Zeit sehr mager, hoch aufgeschossen und schon damals etwas vorgebeugt. Dazu trug er wie die meisten Obergymnasiasten einen Zylinderhut! Er ging nicht, sondern eilte gewöhnlich mit langen Schritten dahin, so daß man ihm kaum folgen konnte.
Die Maturitätsprüfung bestand er mit Auszeichnung, und im Herbst 1868 – nur wenig über 17 Jahre alt – inskribierte er an der Medizinischen Fakultät der Wiener Universität.

Fuchs hatte das Glück, zu einer Zeit zu studieren, in der Professoren von Weltruf an der Wiener medizinischen Fakultät lehrten: der Anatom Hyrtl, der Physiologe v. Brücke, der Pathologe v. Rokitansky, der Internist Skoda, der Chirurg Billroth, der Dermatologe v. Hebra, der Ophthalmologe v. Arlt – um nur die bedeutendsten zu nennen.
Fuchs war ein fleißiger Student und machte von den Möglichkeiten, die das akademische Studium dem Interessierten bietet, vollen Gebrauch. Der Polyhistor Hyrtl mit seinem glänzenden Vortrag begeisterte ihn, aber Brücke mit seiner kühlen Sachlichkeit zog ihn noch mehr an. Unter Brückes Leitung in Physiologie und Histologie einge-

führt, wurde Fuchs mit dem Mikroskop vertraut. Die Liebe zur mikroskopischen Arbeit hat er sich bis an sein Lebensende bewahrt.
Damals dachte Fuchs noch nicht daran, sich auf Ophthalmologie zu spezialisieren. Und das war gut so. Er wollte in allen Fächern der Medizin gut beschlagen sein und erwarb sich eine sehr gründliche medizinische Allgemeinbildung.
Während des klinischen Teiles seiner Studien war Fuchs von Billroth in ähnlicher Weise begeistert wie in den ersten zwei Jahren von Hyrtl und Brücke.
Brücke erkannte bald die Begabung dieses ernsten, fleißigen Studenten. Von ihm empfohlen, wurde Fuchs zu Ostern 1873 Assistent der Physiologie in Innsbruck, wo er das letzte Studienjahr absolvierte. Ende des Jahres kehrte er nach Wien zurück, legte sein letztes Rigorosum ab – ebenso wie die beiden vorhergehenden mit Auszeichnung – und wurde am 18. Februar 1874 zum Doctor universae medicinae promoviert.
Der Ophthalmologe Ferdinand v. Arlt muß auf den jungen Fuchs einen großen Eindruck gemacht haben, denn als es sich darum handelte, nach dem Doktorat als Aspirant ins Krankenhaus einzutreten, wählte Fuchs die Klinik Arlt.
Wie damals ophthalmologisch gearbeitet wurde, hat Fuchs in seinen Erinnerungen anschaulich beschrieben. Es gab kein Kokain, keine Allgemeinnarkose, keine pupillenverengenden Mittel und vor allem keine Asepsis. Bei manchen Augenkrankheiten wurde ein Haarseil durch die Nackenhaut gezogen oder ein Baumwollkegel auf der Haut verbrannt, um die Entzündung abzuleiten. Nach größeren Operationen mußten die Kranken tagelang mit verbundenen Augen auf dem Rücken liegen und Harnverhaltung, Delirien, Thrombosen und Embolien waren daher häufige Vorkommnisse. Trotzdem waren die Erfolge besser als unter diesen Umständen erwartet werden konnte: es kam eben damals – viel mehr noch als heute – auf die Erfahrung, Geschicklichkeit, Sorgfalt und auf die Menschenliebe des behandelnden Arztes an.
Die Augenheilkunde ist seit jener Zeit bis 1930, dem Todesjahr von Fuchs, eine neue Wissenschaft geworden. An ihrer Umgestaltung hat Fuchs sehr aktiven Anteil genommen und zu ihrer Verbreitung weitgehend beigetragen.
Arlt, der ihn schon zu dieser Zeit als Anwärter für eine Assistenten-

stelle betrachtet haben mag, wünschte, daß Fuchs vorher eine gründliche Ausbildung in der Chirurgie bekäme, und daher trat dieser nach seinem Aspirantenjahr als Operateur in die Klinik Billroth ein.

Eine bessere Schulung hätte Fuchs nicht zuteil werden können. Billroth galt damals als Führer der deutschen Chirurgie. Er war ein genialer, kühner Operateur, dabei außerordentlich gewissenhaft und pflichtbewußt. An seine Mitarbeiter stellte er hohe Anforderungen, stets aber höhere an sich selbst.

Zu der Zeit, als Fuchs an der Klinik Billroth arbeitete, wurde dort die Antisepsis eingeführt. Lord Lister kam selbst nach Wien und zeigte sein Verfahren. Fuchs beschreibt, wie ihm Billroth bei zwei Operationen assistierte. Er konnte dann als einer der ersten beobachten, wie sich die Operationsergebnisse sofort und außerordentlich besserten.

Im Oktober 1876 trat Fuchs als Assistent bei Arlt ein, wo er fast 5 Jahre lang verblieb. Von seinem Lehrer Arlt konnte er viel lernen. In der Augenheilkunde ist die Beobachtung und Wertung kleinster Einzelheiten von größter Wichtigkeit. Darin war Arlt Meister, wie aus den in seinem Lehrbuch veröffentlichten Krankengeschichten klar hervorgeht. Ferner hat Arlt immer danach gestrebt, für die verschiedenen klinischen Krankheitsbilder das pathologisch-anatomische Substrat festzustellen. Hier folgte ihm Fuchs, war aber durch sein gutes Mikroskopieren dem nur eine Handlupe benutzenden Arlt überlegen. Arlt, der selbst ein glänzender Operateur war, gab sich auch die größte Mühe, seine Assistenten chirurgisch gut auszubilden. Fuchs führte an der Arltschen Klinik die Antisepsis ein, jedoch mit Einschränkungen: Karbolspray bei Augenoperationen wäre unmöglich gewesen. So wurde in der Ophthalmologie, vielleicht früher als anderwärts, die Antisepsis bald zur Asepsis.

Wie Fuchs zu dieser Zeit arbeitete, geht aus einer nebensächlich hingeworfenen Bemerkung in seiner Autobiographie hervor. Als Assistent hatte er auch die Bibliothek der Augenklinik zu verwalten, »die ich im Laufe meiner Assistentenjahre zum großen Teile las«. In diesen Jahren hat er sein enzyklopädisches Wissen zusammengetragen und die ständige Beobachtung und Aufzeichnung des Gesehenen schärfte seine Beobachtungsgabe. So erwarb er den unübertrefflichen klinischen Blick, der ihn später mit Recht berühmt machte.

Gegen 20 Publikationen, teils histologischer Natur, teils kasuistische Mitteilungen, begründeten Fuchs' Stellung in der wissenschaftlichen

Welt schon während seiner Assistentenzeit. Von Arlt ermuntert, besuchte er regelmäßig die Kongresse der Deutschen Ophthalmologischen Gesellschaft in Heidelberg, wo er die Ergebnisse seiner Forschungen vortrug.

Im Jahre 1878 ermöglichte ihm ein Reisestipendium, mehrere Monate in Paris und London zuzubringen, wo er die Spitäler und Privat-Augenkliniken besuchte und mit ihren Vorständen bekannt wurde.

Arlt wünschte, daß sich sein begabter Assistent als Dozent habilitiere. Fuchs wählte als Thema seiner Habilitation das Sarkom des Uvealtraktes. Es wurde ein Buch von fast 300 Seiten, das als ein Classicum bezeichnet werden kann. Das gesamte bis dahin publizierte Fachwissen zum Thema ist sorgfältig zusammengetragen und kritisch beleuchtet. Dazu kam eine für diese seltene Krankheit verhältnismäßig große Anzahl von eigenen Fällen. Obwohl das Buch vor fast 80 Jahren geschrieben wurde, haben die von Fuchs gezogenen Schlußfolgerungen fast alle heute noch Gültigkeit.

Diese Arbeit erregte berechtigtes Aufsehen in der wissenschaftlichen Welt und blieb nicht ohne Folgen. Fuchs hatte sich am 26. November 1880 habilitiert und von der Venia legendi noch gar nicht Gebrauch gemacht, als im Frühjahr 1881 der Rektor der Universität Lüttich ihn aufsuchte und ihm mitteilte, daß er für eine dort zu errichtende Lehrkanzel für Ophthalmologie vorgeschlagen sei. Fuchs war damals noch nicht dreißig Jahre alt. Der »Olympier« der Ophthalmologen, Professor Donders in Utrecht, hatte ihn empfohlen, und er war sicher auch von Arlt unterstützt worden.

Im Herbst 1881 trat also Fuchs seine Reise nach Lüttich an. Da er dort der erste Professor für Ophthalmologie war, wenn auch nur Extraordinarius, mußte er ab ovo anfangen. Es gab keine Klinik, keinen Hörsaal, kein Arbeitszimmer, nur einen kleinen Krankensaal mit 8 bis 10 Betten, und mit der Assistenz war es schlecht bestellt.

Trotz aller Schwierigkeiten, zu denen Ende 1882 noch eine schwere Erkrankung kam, waren die Lütticher Jahre wahrscheinlich die glücklichsten im Leben von Ernst Fuchs. Zum ersten Male war er materiell unabhängig. Er hatte seinen eigenen Wirkungskreis und die Befriedigung, das alles nur seiner eigenen Arbeit zu verdanken. Ein Jahr nach seiner Ernennung heiratete er Julie Mayr, die Tochter eines Wiener Universitätsprofessors. Die Einrichtung ihres neuen Heimes

machte beiden viel Freude. Das junge Ehepaar war in Lüttich offenbar sehr beliebt. Sie hatten gute Freunde, mit denen sie oft Ausflüge und lustige Zusammenkünfte veranstalteten. Verwandte, alte Studiengenossen und Berufskollegen kamen von auswärts zu Besuch. Anfang 1884 wurde Fuchs Vater einer Tochter. In Wien wurden ihm dann noch eine Tochter und ein Sohn geschenkt.
Im Frühjahr 1884 wurde Fuchs Ordinarius. Im selben Jahre veranstaltete die hochangesehene »Society for the Prevention of Blindness« in London ein Preisausschreiben über Ursachen und Verhütung der Blindheit. Fuchs gewann den Preis vor anderen hervorragenden Mitbewerbern unter der Devise »Viribus unitis«.

Nach all diesen Erfolgen war es begreiflich, daß Wien seinen berühmten Sohn zurückhaben wollte. Der ausgezeichnete Ophthalmologe Eduard von Jaeger war 1884 gestorben. Nach gewissen Kämpfen und Intrigen in der Fakultät, wie sie bei solchen Gelegenheiten nicht ungewöhnlich sind, wurde Fuchs im Frühjahr 1885 zum Nachfolger Jaegers berufen. Die folgende Zeit bewies, daß diese Wahl den rechten Mann an die rechte Stelle gesetzt hatte.
Dreißig Jahre lang hat Fuchs als Professor für Ophthalmologie und als Vorstand der II. Augenklinik in Wien gewirkt. Viele hervorragende Ärzte und Wissenschaftler von Weltruf waren seine Zeitgenossen und Kollegen. Man kann nicht sagen, daß Fuchs in dieser illustren Gesellschaft »primus inter pares« war, denn sie alle waren hochverdiente Männer. Aber sicher hat keiner von ihnen sich hingebender und vollständiger seinen Aufgaben gewidmet als er.

In Nachrufen von namhaften Ophthalmologen liest man nicht selten, der Betreffende habe Tausenden ihr Augenlicht wiedergegeben. Für niemanden kann dieser Satz besser gelten als für Ernst Fuchs. Daß Fuchs tausende von grauen Staren erfolgreich ausgezogen hat, ist sicher, und diese Operation bewahrte die Patienten in den allermeisten Fällen vor der Erblindung. Ebenso wichtig ist die Operation gegen den grünen Star, der häufig zur Blindheit führt, wenn nicht operativ eingegriffen wird. Als nächstwichtige Operation könnte man die gegen das verunstaltende Schielen bezeichnen, die für viele Personen, besonders solche weiblichen Geschlechtes, über Lebensglück oder Unglück entscheidet. Diese wie alle anderen Augenoperationen beherrschte Fuchs mit vollendeter Meisterschaft. Die ihm von Arlt überkommene Ambidexterität wurde zu einem Kennzeichen der Schule Fuchs.

Seine ausgezeichnete Schulung, seine Erfahrung, sein Pflichtbewußtsein und vor allem seine Gelassenheit machten Fuchs zu einem idealen Chirurgen. Nichts konnte ihn aus der Ruhe bringen. Bei den Operationen saß er zu Häupten des Patienten auf einem hohen dreibeinigen Schemel. Von lernbegierigen Studenten und Ärzten umringt, mußte er sich oft mit den Ellenbogen Raum schaffen. Er operierte zielbewußt und flink, unvorhergesehenen Zwischenfällen mit Ruhe und Sicherheit begegnend. Jeder Handgriff, jede Bewegung tat das Notwendige. Es gab kein Zuviel oder Zuwenig. Man sah einen Künstler am Werk.

Dementsprechend waren auch die Operationsergebnisse ausgezeichnet. Die Fuchssche Klinik stand diesbezüglich an der Spitze der Welt – sie hatte statistisch die geringsten Verlustziffern.

Nicht weniger genau und gewissenhaft widmete sich Fuchs den Patienten, bei denen keine operative Behandlung erforderlich war. Jeder Fall, der aufgenommen wurde, mußte ihm vorgeführt werden. Er überprüfte die Diagnose und verordnete die Behandlung. Dabei halfen ihm sein phänomenales Gedächtnis für behandelte Fälle, seine enzyklopädische Literaturkenntnis und seine Reiseerfahrungen hinsichtlich der Arbeitsmethoden und -ergebnisse in aller Herren Länder. Leider gab es – und gibt es noch heute – zahlreiche Augenkrankheiten, die jeder Behandlung trotzen. In solchen Fällen war Fuchs immer bereit, eine Therapie, die sich nicht bewährt hatte, über Bord zu werfen und Neues zu versuchen. Da Fuchs bald als höchste Autorität auf ophthalmologischem Gebiete anerkannt war, wurden ihm von überall her schwere und seltene Fälle zugeschickt. Infolgedessen hatte seine Klinik damals wohl das reichhaltigste und interessanteste Krankenmaterial der Welt. Für die Patienten war Fuchs der größte Meister, die letzte Instanz. Wem Fuchs nicht half, dem konnte eben nicht geholfen werden.

In den Jahren 1885–1915 hat Fuchs über 100 originale Arbeiten veröffentlicht. Sie betreffen die verschiedensten Gebiete: anatomische Einzelheiten, angeborene Mißbildungen, neue Operationsverfahren, seltene und bisher noch nicht beschriebene Augenleiden, von denen eine ganze Anzahl in der späteren Literatur seinen Namen tragen. Sein Hauptinteresse galt der pathologischen Anatomie. Immer wieder versuchte er gedanklich Brücken zu schlagen zwischen dem klinischen Bilde und dem mikroskopischen Präparat. Er hinterließ eine Sammlung von über 40000 mikroskopischen Präparaten – wohl die größte zu seiner Zeit. Sie war so gut geordnet und klassifiziert, daß jedes Präparat sofort zur Hand war, obwohl kein Katalog existierte. Zu dieser seiner eigenen Leistung kommen die Arbeiten seiner zahlreichen Schüler, Hilfsärzte, Assistenten und der ausländischen freiwilligen Mitarbeiter an der Klinik, die meistens von ihm angeregt und oft unter seiner persönlichen Leitung durchgeführt wurden. Die zu gewärtigende scharfe Kritik des Meisters hatte zur Folge, daß jeder, der etwas veröffentlichen wollte, sich bei seiner Arbeit die größte Mühe gab. Deshalb kamen in diesen Jahren wirklich nur solche Arbeiten heraus, die etwas Neues brachten, das der Veröffentlichung wert war.

Seine Verpflichtung, angehende Ärzte in der Augenheilkunde zu unterrichten, nahm Fuchs sehr ernst. Der Studierende mußte wissen, welche Fälle von einem praktischen Arzt behandelt werden könnten und welche einer Klinik zu überweisen seien. Überflüssiges schaltete Fuchs aus dem Unterricht aus. Er war ein strenger Prüfer; das Examen in der Augenheilkunde galt als eines der schwersten des dritten Rigorosums. Andererseits gab er sich auch die größte Mühe, den Studenten so viel Wissen als möglich beizubringen. Fuchs war ein guter Sprecher, und seine Vorlesungen konnten formvollendet genannt werden. Kurse und Demonstrationen der Assistenten ergänzten die Hauptvorlesung.
Der Ausbildung seiner Assistenten und der Hilfsärzte an der Klinik widmete Fuchs große Sorgfalt. Die jungen Ärzte wurden angeregt, besonders interessante Fälle in der Ophthalmologischen Gesellschaft zu demonstrieren. So lernten sie den freien Vortrag vor einem kritischen Publikum und die Verteidigung ihres Standpunktes in den Diskussionen. Als Assistent mußte man sich auch durch wissenschaftliche Arbeiten qualifizieren. Ganz hervorragende Professoren und Gelehrte sind aus der Fuchsschen Schule hervorgegangen: Bergmeister, Czermak, Dimmer, Hanke, Lindner, Meller, Rössler, Sachs, Salzmann und viele andere. Sie alle haben im Sinne von Fuchs weitergear-

beitet, sind akademische Lehrer geworden und haben so das Übernommene weitergegeben. Die Zahl seiner »wissenschaftlichen Enkel« muß viele Tausende betragen.
Aus aller Welt kamen Ophthalmologen nach Wien, um Fuchs operieren zu sehen und die an seiner Klinik geübten Methoden der Diagnostik und Therapie kennen zu lernen. Die Kurse für ausländische Ärzte, die nach seinem Beispiel später an fast allen Kliniken abgehalten wurden, trugen viel dazu bei, den Ruf der Wiener medizinischen Schule zu verbreiten und zu heben.
Fuchs' größter Beitrag zum ophthalmologischen Unterricht war jedoch sein Lehrbuch, das man die Bibel der Augenheilkunde genannt hat. In erster Linie wollte er damit gegen das ihm während der Vorlesung unerwünschte Nachschreiben der Studenten Abhilfe schaffen. Darüber hinaus sollte das Buch jedoch später auch dem praktischen Arzte als Nachschlagewerk dienen. Es enthielt daher manches, was in den Vorlesungen nicht besprochen werden konnte.
Dieses Buch repräsentiert den Geist der Wiener medizinischen Schule vielleicht besser als irgend ein anderes Lehrbuch. Dementsprechend war ihm auch ein ungeheurer Erfolg beschieden. Seit seinem ersten Erscheinen im Jahre 1889 bis 1945 – 15 Jahre nach Fuchs' Tode – hat es achtzehn Auflagen erlebt, wohl ein Rekord für ein Lehrbuch in der Medizin. Es wurde in viele fremde Sprachen übersetzt, darunter ins Russische, Chinesische und Japanische.

Pflichtbewußtsein, Arbeitsfreude und Gewissenhaftigkeit waren seine wesentlichen Charaktereigenschaften. Er hatte einen starken Gerechtigkeitssinn und handelte dementsprechend, ohne sich viel um die Meinung anderer zu kümmern.
Unter Umständen aufgewachsen, die man heute als ärmlich bezeichnen würde, blieb Fuchs in allem, was seine Person betraf, auch im späteren Leben außerordentlich bescheiden. Er rauchte nicht und trank nur wenig und selten. Auf seinen Reisen – er fuhr stets dritter Klasse, »weil es keine vierte gibt« – hat er Unbequemlichkeiten und Entbehrungen mit Gleichmut ertragen. Die zahlreichen Besucher von auswärts aber fanden in ihm stets einen liebenswürdigen Gastgeber.
Das Geheimnis seiner ungewöhnlichen Arbeitsleistung war seine regelmäßige Zeiteinteilung, Ausdauer, Geduld, Gründlichkeit und

Ordnungsliebe. Er war immer irgendwie tätig und hat nie Zeit vergeudet.
Seine Interessen beschränkten sich keineswegs auf Augenheilkunde und Medizin allein. Er las viele naturwissenschaftliche Werke und interessierte sich besonders für Botanik und Geologie. Seine Reisebeschreibungen sind voll von Bemerkungen über Menschen, Tiere, Pflanzen und Einrichtungen fremder Länder, zuweilen mit Zeichnungen. Er war auch sehr kunstverständig und besuchte, wo immer er konnte, Baudenkmäler, Museen und Bildergalerien. Bei einer solchen Gelegenheit sagte Professor Hochenegg von ihm: »Ja, der Fuchs, der hat eine unangenehme allgemeine Bildung.«
Mens sana in corpore sano. Trotz seines asthenischen Habitus hat er immer viel Sport getrieben und durch Übung und Willenskraft seinem Körper außerordentliche Leistungen abgerungen. Von seinem raschen Gehen und seiner Ausdauer in den Bergen berichtet sein Sohn bemerkenswerte Beispiele.
Da dies eine Biographie ist und keine Eulogie, müssen auch einige weniger anziehende Seiten von Fuchs erwähnt werden. Er war eine kalte Natur. Sein Handeln wurde immer vom Intellekt, nicht von Gefühlen bestimmt. Nichts schien ihm sehr nahe zu gehen. Selbstverständlich geschah auf der Klinik alles Menschenmögliche zum Wohle der Patienten. Es ist aber zweifelhaft, ob er ihre Leiden, Schmerzen und Ängste mitfühlte. Vielleicht ist ein solches Naturell für einen Arzt am besten. Er bewahrt so seinen guten Schlaf. Aber es ist nicht jedem gegeben.
Fuchs lehnte es grundsätzlich ab, über seine Werke zu diskutieren. Zugegeben, daß er sie mit der größten Sorgfalt ausarbeitete; über jede Kritik erhaben aber war er nicht. Fehler hat auch Fuchs gemacht wie jeder Mensch, der schafft, forscht und die Wahrheit sucht. Sein Standpunkt in dieser Hinsicht war bequem, grenzte aber an Überheblichkeit. »Caesar dixit!«
Ihm zugefügtes Unrecht – wirkliches und vermeintliches – vergaß er niemals. Dadurch hat er sich mit vielen Kollegen, auch mit engeren Fachgenossen, überworfen. Hochdiszipliniert wie er selber war, urteilte er sehr streng über Fehler und Entgleisungen bei anderen. »Tout comprendre c'est tout pardonner« galt für ihn nicht. Erst im Alter wurde er milder.
Fuchs wäre ein Übermensch gewesen, hätte er nicht auch Fehler ge-

habt. Im Gesamtbild seiner Persönlichkeit sind sie von geringer Bedeutung.

Schon als junger Mann hatte Fuchs eine leichte Rückgratverkrümmung, die mit zunehmendem Alter immer ausgeprägter wurde und später auch einen schmerzhaften Ischias zur Folge hatte. Obwohl aus einer tuberkulösen Familie stammend, war er aber, von gelegentlichen Infektionen abgesehen, sein ganzes Leben eigentlich ein gesunder Mensch. Kleinere Unpäßlichkeiten beachtete er nicht; sie verschwanden meist ohne Behandlung. Er war gar nicht hypochondrisch veranlagt – ein Ausdruck seiner Äquanimitas.

1915, im Alter von 64 Jahren, zog sich Fuchs infolge von Unstimmigkeiten mit den Militärbehörden vom Lehramt zurück. Er trat aber nicht in den Ruhestand. Dafür zeugen gegen 75 wissenschaftliche Arbeiten und andere Aufsätze, die er während der letzten 15 Jahre seines Lebens veröffentlicht hat. Sein Arbeitszimmer auf der Klinik behielt er. Bei schwierigen Fällen wurde er von seinem Nachfolger und von anderen Ophthalmologen oft um Rat gefragt und hat ihn auch gerne erteilt. Bemerkenswerte Fälle wurden ihm gezeigt, und wenn er auch nicht mehr aktiv war, so nahm er doch Anteil an allem, was die Klinik betraf.

Wie jeder anständige Österreicher verlor auch Fuchs nach dem ersten Weltkrieg sein in Kriegsanleihen angelegtes Vermögen. Das focht ihn wenig an, hatte auch wenig Einfluß auf den Rest seines Lebens. Die Möglichkeit, weite Reisen zu unternehmen, mehr noch als zuvor, wurde ihm dadurch nicht geschmälert. Als junger Mann hatte er bereits Deutschland und Skandinavien, Frankreich und England besucht und in den dreißig Jahren seines Wirkens an der Wiener Universität nicht nur zahlreiche Berge in den österreichischen und Schweizer Alpen und den Karpathen bestiegen und die Länder um das Mittelmeer, zum Teil mehrmals, bereist, sondern er war auch zweimal in Innerafrika, einmal auf Java und in Südindien und einmal in Nordamerika gewesen. Nun fuhr er in den Jahren 1922/1923 neuerlich nach Nordamerika, dann nach China, Japan, Siam und den Philippinen; 1925/1926 über Ägypten und das Rote Meer nach Abessinien und 1927 nach Südamerika. 1929 – im 78. Lebensjahre – überquerte er zusammen mit dem noch älteren Professor Barkan mitten im Winter den Apennin; im selben Jahre nahm er am 15. Internationalen

Ophthalmologischen Kongreß in Holland teil, fuhr von dort nach Kanada, durchquerte die Vereinigten Staaten und besuchte schließlich noch den Panamakanal, Venezuela und Trinidad. Diese Reisen erfolgten meist auf Einladung zwecks Abhaltung von Kongressen und Vorlesungen. In Addis Abeba richtete er in einer amerikanischen Missionsstation eine Augenambulanz ein und führte diese eine Zeitlang selbst. Er hat es verstanden, auf diesen Reisen das Angenehme mit dem Nützlichen zu verbinden und so viel als möglich von Land und Leuten zu sehen. Er führte stets genaue Tagebücher, die sein Sohn teilweise veröffentlicht hat. Sie zeugen von seiner ausgezeichneten Beobachtungsgabe und von seinem scharfen Urteil.
So hat sich Fuchs seine körperliche und geistige Frische bis zu seinem Lebensende bewahrt. Noch im Herbst 1930 fuhr er nach Südtirol und Florenz, von wo er Mitte Oktober in voller Gesundheit nach Wien zurückkehrte. Einen Monat später, am 21. November 1930, starb er in seinem achtzigsten Lebensjahr ganz plötzlich an einem Herzinfarkt.
Fuchs ist ein großer Arzt gewesen, ein hervorragender Forscher, ein berühmter Professor, ein Lehrer von Augenärzten in der ganzen Welt – aber trotz aller internationalen Beziehungen, trotz seines Ruhmes, trotz seiner vielen Reisen war und blieb er immer ein treuer Sohn seiner geliebten österreichischen Heimat.

Robert Gersuny

1844–1924

Robert Gersuny wurde geboren am 15. Januar 1844 zu Teplitz in Böhmen, als der zweite Sohn eines angesehenen Badearztes. Sein Vater, aus kleinen Verhältnissen stammend, war nicht graduierter Doktor der Medizin, sondern hatte die Chirurgenschule besucht, die aus drei Jahrgängen bestand und als eine untergeordnete Disziplin galt. Doch hatte er sich durch fleißiges Studium und gute Naturbeobachtung zu einem tüchtigen Arzt emporgearbeitet, der nicht nur als Chirurg und Geburtshelfer, sondern auch als Internist und Zahnarzt beliebt und viel beschäftigt war.

In dem kleinen, an der Peripherie des Städtchens gelegenen Landhause verlebte Robert Gersuny eine ungetrübte Kindheit, kam aber bald aus dem Elternhause fort, da es in Teplitz kein Gymnasium gab; dieses absolvierte er zum Teil in Brüx, zum Teil in Prag, wo ihn seine Eltern in ein befreundetes Haus gegeben hatten.

Eine Zeitlang hatte er daran gedacht, Priester zu werden, denn den Leidenden und Hilfesuchenden beizustehen, hatte ihm schon als Knaben als etwas Beglückendes vorgeschwebt. Dazu kam, daß ihm sein Vater vom Studium der Medizin abriet. Als Schüler war er fromm und besuchte gerne die Kirche, wobei er häufig bei den Messen ministrieren durfte. Daß beide Eltern, wenn auch getauft, jüdischer Abstammung waren, erfuhr er erst in seinem fünfunddreißigsten Lebensjahr und empfand diese späte Aufklärung, wie er sich im höheren Alter einmal äußerte, dankbar, »da er dadurch seine Unbefangenheit bewahrt hatte«.

Nach seiner Maturitätsprüfung entschloß er sich, doch Medizin zu studieren und inskribierte sich 1861 an der medizinischen Fakultät in Prag, wo damals Jaksch die innere Medizin, Purkyné die Physiologie vortrug. Obwohl sich Gersuny bereits für die Chirurgie entschieden hatte, frequentierte er die Vorlesungen aus diesem Gegenstand nur wenig, denn Wissen und Können dieses Klinikers imponierten ihm nicht; seine Vorträge sollen sich in ewigen Wiederholungen derselben ausgewählten Kapitel erschöpft haben.

Im Herbst 1866 zum Doktor promoviert, trat er als Sekundararzt an der medizinischen Abteilung des Professors Jaksch ein. Zu dieser Zeit waren die Preußen in Böhmen und die Cholerakranken füllten alle Spitäler. Da im selben Jahr die Wehrpflicht in Form des Einjährigen-Jahres in Österreich eingeführt worden war, kam auch Gersuny zur Stellung und hätte gern seiner militärischen Dienstpflicht genügt, doch war seine Größe einen Zentimeter unter dem vorgeschriebenen Maß von 160 Zentimeter, so daß er nicht genommen wurde. Dieser Maßstab für seine Befähigung zum Militärarzt blieb zeitlebens unter seinen heiteren Erinnerungen.

Die ideale Veranlagung und die hohe Meinung von der medizinischen Wissenschaft in der Seele des jungen empfindsamen Arztes erhielt bei seiner Einführung in den praktischen Spitaldienst manche Demütigung. Noch in seinem hohen Alter erinnerte sich Gersuny lebhaft jenes deprimierenden Eindruckes, den die Worte seines Lehrers Jaksch auf ihn gemacht hatten, als er bedeutsam zu seinen jüngeren Schülern sagte: »Wenn ich Sie unschädlich gemacht habe, ist mein höchstes Ziel erreicht.« Die internen Behandlungsmethoden, insbesondere auch die der asiatischen Cholera, die nun Gersuny reichlich Gelegenheit hatte anzuwenden, waren recht primitiv, wie ja überhaupt damals erst die jungen Keime des mächtigen Aufschwungs in der Heilkunde aufsproßten.

In jener Zeit las Gersuny Billroths »Allgemeine Chirurgie« und begeisterte sich derart an Inhalt und Form dieses klassischen Buches, daß er beschloß, in seinen nächsten Ferien nach Wien zu fahren und sich um Aufnahme als Operationszögling der dortigen Klinik, wohin Billroth eben aus Zürich berufen worden war, zu bewerben. Er wurde angenommen und trat im Oktober 1869 seinen Posten an. Dort herrschte ein guter kameradschaftlicher Ton unter den jungen strebsamen Ärzten der Klinik; es wurde mit Hochdruck wissenschaftlich gearbeitet und alle Schüler Billroths hatten in der Person des Meisters das gemeinsame Ziel ihrer grenzenlosen Verehrung. Während dreier Jahre gehörte Gersuny als Operationszögling – Assistent der Klinik wurde er nicht – der unmittelbaren Umgebung des großen Chirurgen an. Es ist nur natürlich, daß der junge strebsame und wissensdurstige Arzt, dessen ideale Veranlagung und tiefempfundener Drang es war, den Leidenden zu helfen, sich glücklich fühlte, an dieser Stätte arbeiten und lernen zu können. Aus diesen Jahren stammte seine Freundschaft mit Gussenbauer, Barbieri, Frisch, Breuer und anderen, die er sein Leben lang treu bewahrte, und vollends seine Verehrung für Theodor Billroth, in dem er den

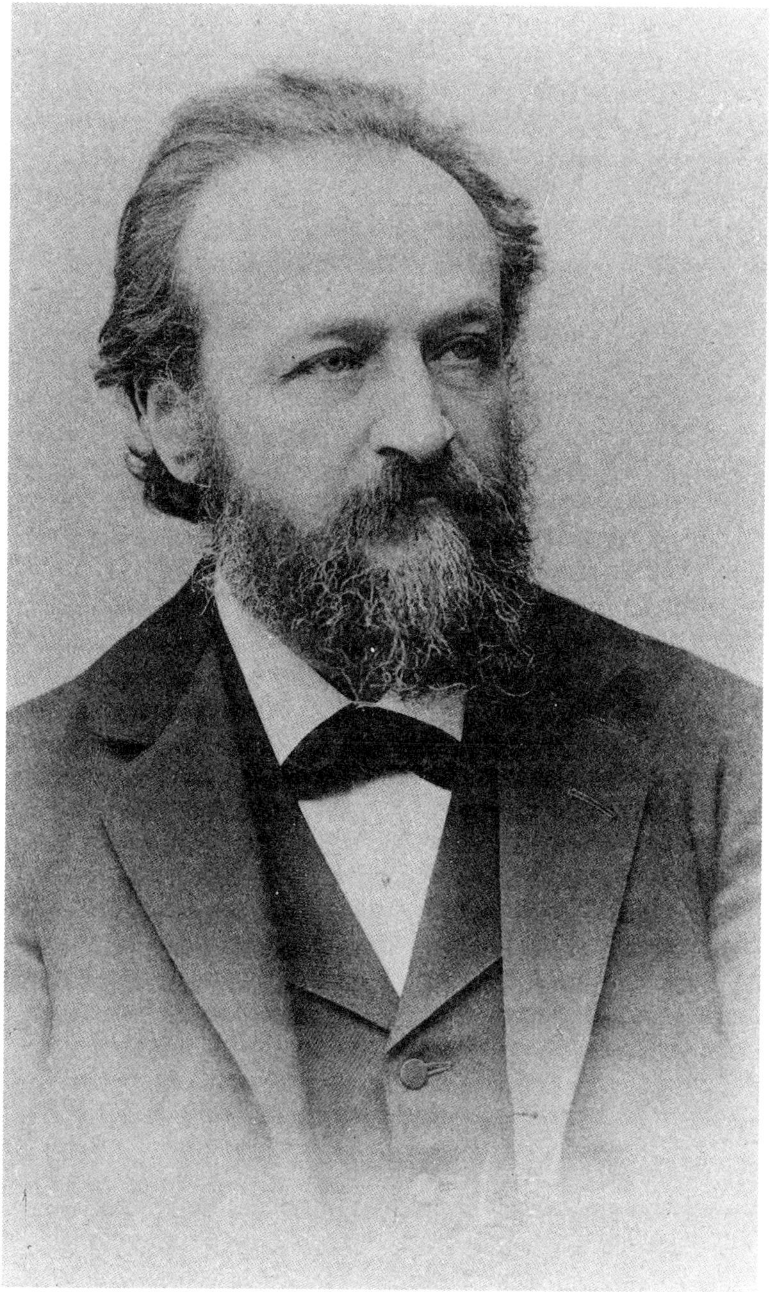

Robert Gersuny

großen Chirurgen und Forscher bewunderte, in dessen tiefwurzelnder Menschenliebe er sein Ideal verkörpert sah.

Nach seinem Austritt aus der Klinik blieb Gersuny Billroths Privatassistent und wurde bald auch sein intimster Freund. Er hatte in diesen Jahren noch wenig eigene Praxis und dadurch Zeit genug, an der Klinik den Operationen Billroths beizuwohnen. Oft sagte er später, durch dieses Zusehen hätte er mehr gelernt als durch eigene Übung. Die Aufgabe des Privatassistenten war eine recht schwierige, denn zu jener Zeit wurden selbst große Operationen häufig in der Wohnung des Patienten ausgeführt. Da galt es, ein Operationszimmer zu improvisieren, alle Instrumente, das Nötige an Verbandzeug und Geräten an Ort und Stelle zu bringen und so vorzurichten, daß bei der Operation nichts fehlte. Da mußte im voraus an alle Eventualitäten gedacht und alles mit großer Umsicht vorbereitet werden. Als Privatassistent hatte er auch Gelegenheit, Billroth auf Konsiliarreisen zu begleiten und kam so wiederholt nach Polen und Rußland, ja sogar nach Afrika.

Im Jahre 1880 wurde Gersuny Primarchirurg im Karolinen-Kinderspital und operierte zweimal wöchentlich dortselbst zumeist wegen Knochen- und Gelenktuberkulose. Damals scheint sich zuerst sein scharfes kritisches Urteil in praktischer Weise bewährt zu haben: Er vermied es schablonenmäßig, die altherkömmlichen Maßnahmen in der damals nicht aktuellen Frage der Behandlung der äußeren Tuberkulose nachzumachen, sondern ging seine eigenen Wege zum Nutzen der Kranken. Er konnte beweisen, daß eine isolierte Knochentuberkulose zumal am Kinde durch radikale Entfernung des Krankheitsherdes geheilt werden kann.

1882 gründete Billroth den Rudolfiner-Verein (– »zur Erbauung und Erhaltung eines Pavillonkrankenhauses behufs Heranbildung von Pflegerinnen für Kranke und Verwundete in Wien« –) und Gersuny, der von ihm zum Primararzt des nun entstandenen Rudolfinerhaues gewählt worden war, betrat hiermit den Boden, auf dem er in zweiundvierzigjähriger segensreicher Tätigkeit sein Lebenswerk verrichten sollte.

Das Rudolfinerhaus, das seinen Namen seinem ersten Protektor, dem Kronprinzen Rudolf verdankt, war ursprünglich eine bescheidene Baracke mit wenig Krankenbetten, und eine nur sehr geringe Anzahl von Pflegerinnen konnte hier ausgebildet werden. Die Werbetä-

tigkeit Billroths, der mit großer Zähigkeit bemüht war, seine Schöpfung aus den mannigfachen Schwierigkeiten des Anfangsstadiums herauszuheben, hatte allmählich, aber dennoch den Erfolg, daß die Bauten vergrößert, der Belegraum erweitert werden konnte, aber es ging äußerst langsam, denn die Existenz des Spitales und der Schule hing allein ab von wohltätigen Spenden. Daß gerade damals Robert Gersuny als Operateur in Wien einen Namen bekam, war ein glücklicher Umstand, der der Schöpfung Billroths über einen toten Punkt hinweghalf. Er hatte all die Sorgen und Schwierigkeiten, mit welchen Billroth beim Bau und Betrieb des noch kleinen Krankenhauses zu kämpfen hatte, mitgemacht, hatte mit ihm dran gearbeitet, und wie er seinen Meister liebte und ehrte, so war ihm auch dessen Werk innig ans Herz gewachsen. Es mag wohl für Gersuny eine große Genugtuung, eine tiefempfundene Freude gewesen sein, als es ihm durch seine rasch zunehmende Privatpraxis möglich wurde, das Rudolfinerhaus zu füllen, ihm wohlhabende Patienten zuzuführen und damit die Sorgen, die sich Billroth, der bereits leidend war, um seine Schöpfung machte, zu mildern und auf sich zu nehmen. Da die freiwilligen Spenden der Mitglieder und Gönner des Rudolfinerhauses nicht ausreichten, die laufenden Kosten des Spitalbetriebes zu decken, operierte Billroth auch zahlkräftige Kranke, für die ein eigener Pavillon erbaut wurde, unentgeltlich, nahm aber anstatt des Honorars eine entsprechende Taxe zur Erhaltung der Anstalt. Gersuny folgte diesem schönen Beispiel und operierte im Laufe der Jahre viele Hunderte seiner Privatpatienten im Rudolfinerhaus. Auf diese Art sind jährlich große Summen von Gersuny dem Hause indirekt geschenkt worden.
Als Billroth im Jahre 1894 starb, nahm er wohl die beruhigende Überzeugung mit ins Grab, daß er den richtigen Mann am rechten Ort zurückgelassen habe, einen Mann, der es wohl verstand, das zwar schon lebensfähige, aber noch unvollkommene Werk einer schönen Vollendung entgegenzuführen.
Im Jahre 1894 wurde Gersuny Direktor des Rudolfinerhauses und blieb es bis zu seinem Tode (1924). Während dieser dreißig Jahre wurde von ihm der Bau und Betrieb des Spitales wesentlich vergrößert und erweitert, aber auch die Pflegerinnenschule, treu den Intentionen Billroths, als eigentlicher Zweck der Anstalt ausgebaut und vertieft. Als ein späterer Protektor und Präsident des Vereines war besonders Graf Hans Wilczek emsig und erfolgreich bemüht, das Insti-

tut in jeder Weise zu fördern und zu unterstützen. Das Rudolfinerhaus wurde bald bekannt, die Rudolfinerin über die Grenzen der Stadt hinaus als die beste Pflegerin hochgeschätzt und viel begehrt.
Gersuny hatte an der Seite Billroths die große Zeit des mächtigen Aufschwungs der modernen Chirurgie mitgemacht. Als er selbständig zu operieren begann, mag er wohl von seinem Lehrer die Anregung mitgenommen haben, in seinem Fach unbeeinflußt zu denken und frei von herkömmlichen Gepflogenheiten zu handeln. Dazu war er wohl auch durch seinen kritischen Sinn, durch seine Art, die Dinge alle unvoreingenommen zu betrachten, von Hause aus befähigt. Freilich gehörte dazu auch eine scharfe Beobachtungsgabe, und die hatte er; ihr verdankte er es auch, daß er, obwohl er nie klinischer Assistent gewesen war, sich also nicht jene Übung im Operieren aneignen konnte, wie sie die meisten selbständigen Chirurgen während ihrer Ausbildung erworben haben, doch bald mit dem Messer vertraut wurde und durch seine Erfolge rasch einen Namen bekam. Seinen aufblühenden Ruf als Operateur verdankt er zum Teil der Tatsache, daß er den Mut hatte, komplizierte, von anderen Ärzten abgelehnte Fälle (speziell bei Darmkrankheiten) zu operieren und dabei auffallend Erfolg hatte. Es wird wohl keine Täuschung sein, wenn man annimmt, daß eines der bewegenden Momente zu diesen meist schwierigen, oft sehr riskierten Eingriffen sein großes Mitleid war, das er mit jedem Kranken empfand. Nach Billroths Tode war Gersuny lange Zeit einer der beschäftigtsten Chirurgen Wiens. Seine Art, den Kranken gegenüberzutreten, war so einnehmend und vertrauenerweckend, daß er fast mehr geliebt als bewundert wurde. Dazu trug auch seine große Bescheidenheit bei, die ihn jedes Lob ablehnen ließ und allen Erfolg lieber den glücklichen Nebenumständen zuschrieb, als daß er seine Kunst eingestand. Auch seinen Kollegen gegenüber war er stets der Bescheidene, der jede Anerkennung ablenkte. Die Frage der Honorarforderung für seine Leistungen war ihm zeitlebens so unangenehm, daß er ihr womöglich aus dem Wege ging und die Ordnung dieser Angelegenheit, wo dies anging, anderen überließ. Wenn ein Patient nicht zahlen wollte, verzichtete Gersuny gern auf seine Ansprüche. Um so größer war seine Hingebung und Fürsorge allen Kranken gegenüber, auch den Undankbaren, ein leuchtendes Beispiel für jeden Arzt!
Obwohl Gersuny sich stets an Hand der modernsten fachwissen-

schaftlichen Schriften über die Fortschritte der Chirurgie orientierte und reges Interesse an allen bedeutenden Neuerungen der Medizin nahm, finden wir in seinen Publikationen keine einzige größere medizinische Arbeit, keine experimentelle Studie, keinen Tierversuch; desgleichen vermissen wir statistische Zusammenstellungen, deren hoher Wert für die Beurteilung typischer Behandlungsmethoden gerade von Billroth oft hervorgehoben wurde. Gersunys sehr bemerkenswerte wissenschaftliche Bedeutung liegt vielmehr in der Erfindung wertvoller Operationsmethoden, die zum großen Teil heute Allgemeingut der Chirurgen und Gynäkologen der ganzen Erde sein dürften. Auch in der Verband- und Instrumentenlehre hat er sich einen bleibenden Namen geschaffen, die Zahl der von ihm ersonnenen chirurgischen Instrumente, die alle den Stempel der Einfachheit an sich tragen, ist recht groß. Es entspricht ganz seinem bescheidenen Wesen, daß Gersuny viele seiner Ideen, ohne daß sein Name genannt wurde, von seinen Schülern ausführen und veröffentlichen ließ.

Sein medizinisches Denken und Handeln war oft so originell, daß man bei Entwicklung eines ärztlichen Gutachtens oder wenn er eine schwierige Operation vornahm, stets auf Überraschungen gefaßt sein mußte. Er ging eben nicht gerne ausgetretene Wege und so fand sein reger Erfindungsgeist oft Dinge, die scheinbar nahelagen, aber doch neu waren. Dazu kam ein plastisch-künstlerischer Sinn, der ihn befähigte, schwierige kosmetische Operationen derart erfolgreich auszuführen, wie es kein anderer Chirurg seiner Zeit vermochte.

Als Gersuny sechzig Jahre alt wurde, sollte er bei Besetzung der nach Gussenbauers Tode verwaisten Billrothschen Klinik in den Vorschlag kommen. Er lehnte dies ab, wohl zum Teil, um sich die Führung seines geliebten Rudolfinerhauses zu erhalten, vorwiegend aber, weil er einsah, daß er als Lehrer wohl dem vorgeschrittenen Fachmann, nicht aber dem Anfänger, dem Studenten von besonderem Nutzen sein konnte. Es war ihm unmöglich, von seiner Art abzulassen, jedes Ding, jede Frage etwas anders anzufassen, als man es bei einer gewöhnlichen Denkweise erwarten sollte; seine Eigenart, allem Schablonenhaften auszuweichen, hätte die Studenten verwirrt.

Dieses Streben nach Originalität war seinem Wesen tief eingewurzelt und äußerte sich viel auffallender als in seiner Berufstätigkeit im Alltagsleben. Da trat es gern in Form geistreicher Witze und Sarkasmen

auf, worin Gersuny so unerschöpflich war wie in heiterem Widerspruch.
Bei seinem Bestreben, den alltäglichen Lebensfragen und all den Dingen, die ihm bei seiner mannigfaltigen Erfahrung begegneten, eine neue Seite abzugewinnen, fand sich manches, was sein scharfer Verstand bei jahrelangem Studium kranker und gesunder Menschen Besonderes ablauschen konnte und sich zu Formen verdichtete, die Gersuny als »Bodensatz des Lebens« bezeichnet und in Gestalt von Aphorismen niedergelegt hat.
In diesen Schriften prägt sich vor allem seine reine und edle Seele aus, und wer ihn gekannt hat, weiß, daß die Moral seiner Sprüche seine Moral war, daß die Grenze zwischen Gut und Böse, wie sie aus seinen Aphorismen hervorgeht, auch wirklich seinem Glaubensbekenntnis, seiner Überzeugung entsprach.
Schon als Junge zeigte sich Gersuny als guter Naturbeobachter. Als Student war er ein scharfer Kritiker seiner Lehrer, später, da er als Arzt mehr als ein anderer Gelegenheit hatte, seinen Mitmenschen mit und gegen ihren Willen auf den Grund ihrer Seele zu schauen, war er ein richtiger Menschenkenner geworden. Aber die tiefe Erfahrung, die er als feiner Beobachter seiner Mitmenschen, ihrer Tugenden und ihrer Schwächen während seines langen und reichen Lebens in sich aufnehmen konnte und die sich in seinen Sprüchen und Sentenzen widerspiegelt, sie trägt hier doch eine persönliche Note: Es ist, als wenn die Fülle der Eindrücke in seinem Geist verarbeitet den Stempel der Nächstenliebe erhalten hätte, im Augenblick da er seine Schlüsse zieht, seine Gedanken in Formen gießt und niederschreibt.
Das entspricht auch ganz seinem Charakter, seiner Einstellung den Menschen gegenüber im täglichen Verkehr, vorwiegend aber gegenüber den Kranken. Mit unvergleichlicher Geduld konnte er begründete wie unbegründete Klagen seiner Patienten anhören und mühte sich redlich ab, ihnen zu helfen, im Großen wie im Kleinen. Nichts war ihm zu gering, als daß er ihm nicht seine Beachtung geschenkt hätte, ob es den Kranken da oder dort drückte, ob die Beschwerden berechtigt oder eingebildet waren, er suchte immer und fand stets eine Hilfe oder einen Trost. Unzählig sind die kleinen Handgriffe und Dienstleistungen am Krankenbett, die über das Alltägliche der Pflegetätigkeit hinaus in origineller Art von ihm ersonnen wurden. Schwierigkeiten zu überwinden reizte ihn und wenn es sich selbst um

ganz geringe Dinge handelte, etwa ein Gerät praktischer zu gestalten, ein gebrochenes Spielzeug wieder brauchbar zu machen: Alles ging er mit Interesse an, unterhaltend und stets belehrend für seine Umgebung. Wenn Gersuny in einem seiner Sprüche sagt: »Jedes Ding hat zwei Seiten – glaub es nicht und lerne sehen: Kein Ding hat nur zwei Seiten!« so ist dies wie der Sinn der meisten seiner Aphorismen eine hundertfältig von ihm erprobte Erfahrung.
Billroth hatte einen richtigen Griff getan, als er Robert Gersuny zu seinem Nachfolger in der Leitung seines Rudolfinerhauses erwählt hatte. Die Anstalt brauchte einen Führer, der ihr seine ganze Seele opferte, der mit großer Geduld und Liebe zur Sache keine Zeit und Mühe scheute, das von dem großen Meister begonnene Werk aus seinen viele Jahre währenden Existenzschwierigkeiten herauszuheben. Gersuny hatte nicht nur seinen guten Ruf als Operateur in den Dienst des Hauses gestellt, womit große finanzielle Opfer verbunden waren, er hatte sich mit gediegener Gründlichkeit in all die bau- und betriebstechnischen Fragen eines modernen Pavillon-Krankenhauses eingearbeitet, Pläne zur Erweiterung und Verbesserung der Anstalt entworfen und mit gar manchen ureigenen praktischen Ideen so geschickt durchgeführt, daß das Haus für jedweden Sachverständigen und Arzt eine Sehenswürdigkeit wurde.
Dieser trefflich gelungene Ausbau des Rudolfinerhauses war aber doch nur Mittel zum Zweck, bildete den Boden, die Heimstätte für die Pflegerinnen-Schule, das eigentliche Vermächtnis Billroths.
Es war nicht lange nach seiner Berufung nach Wien, daß Billroth zur Erkenntnis kam, daß eine Reorganisation des Krankenpflegewesens in Österreich dringend notwendig war. Dies war der Anlaß zur Gründung des Rudolfiner-Vereines. Die große Sorgfalt, die bei der Auswahl und Heranbildung der ersten Schwestern angewandt wurde, hatte sich bewährt und heute, nach fünfundvierzig Jahren treuen Festhaltens an den Intentionen Billroths, ist der gute Ruf der im Rudolfinerhaus ausgebildeten Schwestern wohl gerechtfertigt. Gersuny hat sich mit großer Liebe dieser wichtigsten Aufgabe hingegeben und einen besonderen Wert auf die sittliche Erziehung der Schwester gelegt.
Alljährlich, wenn nach bestandener Prüfung eine Anzahl Schwestern im Range vorrückte, gleichzeitig eine Schar junger Schülerinnen aufgenommen war, vereinigte Gersuny im Festsaal des Hauses die ganze

Schwesternschaft zu einer kleinen intimen Feier. Da sprach er nun zu ihnen von den Schwierigkeiten des Pflegerinnenberufes, von den hohen Anforderungen, die er stellt und den Freuden, die er zu bringen imstande ist, wenn wahre Herzensgüte und Barmherzigkeit in der Seele der Schwester wohnen. Aber so innig und überzeugend seine alljährlichen Ansprachen waren, sein Thema war doch immer ein anderes, indem er jedesmal eine andere wichtige Charaktereigenschaft oder Fähigkeit der Pflegerin zum Gegenstand seiner Erörterungen machte. So besitzen wir eine Sammlung von kleinen Reden, in der die hohe Auffassung, die Gersuny vom Pflegerinnenberuf hatte, deutlich zum Ausdruck kommt.

Besonderen Wert legte er auf eine gute Oberin und war der Überzeugung, daß eine solche schwerer zu ersetzen sei als der Direktor oder Primararzt. In einem Konzept, das Gersuny hinterlassen hat und das dazu bestimmt war, seinem Amtsnachfolger den von ihm als Direktor eingenommenen Standpunkt anzudeuten, schreibt er: »Schon bei der Bewerbung um Aufnahme in die Schule hat die Oberin die Möglichkeit, für die Schwesternschaft zu wirken, indem sie die Geeigneten auswählt, die Mindergeeigneten abweist. Dabei ist die Familie zu beurteilen, aus der die Bewerberin stammt, die Einflüsse, unter denen ihre Entwicklung stattgefunden hat, sind in Betracht zu ziehen. Sind diese nicht einwandfrei, so wird eine besonders eingehende Beurteilung der persönlichen Eigenschaften erforderlich. Anempfehlungen durch Freunde der Familie, durch Personen in angesehener Stellung fordern zur besonderen Vorsicht auf und sollten nicht mit blindem Vertrauen aufgenommen werden. Flüchtigkeit bei der Entscheidung über die Aufnahme wäre nicht nur ein Unrecht gegenüber der Schülerin, sondern auch gegenüber der Schwesternschaft, der keine Ungeeignete aufgebürdet werden soll ... Eine religiöse Grundlage gewährt den meisten Menschen sittlichen Halt und es gibt nur wenige, die ohne solche die Verläßlichkeit des Charakters bewahren.« Der strengen Einhaltung dieser Grundsätze verdankt die Schule des Rudolfinerhauses einen nicht geringen Teil ihres guten Namens.

Wie Billroth ganz im Kleinen nach den bosnischen Unruhen Verwundete in das Rudolfinerhaus zur Pflege aufnahm – es konnten nur neunzehn Platz finden –, so durfte Gersuny während des Weltkrieges durch die Betreuung von fünfzehntausend Verwundeten wohl eine gewaltige Belastungsprobe seines Hauses miterleben, eine Probe, die auf das glänzendste bestanden wurde, dank dem Geist Billroths, der in dem Hause dauernd wohnt, von Gersuny gepflegt und wach erhalten. Eine ungezählte Schar von sittlich hochstehenden, sachlich durchgeschulten Schwestern, wie sie bisher in keinem anderen Institut in Österreich herangebildet waren, hat durch ausgezeichnete, unermüdliche Tätigkeit während des ganzen Krieges im Felde wie im Hinterland beispielgebend gearbeitet, hat der Schule und ihrem Schöpfer Ehre gemacht. –

Gersuny war glücklich verheiratet, aber kinderlos geblieben. Erst spät kaufte er sich im VIII. Bezirk ein kleines Haus, an dem er viel Freude hatte. Er war ein guter Botaniker, interessierte sich aber fast mehr für die Unkräuter, die er in seinem Garten wild wachsen ließ, als für Zierpflanzen.

Zu Lebzeiten Billroths brachte er seinen Sommerurlaub in einem Seehaus unweit der bekannten Villa Billroth am Wolfgangsee zu. Dort sah man ihn stets als Begleiter und Gesellschafter der Billrothschen Familie, der er auch nach dem Tode des Meisters ein treuer und anhänglicher Freund blieb.

Gersuny war ein großer Kinderfreund. Ich erinnere mich, als Kind gerne im Garten bunte Kieselsteine gesucht zu haben. Die schönsten von diesen holte ich, wenn Gersuny meine Eltern besuchte, hervor und verehrte sie ihm, obwohl es mir nicht immer leicht war, mich von ihnen zu trennen. Wußten wir Kinder doch, daß er an allen unseren Freuden lebhaften Anteil nahm. Zwanzig Jahre später gab er mir einmal die ihm geschenkten Kiesel zurück – er hatte sie aufgehoben. Wenn wir Kinder krank waren, freuten wir uns täglich auf »Onkel Suny«; er hatte auch eine Art, den Kleinen Vertrauen und Liebe einzuflößen, wie ich sie später an keinem Menschen mehr gesehen habe. Einmal, als ich ihn beim Fortgehen von meinem Krankenbett aus fragte: »Wann kommst du morgen wieder?« verschob er – wie ich erst viel später erfuhr – seine für den nächsten Tag bestimmte Urlaubsreise, weil er es nicht übers Herz brachte, mir weh zu tun.

Wir sehen übrigens auch aus seinen Aphorismen, wie sehr er den Kindern zugetan war und wie gerne er in ihre kleine Seele blickte. Wie viel Güte spricht doch aus den ergreifenden Worten, die wir in seinem »Bodensatz des Lebens« finden, wo es heißt: »... die Beschäftigung mit kranken Kindern war mir der liebste Teil meiner ärztlichen Arbeit. Wie rein war mein Verhältnis zu ihnen: Ich, mit aller Liebe darauf bedacht, ihnen zu helfen – sie, anfangs ängstlich, später vertrauend, anhänglich, hingebend. Solch ein Geschenk wie ein dankbarer Blick aus den Augen eines Kindes wird uns sonst im Leben nicht wieder zuteil.« –

Gersuny war ein guter Kenner der deutschen Literatur. Seine eigene schriftstellerische Tätigkeit führte zu seiner Bekanntschaft mit Hugo Salus in Prag und Ebner-Eschenbach in Wien, welch letztere er außerordentlich verehrte. Die englische Sprache beherrschte er vortrefflich und liebte Shakespeare, dessen »Hamlet« er in den letzten Jahren seines Lebens ins Deutsche übersetzte. Neben seinen rein medizinischen Schriften existiert eine große Zahl von Feuilletons, die zumeist in der Neuen Freien Presse erschienen sind und ausschließlich den Zweck verfolgten, das Rudolfinerhaus und das Karolinen-Kinderspital, dessen Leitung er auch lange Zeit angehörte, bekannt zu machen, ihnen Freunde und Spender zu werben.

Die Berührungspunkte des Reinmenschlichen mit dem Ärztlichen, denen Gersuny stets ein besonderes Interesse entgegenbrachte, führte zu Beobachtungen und Gedanken, die er in dem Büchlein »Arzt und Patient« 1884 niederschrieb. Seine philosophische Denkungsart und sein treffender Witz vereinigen sich mit tiefgründiger Wahrheit in den Aufsätzen: »Über falsche Diagnosen« (1887) und »Bemerkungen über das Spezialistentum in der Medizin« (1892). Schon erwähnt habe ich seine Aphorismen, von welchen er selbst sagt, daß sie »erlebt und nicht erklügelt« sind. »Der Kommentar dazu wäre eine Lebensgeschichte«. (»Bodensatz des Lebens«, II. Auflage, 1912). In ihnen spiegelt sich seine Einstellung zur Menschheit, seine Auffassung des Lebens, zugleich zeigt sich eine schöne Harmonie seiner Sprüche mit seinem wahren Charakter.

Gersuny war klein von Wuchs, aber er war kräftig und gesund, in seiner Jugend ein guter Turner und Schwimmer. Dem Alkohol war er vollkommen abgeneigt, doch war er bis zu seinem siebzigsten Lebensjahr Raucher, dem großen Kreise seiner Wiener Freunde wohlbekannt mit der Virginia-Zigarre im Mund, den gefalteten weichen Hut in der Hand. Spät erst ergraute er. (Seine Mutter, die zweiundneunzig Jahre alt wurde, hatte kein weißes Haar.) Er war ein leidenschaftlicher Freund jedweden Obstes und fand besonderen Geschmack am Genuß rohen Gemüses.

Auch in seinen letzten Jahren erhielt sich Gersuny seine geistige Regsamkeit und körperliche Frische, er wurde weder schwachsinnig, noch schwerhörig und machte durchaus nicht den Eindruck eines alten Mannes.

Als er das siebzigste Lebensjahr bereits überschritten hatte, begann er an der Gallensteinkrankheit zu leiden, erholte sich aber immer wieder von den Anfällen, die oft mit quälenden Schmerzen verbunden waren. Bis dahin war er stets gesund gewesen mit Ausnahme eines ungewöhnlichen Unfalles: Im Alter von ungefähr fünfzig Jahren hatte er sich beim Aussteigen aus dem Wagen ausgleitend die Achillessehne über der rechten Ferse zerrissen. Damals operierte man solche Verletzungen noch nicht gerne und Gersuny hinkte bis an sein Lebensende.

Die Zunahme der Anfälle seines Gallensteinleidens brachte ihn zu dem gewagten Entschluß, sich noch in seinem achtzigsten Lebensjahre operieren zu lassen; die Operation verlief glücklich, er genas und konnte noch in voller Gesundheit die Feier seines achtzigsten Geburtstages erleben, bei welcher sich die große Zahl seiner Freunde versammelt hatte und nach deren Abschluß er die Bemerkung machte: »Es war ein schönes Abendrot!« Einige Monate später begann seine tödliche Krankheit, eine vom Brustfell ausgehende Neubildung. Viele Wochen lag Gersuny, unsägliche Schmerzen heldenhaft tragend, in seinem Rudolfinerhause und seine Schwestern, die voll Liebe und Verehrung an ihm hingen, sie überboten sich tränenden Auges, ihm Hilfe und Linderung zu bringen, unermüdlich aber umsonst; am 31. Oktober 1924 starb er.

Guido Holzknecht

1872–1931

Professor der Röntgenologie,
Forscher und Märtyrer der Wissenschaft
(Inschrift auf dem Denkmal Guido Holzknechts
im Arne-Carlsson-Park in Wien)

Die Daten seines Lebens

Am 3. Dezember 1872 wurde Guido Holzknecht im 7. Wiener Gemeindebezirk geboren, und zwar als Sohn des Beamten Guido Holzknecht und seiner Frau Ludowika geb. Sievert. Die Ahnenreihe führt nach Tirol und nach Ostpreußen. Noch als Kind übersiedelte Holzknecht mit seinen Eltern nach Klosterneuburg, wo er die Volksschule besuchte. Der Grund dieser Übersiedlung ist nicht ohne Interesse. Vater Holzknecht hatte zur Verwertung einer von ihm gemachten Erfindung die Beamtenlaufbahn an den Nagel gehängt, war unter die Fabrikanten gegangen und hatte in Klosterneuburg einen Betrieb errichtet. Von dieser Seite stammt wohl die Lust des Sohnes zu »basteln«, der später mancher technische Fortschritt in der Röntgenologie zu danken war. Das Gymnasium besuchte Guido Holzknecht erst in Seitenstetten, dann in Wien, wo er am Theresianum maturierte. Er widmete sich anschließend dem Medizinstudium in Wien, Straßburg und Königsberg und wurde am 9. Juli 1899 an der Universität Wien zum Doktor der gesamten Heilkunde promoviert.

Schon als Student erlebte Holzknecht die Entdeckung der Röntgenstrahlen. Sie war durch einen Zufall in Wien zuerst bekanntgeworden, und von hier aus war auch die erste Mitteilung über dieselbe durch die Tagespresse in die Welt hinausgegangen. Durch einen weiteren Zufall wurden die neuentdeckten Strahlen in Wien früher als anderswo der Medizin dienstbar gemacht und hier die ersten medizinischen Röntgenaufnahmen angefertigt. Das kam so: Prof. Conrad Röntgen war mit dem Vorstand des II. Physikalischen Universitätsinstitutes in Wien, Prof. Franz Exner, von seiner Studienzeit her eng befreundet und machte ihm, noch ehe er seine Entdeckung veröffentlicht hatte, von derselben in einem Brief Mitteilung. Gleichzeitig sandte er auch Aufnahmen mit und beschrieb ausführlich die Durchführung des Versuches. So hatte Exner die Möglichkeit, den Versuch

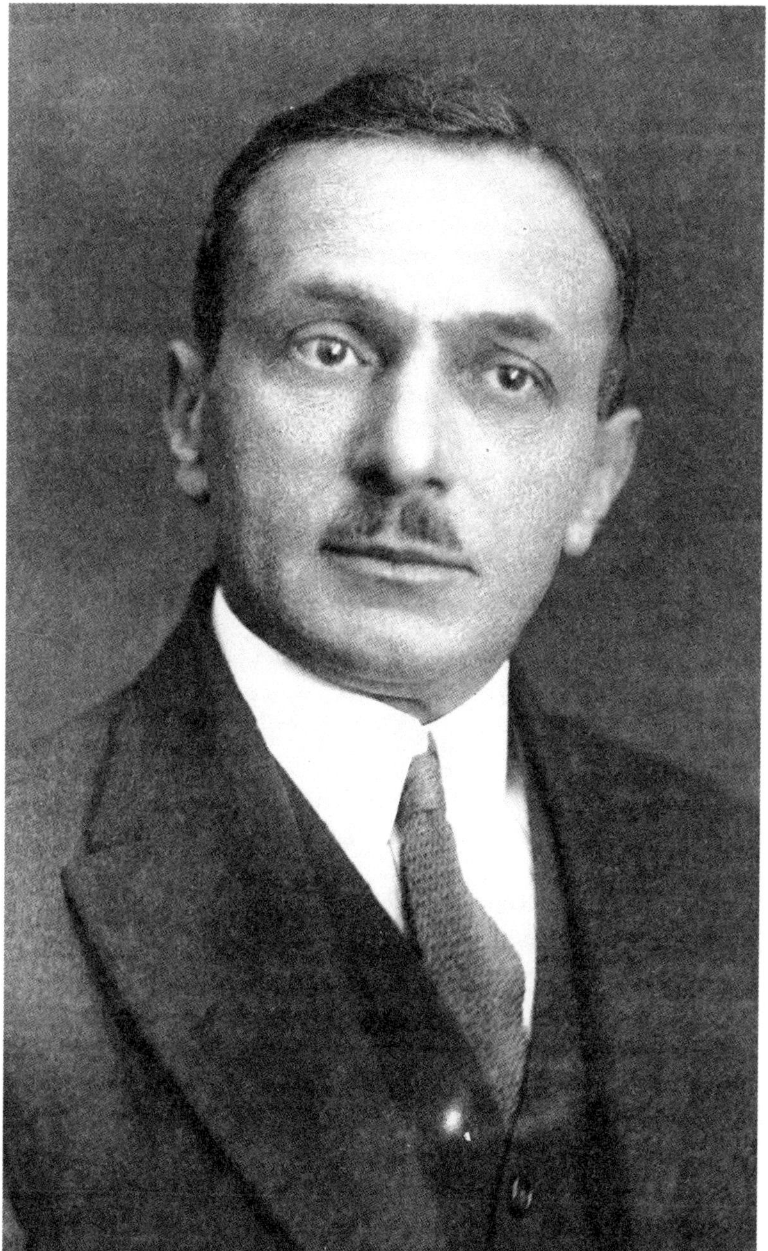

Guido Holzknecht

im eigenen Institut zu wiederholen, was er auch tat. Bei ihm sah der Physiker Prof. Lecher die ersten Röntgenaufnahmen. Lechers Vater aber war Redakteur der »Presse« in Wien, und so kam es, daß eine Wiener Tageszeitung die erste Meldung von der Entdeckung Röntgens brachte. Einer der Assistenten Exners, Dr. E. Haschek, war mit Dr. G. Kaiser befreundet, welcher bei Prof. Neusser an der II. Medizinischen Universitätsklinik die physikalische Therapie durchführte und an allen elektromedizinischen Fragen sehr interessiert war. Durch Hascheks Vermittlung wurde Kaiser zu den ersten Wiederholungen des Versuches Röntgens am Institut Exners eigeladen. Außerdem war der Bruder Franz Exners der Vorstand des Physiologischen Institutes, Prof. Siegmund Exner, der ebenfalls die Bedeutung der Entdeckung Röntgens für die Medizin erkannte. Er und Kaiser veranlaßten Neusser, drei geeignete Fälle – eine Schrotschußverletzung der Hand, eine Mißbildung einer Zehe und eine schlecht geheilte kindliche Unterarmfraktur – in das II. Physikalische Universitätsinstitut zur Untersuchung zu bringen, was am 28. Dezember 1895 geschah, am gleichen Tage, an welchem Röntgen in Würzburg das Manuskript seiner denkwürdigen Abhandlung »Über eine neue Art von Strahlen« der dortigen Physikalisch-medizinischen Gesellschaft überreichte. Es war dies fast ein Monat bevor Röntgen erstmals öffentlich in der historisch gewordenen Sitzung der Würzburger Physikalisch-medizinischen Gesellschaft vom 23. Januar 1896 über seine Entdeckung sprach. Die erfolgreiche Durchführung der ersten medizinischen Röntgenaufnahmen veranlaßte Neusser, ein geeignetes Instrumentarium für seine Klinik zu beschaffen und Kaiser mit der Durchführung der Röntgenuntersuchungen zu betrauen, nachdem sich dieser in Würzburg bei Röntgen selbst über die nötigen physikalisch-technischen Grundlagen informiert hatte. Kaiser hielt auch bald Kurse für Ärzte und Medizinstudenten, und unter letzteren war einer der eifrigsten Holzknecht, der damals als Student auf der I. Medizinischen Klinik bei Prof. Nothnagel hospitierte. Am 6. Oktober 1899 erhielt Holzknecht hier bei Hermann Nothnagel, dem großen Internisten, seine erste Anstellung als junger Arzt. Im Jahre vorher hatte Neusser die Direktion des Allgemeinen Krankenhauses ersucht, die Klinik vom Röntgenapparat zu befreien, worauf dieser vorläufig auf der Direktion deponiert wurde. Nothnagel aber stellte dem jungen Guido Holzknecht, der von der Entdeckung Röntgens fasziniert war, einen kleinen Raum zur Verfügung, in dem er sich seinen Forschungen, der medizinischen Anwendung der Röntgenstrahlen, widmen konnte. Dieser Raum war bereits in die Geschichte der Wiener Medizin eingegangen, denn in ihm waren 1898 die letzten Opfer der Pest in Wien, der Institutsdiener des Allgemeinen Krankenhauses Franz Bartosch und Dr. Franz Müller, der Arzt, der ihn gepflegt hatte, gestorben. Es währte nicht lange und dieser Raum wurde zur Röntgenstation der Klinik, die bald in einem solchen Ausmaß in Anspruch genommen wurde, daß sich auch Nothnagel aus finanziellen Gründen veranlaßt sah, ihre Loslösung von der Klinik zu beantragen. Inzwischen aber hatte die Direktion an der 2. Abteilung für Geschlechts- und Hautkrankheiten des Allgemeinen Krankenhauses ein zentrales Röntgeninstitut eingerichtet, welches formal dem Vorstand der Abteilung, Prof. Dr. Lang, unterstand. Tatsächlich wurde es von Kaiser geleitet, mit welchem Holzknecht immer in Verbindung blieb. 1901 sah sich Kaiser gezwungen, die Röntgenarbeit im Krankenhaus gänzlich aufzugeben, da an seinen Händen Strahlenschäden auftraten. Ihm folgte Dr. Stöckel als inoffizieller Leiter dieses Röntgeninstitutes bis 1902. Im Oktober 1902 finden wir in der Chronik des Allgemeinen Krankenhauses Holzknecht als Sekundararzt diesem »Röntgenzimmer« zugeteilt, nachdem auch bei Nothnagel die Röntgenstation der Klinik aufgelassen worden war. 1904 erhielt Holzknecht die Venia legendi für das neue Fach der medizinischen Röntgenologie. Im gleichen Jahr wurde er Abteilungsassistent an der Röntgenstation und 1905 zum offiziellen Leiter dieses Institutes bestellt. Diese Ernennung zum Leiter des Institutes scheint auf echt österreichische Art erfolgt zu sein, denn wir finden Mitte Juni 1905 verschiedene Eingaben Holzknechts an die Direktion, die alle fast gleichlautend beginnen. In der ersten schreibt Holzknecht: »Mit Rücksicht darauf, daß ich vor einigen Tagen (am 29. vorigen Monats) seitens der Direktion in einer mündlichen Besprechung davon in Kenntnis gesetzt wurde, daß Herr Prof. Lang seit einem verflossenen, mir noch heute nicht bekannten Termin, von der Leitung des Röntgenlaboratoriums zurückgetreten ist und daß somit dessen Pflichten und auch der von ihm getragene Teil der Verantwortung für die Agenden des Röntgenlaboratoriums auf mich übergegangen sind, bin ich genötigt festzustellen, daß die vorhandenen Mittel und Möglichkeiten die ordnungsgemäße Führung des Laboratoriums nicht erlauben.« Dazu sei bemerkt, daß die von diesem Institut für das Jahr 1904 ausgewiesene Statistik 6172 diagnostische Aufnahmen und Durchleuchtungen und 2230 therapeutische Röntgen- und Radiumbestrahlungen aufweist, wovon 59 % auf die verschiedenen Abteilungen des Allgemeinen Krankenhauses entfielen, 26 % auf die Universitätskliniken und 15 % auf andere Spitäler und Ambulatorien. In einer zweiten Eingabe, die genauso beginnt wie die vorhin erwähnte, bittet Holzknecht um Änderung der Aufschrift am Eingange des Röntgenlaboratoriums, welche noch Prof. Lang als Vorstand bezeichnet, obwohl dieser zu einem verflossenen, nicht näher bekannten Termin von der Leitung zurückgetreten ist. In einer dritten Eingabe vom Juli des gleichen Jahres, die wieder mit denselben Sätzen anfängt, ersucht Holzknecht, da er seit einer ihm nicht näher bekannten Zeit mit der provisorischen Leitung des Röntgenlaboratoriums betraut sei, wovon er aber nur mündlich verständigt wurde, um ein diesbezügliches Dekret. Damit scheint er doch seine definitive Ernennung zum Leiter durchgesetzt zu haben, und kaum hatte er diese in der Tasche, wußte er den Direktor des Spitales dazu zu bringen, noch im Jahre 1905 das selbständige »Laboratorium für Röntgendiagnostik und Röntgentherapie im Allgemeinen Krankenhaus« zu schaffen und es in eigenen Räumen, allerdings in einem aufgelassenen Pferdestall, unterzubringen.

So hatte Guido Holzknecht mit 33 Jahren sein erstes großes Ziel erreicht, hatte sich die Möglichkeit geschaffen, selbständig und unabhängig zu arbeiten, zu forschen und zu planen. 1908 wurde er erstmals zur Verleihung des Titels eines a. o. Professors vorgeschlagen, allerdings noch ohne Erfolg, denn es war in Österreich Gepflogenheit, daß erst der zweite Vorschlag von Erfolg begleitet war. 1912 wurde in neuen Räumen – das heißt aber eigentlich wieder in alten Räumen, in welchen früher einmal die Psychiatrie mit ihren Tobsuchtszellen untergebracht war und in welchen es sich heute noch befindet – das »Zentral-Röntgeninstitut des Allgemeinen Krankenhauses in Wien« unter seiner Leitung eröffnet. Am 1. Januar 1914 wurde Holzknecht endlich zum Primarius und Vorstand dieses Institutes ernannt. Im gleichen Jahr erhielt er nun auch den Titel eines a. o. Universitätsprofessors. 1917 wurde er von Prof. Hohenegg im Professorenkollegium zur Ernennung zum wirklichen a. o. Professor vorgeschlagen. Dieser Vorschlag wurde in der ständigen Kommission einstimmig, im Plenum des Professorenkollegiums mit großer Stimmenmehrheit angenommen. Am 19. April 1918 erfolgte dann auch tatsächlich seine Ernennung zum wirklichen a. o. Universitätsprofessor. Auch hier scheint nicht alles ganz glatt gegangen zu sein, so wie viele Jahre früher, bei der ersten Ernennung zum Leiter des Zentral-Röntgeninstitutes des Allgemeinen Krankenhauses, denn im Universitätsakt findet sich, von Holzknecht geschrieben, die Bemerkung, daß das Dokument seiner Ernennung nicht an ihn gelangt sei, und er ersuche um eine Kopie oder um Angabe des Datums und der Zahl des Ministerialaktes. Damals hatte Holzknecht, wie Hohenegg in seinem Referat erwähnte, schon über 127 Arbeiten veröffentlicht, war Ehrenmitglied zahlreicher in- und ausländischer wissenschaftlicher Gesellschaften, insbesondere auch der deutschen, englischen und amerikanischen Röntgengesellschaft und seit 1913 Vorsitzender der Sonderkommission für Strahlenmessung der Deutschen Röntgengesellschaft. Mißgunst und Schwierigkeiten, die man ihm bei Vertretung seines Faches in den Weg legte, und der Umstand, daß die vom Professorenkollegium im Juli 1923 beschlossene Umwandlung seines Institutes in ein Universitätsinstitut de facto nicht zu erreichen war, veranlaßten Holzknecht, seine Rückversetzung in das Bundesministerium für soziale Verwaltung als Vorstand des Zentral-Röntgeninstitutes zu betreiben, die im Jahre 1929 auch bewilligt wurde. Im Februar 1931 wurde ihm als letzte Ehrung der Titel eines Hofrates verliehen. Schon seit vielen Jahren hatten sich als Folge seiner röntgenologischen Tätigkeit Strahlenschäden besonders an der Haut und hier insbesondere an den Händen gezeigt. Diese hatten zu bösartigen Geschwüren geführt, welche immer eingreifendere Operationen, am Schluß die Amputation des ganzen rechten Armes, nötig machten. Am 30. Oktober 1931 starb Holzknecht – 59 Jahre alt – an Röntgenkrebs.

Die Lebensarbeit

32 Jahre hat Guido Holzknecht als Arzt gewirkt, und diese 32 Jahre sind bis zum letzten mit rastloser Arbeit ausgefüllt. Aber nicht die Intensität seiner Arbeit ist das charakteristische und einmalige seiner Tätigkeit, sondern das restlose logische Durchdenken des Gegenstandes, mit dem er sich jeweils befaßte, und nicht zuletzt auch die Vielseitigkeit und die geniale Voraussicht, die in seinen Arbeiten zum

Ausdruck kommt. Dies zeigte sich schon am ersten großen Wurf, den er getan hat, durch den er sich gleich in die vorderste Reihe der Pioniere der Röntgenologie stellte. Schon 5 Jahre nach der Entdeckung der Röntgenstrahlen, kaum mehr als zwei Jahre nach seiner Promotion, kaum mehr als zwei Jahre, nachdem er begonnen hatte, sich selbst mit fanatischem Eifer der medizinischen Anwendung der Röntgenstrahlen zu widmen, erschien 1901 in Buchform seine »Röntgenologische Diagnostik der Erkrankungen der Brusteingeweide«. Das Buch war – wie Prof. Robert Kienböck, mit dem ihn der gemeinsame Kampf für das junge Fach auf das innigste verband, Jahrzehnte später schrieb – eine geradezu verblüffende Glanzleistung, mit der er andere Bahnbrecher weit übertraf. Das Verblüffende an diesem Buche mit seinen 228 Seiten, 60 Textabbildungen und 50 Tafelbildern war, daß hier ein grandioses umfassendes Werk der Medizin geschenkt wurde, in dem auch Dinge klar, präzise und richtig beschrieben wurden, die mit den damaligen Mitteln der Röntgentechnik kaum oder gar nicht gesehen werden konnten. Trotzdem hat sich fast nichts von dem in diesem ersten großen Werk Holzknechts Gesagten später als unrichtig erwiesen. Trotzdem ist kaum etwas wirklich Neues auf diesem Gebiet später noch entdeckt worden. Alles spätere, von anderen Geleistete, war gewissermaßen nur mehr Kleinarbeit am großen fundamentalen Bau. Dies war das Ergebnis einer genialen Verflechtung der Gesetze von den physikalischen, optischen und projektivistischen Eigenschaften der Röntgenstrahlen mit den Erkenntnissen der gesamten medizinischen Wissenschaft, insbesondere der normalen und pathologischen Anatomie und Physiologie. Schon hier in seinem Erstlingswerk war der junge Guido Holzknecht richtunggebend in der Art seines röntgenologischen Denkens. Schon hier zeigte er, daß das Wesentliche der Röntgenbefund sei, der dem klinischen Befund zugeordnet werden müsse, es also keine »Röntgendiagnose« als Ersatz für die klinische Diagnose gebe. Von seinen weiteren Arbeiten auf dem Gebiete der Röntgendiagnostik innerer Erkrankungen sind besonders jene über die Untersuchung des Verdauungstraktes von Interesse, weil sich bei diesen wieder in besonderem Maße seine Eigenheit zeigte, welche späterhin die Wiener Röntgenschule charakterisieren sollte. An vielen Orten wurde die Durchleuchtung des Patienten zugunsten der Röntgenaufnahme vernachlässigt. Holzknecht aber wies immer wieder auf die große Bedeutung der Durchleuchtung des Patienten hin, weil nur sie die Möglichkeit bot, ein Organ von allen Seiten und in allen Phasen seiner Tätigkeit zu beobachten, weil nur sie eine »lebendige« Röntgenologie vermitteln konnte, wie er sich ausdrückte.

So wurde Wien zu einer Stelle, an welcher die Röntgendurchleuchtung besonders gepflegt und ausgebaut wurde. Hier zeigte sich nun auch wieder der Bastler, der Holzknecht immer war, bei der Konstruktion von zweckmäßigen Durchleuchtungsgeräten, den einst überall bekannten »Wiener Modellen« und auch anderer kleiner Hilfsgeräte, wie zum Beispiel des Distinktors, der die Palpation bei der Röntgenuntersuchung des Magens und Darmtraktes ermöglichte, ohne daß der Untersucher seine Hände den gefährlichen Röntgenstrahlen aussetzen mußte. Diese Gefahr wurde früh erkannt. Als dann noch Prof. Leopold Freund in Wien als erster zeigte, daß Röntgenstrahlen auch heilend wirken können, befaßte sich Holzknecht intensiv mit der biologischen und therapeutischen Wirkung der Röntgenstrahlen. Auch hier hat er Grundlegendes geleistet und auch hier trat so nebenbei wieder seine Lust am Basteln in Erscheinung, Wesentliches schaffend. Denn man wußte wohl, daß Röntgenstrahlen heilend oder auch schädigend wirken können, aber man besaß keine Möglichkeit, die Strahlendosis zu messen. Wieder war es Holzknecht, der als erster schon 1902 ein brauchbares Meßinstrument für die Strahlenbehandlung, das »Chromoradiometer«, schuf. Er modifizierte und verbesserte es laufend, und so blieb es in Verwendung, bis endlich neue physikalische Erkenntnisse eine exaktere Dosierung ermöglichten. Gewiß war das Chromoradiometer nach unseren heutigen Begriffen ein recht primitives Meßinstrument. Seine Bedeutung ist aber allein daraus ersichtlich, daß nach seiner Einführung die Zahl der therapeutischen Röntgenverbrennungen am Institut, an welchem Holzknecht arbeitete, sich um fast 90% verringerte. So bildete das Chromoradiometer mit seinen H (Holzknechteinheiten) die Basis der Dosierung bis zur Erfindung der iontoquantimetrischen Instrumente. Holzknecht war in erster Linie Arzt, und so war es für ihn auch selbstverständlich, daß bei der Lösung strahlentherapeutischer Probleme biologisches und nicht physikalisches Denken im Vordergrund stehen müsse. Das energische und temperamentvolle Vertreten dieses Standpunktes führte bisweilen zu scharfen Auseinandersetzungen mit den Anhängern jener Richtung, welche die Strahlenbehandlung, insbesondere auch des Krebses, als ein rein physikalisch-technisches Problem betrachteten, wobei es ausschließlich darauf ankommen sollte, an die Krebszellen eine physikalisch genau definierte Strahlendosis, die sogenannte »Karzinomdosis«, heranzubringen. Besonders den Begriff der Karzinomdosis als einer physikalisch definierten Dosis, die unter allen Umständen den Krebs restlos vernichten sollte, wenn sie an Ort und Stelle herangebracht wurde, hat Holzknecht vom biologischen Gesichtspunkt aus energisch bekämpft, und es ist ihm gelungen, allmählich auch die meisten Gegner für seinen Standpunkt zu gewinnen. Neben der Krebsbekämpfung widmete sich Holzknecht aber auch eingehend der Röntgenbehandlung gutartiger Erkrankungen, besonders der Erkrankungen der Drüsen mit innerer Sekretion, deren Erforschung gerade in den ersten Jahrzehnten dieses Jahrhunderts besondere Fortschritte machte. Auch hier gab es temperamentvolle Auseinandersetzungen mit den Gegnern, insbesondere hinsichtlich der Behandlung der Hyperthyreose. Denn die Chirurgen gaben begreiflicherweise der Operation den Vorrang vor der Bestrahlung und wollten diese nicht gelten lassen. Das war in der ersten Zeit, da die Unmöglichkeit einer exakten Dosierung bei Bestrahlungen durch weniger erfahrene Strahlentherapeuten bisweilen zu einer Strahlenschädigung führte, verständlich. Ferner widersprach Holzknecht energisch jenen Strahlentherapeuten, welche den Standpunkt vertraten, daß man mit kleinsten Dosen Röntgenstrahlen die Lebensvorgänge in der Zelle fördern und anregen könne und von diesem Gesichtspunkt aus »Reizbestrahlungen«, besonders auch der Eierstöcke, empfahlen. Hier hat ebenfalls Holzknecht recht behalten. Heute kann man immer wieder in den Tageszeitungen von den Gefahren lesen, welche der Menschheit gerade durch die kleinsten Dosen, welchen sie bei fortschreitender Zivilisation in zunehmendem Maße ausgesetzt ist, drohen. Wenn diese Gefahren auch vielfach aus unreellen Gründen übertrieben werden und versucht wird, in der Bevölkerung eine »Strahlenhysterie« zu erzeugen und insbesondere die ganz positive hinsichtlich des Strahlenschutzes geleistete Arbeit zu diesem Zwecke verschwiegen wird, so bleibt doch die Tatsache bestehen, daß schon Holzknecht immer wieder betonte, daß Röntgen- und Radiumstrahlen – wozu heute noch die Strahlen künstlicher radioaktiver Isotope kommen, Strahlen, die man zusammenfassend einschließlich der Röntgen- und Radiumstrahlen als »ionisierende« Strahlen bezeichnet – die normalen Lebensvorgänge in einer Zelle unter allen Umständen ungünstig beeinflussen, wobei nur das Ausmaß des Schadens variieren kann. Daß Holzknechts Interesse während und nach dem ersten Weltkrieg besonders den Verletzungen und hier wieder in erster Linie dem Nachweis und der Lokalisation von Fremdkörpern galt, ist naheliegend. Auch hier hat er mit seinen Mitarbeitern Hervorragendes geleistet, und seine Methode der Fremdkörperlokalisation im Auge ist heute immer noch die beste, weil einfachste und verläßlichste. Das Fortschreiten der Röntgenschäden am eigenen Körper zwang Holzknecht, seine praktische Tätigkeit immer mehr einzuschränken, und infolgedessen überwiegen in der Nachkriegszeit mehr und mehr jene wissenschaftlichen Arbeiten, in welchen er am Schreibtisch die Folgerungen aus dem ziehen konnte, was er in seinem Fach gesehen, erfahren und erlebt hatte. Zum Teil handelt es sich hier um strahlenbiologische und strahlentherapeutische Probleme, und es ist ergreifend, wenn man unter anderem liest, was er auf Grund von Selbstbeobachtungen über Röntgenschäden schrieb, an welchen er selbst zugrunde gegangen ist. In dieser Periode seines Schaffens lag ihm die Stellung der Röntgenologie im Rahmen der gesamten Medizin besonders am Herzen. Die wichtigste Arbeit auf diesem Gebiet ist – neben anderen Arbeiten über Forschungsorganisation, Ärzteausbildung, Studentenunterricht usw. – sein Buch, betitelt »Einstellung zur Röntgenologie«. Es ist eine hervorragende und für ihn außerordentlich charakteristische Untersuchung über die Einfügung der Röntgenstrahlenanwendung in Praxis, Fortschritt und Unterricht. Das Buch bringt keine neuen Erkenntnisse. Es zeigt vielmehr den Weg, den Holzknecht von Anbeginn bis zur Vollendung gegangen ist, und die Ausblicke, die sich ihm auf diesem Wege geboten haben. Von allem Anfang an hat Holzknecht größten Wert darauf gelegt, seine Kenntnisse nicht für sich zu behalten, sondern sie weiterzugeben, zu unterrichten. Später hat er sich die Organisation des Unterrichtes seiner Assistenten und befreundeter Röntgenologen an seinem Institut besonders angelegen sein lassen. Er schuf auch eine »Fernberatungsstelle«, indem er Organisation in die Gepflogenheit brachte, ihm und anderen namhaften Wiener Röntgenologen seltene und unklare Röntgenbilder zur konsiliaren Beratung zu schicken. Schon frühzeitig hat Holzknecht nicht nur Ärzte unterrichtet, sondern auch eine Schule für Röntgenassi-

stenz geschaffen, die eine der ersten und bekanntesten gewesen ist und heute noch weitergeführt wird.
In die Nachkriegszeit fällt auch die Schaffung eines physikalischen und eines biologischen Laboratoriums am Zentral-Röntgeninstitut. Besonders das erstere lag Holzknecht sehr am Herzen. Das rasche Anwachsen der für dieses Laboratorium anfallenden Arbeiten zeigte wieder einmal, daß er den rechten Weg eingeschlagen hatte. Als diese Arbeiten den ursprünglich vorgesehenen Rahmen notgedrungen überschritten, gründete er im Rahmen dieses Laboratoriums, aber als selbständige Institution, die »Röntgentechnische Versuchsanstalt« als beratende Stelle für Ärzte und Industrie in allen physikalisch-technischen Fragen. Diese wurde später um eine radiumtechnische Abteilung erweitert. Sie war in dieser Form nicht nur vielen Ländern als physikalisch-technische Institution für das medizinisch-radiologische Gebiet ein Vorbild, sondern zugleich der Vorläufer der heutigen »Physikalisch-technischen Prüfanstalt für Radiologie und Elektromedizin« im Allgemeinen Krankenhaus in Wien, an der heute drei Physiker und vier Techniker die anfallende Arbeit kaum bewältigen können. Ihr bevorzugtes Arbeitsgebiet war von allem Anfang an der Strahlenschutz, dem heute im Hinblick auf die medizinische und nichtmedizinische Anwendung der Atomenergie eine immer größere Bedeutung zukommt. So hat Holzknecht dafür vorgesorgt, daß die Probleme, welche der Atombombenabwurf auf Hiroshima und Nagasaki auslöst, auch uns in Wien nicht gänzlich unvorbereitet getroffen haben.

Der Erfolg

Der äußere Erfolg – ein paar Titel, ein paar Orden – hat Holzknecht wenig gereizt. Daß er die Umwandlung des Zentral-Röntgeninstitutes in ein Universitätsinstitut nicht mehr zu erreichen vermochte, nachdem der Nobelpreisträger Wagner-Jauregg seines Alters wegen aus dem Professorenkollegium ausgeschieden war und ihn nicht mehr entsprechend unterstützen konnte, hat ihn sicher schwer gekränkt. Es hat ihn um so mehr gekränkt, als die Umwandlung nicht an sachlichem Widerstand scheiterte, sondern an persönlicher Mißgunst von einer Seite, die mit Röntgenstrahlen herzlich wenig zu tun hatte. Die erste Reaktion von dieser Seite nach Holzknechts Tode war

– das Institut muß weg! Der Angriff mißlang. Zu fest hielt Holzknechts Organisation und Führung auch über seinen Tod hinaus. 18 Jahre nach seinem Tode wurde die Übernahme seines Institutes durch die Universität, die er sich zu Lebzeiten vergebens erhofft hatte, vollzogen. Heute trägt das Zentral-Röntgeninstitut der Universität Wien mit Stolz den Namen »Guido-Holzknecht-Institut«, um kommende Generationen an den Mann zu erinnern, der es gegründet hat und seine Pionierarbeit mit einem frühen Tod bezahlen mußte. Eine Anerkennung seiner Arbeit, seiner wissenschaftlichen Leistung, die ihn besonders gefreut hat, war die Verleihung der Riedermedaille. Diese Auszeichnung der Deutschen Röntgengesellschaft wurde ihm nach ihrer Schaffung als erstem verliehen, obwohl er gerade in Deutschland viele Gegner hatte. Die Verleihung kam ihm ganz unerwartet, und die Auszeichnung gerade von dieser Seite gab ihr als Ausdruck objektiver Wertschätzung ein besonderes Gewicht. Daß auf der ganzen Welt Schüler von ihm erfolgreich tätig waren und noch tätig sind, die ihn nicht vergaßen und mit seltener Anhänglichkeit zu ihm hielten, war auch ein Erfolg seiner Arbeit, wenn auch nicht minder ein Erfolg seiner Persönlichkeit. Auch der Dank der Kranken. Die Lebenden aber denken nicht daran, daß seit der Zeit, da die Röntgenstrahlen der Medizin dienstbar gemacht wurden, die durchschnittliche Lebenserwartung um über 20 Jahre gestiegen ist. Gewiß ist das nicht allein ein Verdienst der Röntgenstrahlen. Aber ebenso gewiß sind die Röntgenstrahlen daran wesentlich beteiligt. Demjenigen, der heute länger lebt, ist dies selbstverständlich. Er weiß nicht, daß Holzknecht und andere Pioniere der Röntgenologie und der ganzen Medizin früher sterben mußten, ihr Leben hingegeben haben, damit er und viele andere länger leben können. Dieser Erfolg, von dem nur die Eingeweihten wissen und der der großen Menge unbekannt ist, ist wohl der größte und schönste auch im Leben Holzknechts gewesen.

Der Mensch

Als Prof. Busi, der verstorbene Altmeister der italienischen Röntgenologen, in Rom auf eine 25jährige selbständige röntgenologische Tätigkeit zurückblicken konnte, veranstalteten seine Schüler ihm zu Ehren eine intime Feier. In seiner Ansprache dankte Busi tief bewegt und erwiderte, daß es nicht seine Verdienste gewesen seien, sondern die der großen Meister, welche ihn zur Tätigkeit in der Röntgenologie angespornt hätten. Er schrieb uns damals, was er diesbezüglich über Guido Holzknecht sagte. Es ist einer der schönsten Briefe, die ich jemals gelesen habe, ein Brief, welcher den jungen Holzknecht in so hervorragender Weise charakterisiert, daß ich ihn hier im wesentlichen wiedergeben will. Busi schrieb:

»Ich sagte, daß ich im Jahre 1906 von der Leitung des Spitales in Bologna aufgefordert wurde, mich mit der Röntgenologie zu beschäftigen, welche zu dieser Zeit schon eine besondere Bedeutung für die Erkrankung und Behandlung von Erkrankungen zu erlangen versprach. Ich begab mich also mit einem Brief von Prof. A. Murri nach Triest zu Maximilian Gortan, welcher mir die Grundzüge beibrachte und mir von Holzknecht erzählte. Bei dessen Erwähnung erwärmte er sich in solchem Maße, daß ich, obwohl ich der deutschen Sprache unkundig war und mich in den denkbar schlechtesten finanziellen Verhältnissen befand, den Entschluß faßte, nach Wien zu fahren, um Holzknecht zu sehen und ihn kennenzulernen.

Ich erzählte meinen Schülern von unserer ersten Zusammenkunft in dem denkbar bescheidensten Institut Holzknechts (wieder ein Beispiel dafür, daß die größten Entdeckungen in primitivsten Arbeitsstätten reifen und von dort ihren Ausgang nehmen.) Schon bei diesem ersten Zusammentreffen fühlte ich, daß sich hier vor mir eine weite, glänzende Welt auftat. Holzknecht empfing mich. Er streckte mir die Hände entgegen und nahm meine Hand zwischen die seine so wie ein Freund, der nach vielen, vielen Jahren der Abwesenheit den Freund endlich wiederfindet. Er sprach zu mir (und wieder muß ich erwähnen, daß ich kein Wort Deutsch verstand) etwas, von dem ich nicht wußte, was es war, aber mit einer Stimme und mit einem Glanz in seinen Augen, daß seine Worte ihren Weg unmittelbar zu meinem Herzen fanden.

Ich erzählte meinen Schülern, daß er mich in den folgenden Tagen mit einer einzig dastehenden Güte aufnahm, daß er mich bei jeder Durchleuchtung aufforderte, mich neben ihn hinzusetzen, und daß er mir, der ich nichts bezahlte, denn ich hatte nichts, womit ich hätte bezahlen können, den Vorzug gab vor allen anderen anwesenden Fremden.

Ich erzählte meinen Schülern, wie seine Art zu arbeiten für mich etwas ganz Neues war; wie ich hörte, wie er – ehe er die Durchleuchtung begann – die Krankengeschichte aufnahm und wie er unter dem Röntgenlicht während und nach der Kontrastmahlzeit den Bauch des Patienten abtastete; und wie er schnell auf dem Leuchtschirm Skizzen entwarf und sie abpauste; wie er die Untersuchung mit Kommentaren und Diskussionen begleitete, welche mir mit einem Male die Grundlagen dieser besonderen Untersuchungsart enthüllten und welche mir zeigten, daß sie in seinen Händen eine Methode war, die hart an der Vollendung stand. Und immer wieder wandte er sich an mich und lächelte, und ich sah ihm an, daß er die Empfindung hatte, ich verstünde ihn, und das Wort, das er an mich richtete, würde unvergessen und unverloren bleiben.

So flogen die zwei Wochen meines Wiener Aufenthaltes dahin, eine Zeit, die viel zu kurz war. Aber sie war für mich von ausschlaggebender Bedeutung, da sie mich bestimmte, mich endgültig der Röntgenologie zu widmen und da sie mich die Einfügung der Röntgenologie in die übrigen klinischen Fächer erkennen ließ.

Ich beschrieb die Stunde meines Abschieds. Wohl nur wenige Male mögen sich zwei Menschen so nahe gefühlt haben wie wir in diesem Augenblick, wir, die wir nicht einmal eine gemeinsame Sprache hatten, uns zu verständigen. Aber wir waren verbunden durch die Liebe zu unserer Wissenschaft, die uns beseelte, ihn, den jungen und doch schon so großen Meister, und mich, der ich eben erst die ersten Schritte auf jenem Wege versuchte, den er mir gewiesen hat.

Ich kann wohl ohne Übertreibung sagen, daß die italienische Röntgenologie an jenen Grundlinien festgehalten hat, die Guido Holzknecht wies. Ich und meine Schule haben in ihm stets unseren wahren Meister gesehen. Mit Guido Holzknecht ist die reinste, leuchtendste und repräsentativste Erscheinung aus der Welt der Röntgenologen geschwunden. Er hat für unsere Wissenschaft die Meilensteine aufgestellt, und seine Arbeiten sind bestimmt, noch viele Jahre bahnbrechend und richtunggebend zu sein.

Wir italienischen Röntgenologen haben seit vielen Jahren mit Bangen und Zittern die einzelnen Stufen seines Martyriums verfolgt. Wir bewunderten seine heitere Ruhe, seinen ungebrochenen Mut und seinen harten Arbeitswillen. Wir neigen uns in tiefer Ergriffenheit vor seinen sterblichen Überresten. Der Name Holzknecht gehört schon der Geschichte der Medizin an.

Dies, lieber Kollege, war so ungefähr das, was ich damals sprach.«

So schrieb Busi. Nie hat jemand den ewig jungen Holzknecht besser charakterisiert als er, besser den Menschen gezeigt, der, gottbegnadet, befähigt war, einen anderen Menschen, selbst wenn er sich durch die Sprache mit ihm nicht zu verständigen vermochte, in kürzester Zeit für seine Wissenschaft zu begeistern und fürs ganze Leben als Freund oder Schüler an sich zu binden. Die Anhänglichkeit seiner Schüler, die Verehrung, die sie ihrem Lehrer entgegenbrachten, kann nur dem verständlich sein, der es miterlebt hat, wie Holzknecht seine Stellung als Chef und Lehrer aufgefaßt hat, der gesehen hat, wie sehr diese Auffassung von der vieler anderer Chefs verschieden war. Er hat keinen Wert darauf gelegt, daß er auf jeder wissenschaftlichen Arbeit aus seinem Institut als Mitautor aufscheint, wie es vielfach Sitte ist. Im Gegenteil. Manche Arbeit seiner Schüler war weitgehend sein Gedankengut. Er gab die Idee, er war der Berater bei der Durchführung, aber er dachte nicht im mindesten daran, als Mitautor aufzuscheinen. Denn er sagte sich, daß sein junger Mitarbeiter es nötig habe, bekannt und gefördert zu werden, während er selbst auf der ganzen Welt schon genügend bekannt sei. Ihm war seine Schule wichtiger als seine Person. Wenn ein Arzt in das Institut kam, um sich hier in der Röntgenologie auszubilden oder fortzubilden, so unterhielt sich Holzknecht zuerst eingehend mit ihm über seine Vorbildung und über seine Ziele, ehe er ihn mit bestimmten Anweisungen an einen seiner Assistenten weitergab. Gelegentlich einer solchen Unterhaltung, bei welcher ich mit anwesend war, zeichnete er, der gerne Papier und Bleistift zur Hand hatte, einen Kreis und sagte: »So groß ist mein Wissen. Wie groß es ist, weiß niemand.« Dann zeichnete er um den ersten Kreis einen zweiten, erheblich größeren, teilte ihn in Sektoren und meinte: »So groß ist mein Wissen nach außenhin. Aber hier in diesem größeren Kreis sind um den Kern in den einzelnen Sektoren meine verschiedenen Schüler und Mitarbeiter mit ihren Spezialgebieten und geben mir den Anschein des viel größeren Wissens.« Nur jemand, der viel weiß und wirklich etwas kann und das Wesen der Sache erfaßt hat, ist einer solchen Bescheidenheit fähig und kann auch – so wie Holzknecht es getan hat – sagen: »Wenn einer meiner Assistenten nicht mehr weiß als ich, nicht auf einem Teilgebiet größere Kenntnisse hat als ich, so kann ich ihn nicht brauchen.« Wie armselig nimmt sich demgegenüber ein Chef aus, der mehr oder weniger deutlich sagt: »So groß ist mein Wissen, und was darüber hinausgeht, existiert bei mir nicht.« Holzknecht sah mit Recht das Wesentliche nicht darin, daß man in sich spezielle Kenntnisse anhäuft, zum Beispiel in der Diagnostik in seinem Kopf Erinnerungsbilder einmal gesehener Röntgenaufnahmen sammelt, sondern er sah das Wesentliche im röntgenologischen Denken. Dadurch, daß er seinen Schülern röntgenologisches Denken in der Medizin lehrte, brachte er sie zu Spitzenleistungen in Teilgebieten, auf welchen ihm selbst die Spezialkenntnisse fehlten. Er hat klar gezeigt, daß für die Weltgeltung nicht die Leistung der einzelnen Person, sondern die seiner Schule maßgebend ist. Darum sah er auch das Lehren als Verpflichtung an. Wer an sein Institut kam, um etwas zu lernen, der mußte auch die Garantie dafür haben, daß er seine Zeit nicht vergebens am Institut verbrachte. Holzknecht schrieb nicht nur die einzelnen Kurse vor, sondern auch wieviel Hörer höchstens an jedem Kurs teilnehmen durften, denn ein jeder mußte genügend sehen können, und es mußte die Möglichkeit des persönlichen Kontaktes mit dem Lehrer gegeben sein. Er setzte sich selbst in manche Kursstunde seiner Assistenten und belehrte diese nachher darüber, was an ihrer Art zu unterrichten nicht zweckmäßig war. Er belehrte sie darüber. Das heißt, er besprach die Angelegenheit so lange mit seinen Assistenten, bis diese den Vorschlägen Holzknechts folgten, und zwar nicht, weil sie dessen größere Erfahrung anerkannten, sondern weil sie von der Richtigkeit seiner Ausstellungen überzeugt wurden. Von diesem Gesichtspunkt aus lehnte Holzknecht es auch energisch ab, im Rahmen der damals in Wien existierenden amerikanischen Kursorganisation Kurse zu halten oder an seinem Institut halten zu lassen, obwohl dies seinem persönlichen Ruf in den USA ohne Zweifel sehr genützt hätte. Er lehnte es deswegen ab, weil sich diese Kursorganisation auf den Standpunkt stellte, daß sie dem Vortragenden für jede Kursstunde ein bestimmtes Honorar bezahle und alles weitere, z. B. die Zahl der Hörer, die tatsächliche Anwesenheit derselben etc. den Vortragenden bzw. den verantwortlichen Leiter des Kurses nichts angehe. Demgegenüber vertrat Holzknecht den Standpunkt, daß ein Arzt, der an seinem Institut an einem Kurs oder einem Praktikum teilgenommen hat und eine diesbezügliche Bescheinigung bekam, auch wirklich etwas gelernt haben müsse, er, bzw. der Vortragende dafür verantwortlich sei und daher sowohl er als auch der Hörer Verpflichtungen habe, die über das Vortragen einerseits und das Inskribieren des Kurses anderseits hinausgehe. Holzknecht lehrte nicht nur röntgenologisches Denken, lehrte seine Herren am Institut nicht nur, wie man unterrichten müsse, sondern er lehrte auch, was man publizieren müsse und wo und wie zu publizieren sei. Er sagte: publizieren heißt bekanntmachen. Also muß die Arbeit dort erscheinen, wo sie auch von jenen Leuten, welche in erster Linie an der Sache interessiert sind, gelesen wird. Sie muß so verfaßt werden, daß das, was gebracht wird, auch wirklich klar, deutlich und verständlich ist. Die Bilder müssen nicht nur das Wesentliche zeigen, sie müssen auch eingehend beschriftet sein, damit derjenige, welcher das Heft oder das Buch vorerst nur durchblättert, schon dadurch einen richtigen Eindruck von dem bekommt, was in der Arbeit Neues oder Interessantes gebracht wird. Stundenlang konnte Holzknecht über nur wenige Sätze einer Arbeit mit einem seiner Herren debattieren, wenn die Diktion die nötige Klarheit vermissen ließ. Meist war ja die Ursache der fehlenden Klarheit der Diktion der Umstand, daß dem Verfasser die Materie nicht genügend klar war. Es war also keineswegs ein Streit um Worte, sondern Holzknecht suchte in der Debatte mit seinem Schüler eine restlose Klärung der Materie zu erreichen und ihn dadurch zum richtigen, nicht mißzuverstehenden Ausdruck zu führen. In solchen Debatten war er Leiter im wahrsten Sinne des Wortes und bewies, so wie auch in vielen anderen Fällen, eine unendliche Geduld, die man ihm im Hinblick auf sein Temperament gar nicht zugetraut hätte.

Auch seinen Patienten gegenüber war Holzknecht – ein echter Schüler Nothnagels – von einer bewundernswerten Geduld und Güte, die ihren letzten Ursprung wohl in der Erkenntnis seines eigenen qualvollen Leidens hatte.

Die Liebe seiner Schüler war bisweilen mit Feindschaft erkauft. Denn wo immer einer seiner Schüler sich eine Blöße gab, sprang Holzknecht, der auch ein glänzender Redner war, ein und hat so manchen Hieb aufgefangen und pariert, der gar nicht ihm gegolten hat. Das vergaßen ihm seine Schüler nie, aber seine Feinde wollten ihm manchmal daraus einen Strick drehen. Holzknecht hat nie Streit gesucht. Wenn ihm aber ein aufgeblasener Wichtigtuer in seinem Fach in die Quere kam oder ihn gar noch persönlich angriff, dann war es ihm eine reine Freude, diesen mit beißender Ironie seine Überheblichkeit büßen zu lassen und ihn bloßzustellen. Unter den Großen seiner Zeit hatte Holzknecht keinen dauernden Feind, keinen Gegner, der ihn

nicht achtete, denn auch er achtete die Leistungen des Gegners. Aber es gab manch kleinliche Seele, die ihm seinen Ruf, seine Genialität mißgönnte und die selbst nach seinem tragischen Tode ihre Mißgunst nicht verbergen konnte.
Wir sahen den jungen Holzknecht, wie ihn Busi schilderte, beseelt von einer fanatischen Begeisterung für sein junges Fach, getrieben von einem jugendlichen Temperament, einem Temperament, das selbst uns Jungen oft zu jugendlich war, so daß wir kaum mithalten konnten. Dieses Temperament hat die schweren Strahlenschäden, die sich Holzknecht zuzog, wohl mitverschuldet. Gustav Kaiser, der älteste der österreichischen Röntgenologen, der Holzknecht in die ersten Geheimnisse der Röntgenologie einführte, büßte wohl seine beiden Hände ein, aber er erreichte sein 83. Lebensjahr in voller Rüstigkeit und geistiger Frische. Robert Kienböck, der gleichzeitig mit Holzknecht seine röntgenologische Tätigkeit begann und mit ihm zusammen den Weltruf der österreichischen Röntgenologenschule begründete, wurde 83 Jahre, ohne an Strahlenschäden zu leiden. Holzknecht hatte Strahlenschäden am ganzen Körper. Dazu hat aber nicht nur sein Temperament geführt, sondern auch seine Einstellung zum Patienten. Er wollte in erster Linie Arzt sein und wollte seine Patienten auch im Röntgenlicht mit den Händen untersuchen, und damit gefährdete er vor allem seine Hände. Er wollte als Arzt auch während der Untersuchung oder Behandlung den Kontakt mit dem Patienten aufrechterhalten und in ihm nicht den Eindruck erwecken, man überlasse ihn allein gefährlichen, sprühenden und knisternden Apparaten und ziehe sich selbst vor diesen hinter weitgehende Schutzmaßnahmen zurück. Denn in den ersten Jahrzehnten der Röntgenologie, da es noch keine Vollschutzapparate gab, hätte ein ausreichender Schutz entweder den Arzt einem gepanzerten Ritter ähnlich gemacht oder ihn gezwungen, sich immer wieder möglichst weit vom Patienten zurückzuziehen. Beides war nicht Holzknechts Sache. Als gereifter Mann, der sich keinen Illusionen mehr über die Folgen der erlittenen Strahlenschäden hingab, hat er nicht resigniert. Er hat vielmehr alles darangesetzt, daß die erkannte Gefährlichkeit der Röntgenstrahlen nicht dazu führe, daß der Arzt sich vom Patienten zurückziehe, sich nur mit Aufnahmen abgebe, welche von seiner Hilfskraft angefertigt wurden, daß das, was er einmal als »lebendige Röntgenologie« bezeichnete, nicht aus Angst vor den gefährlichen

Röntgenstrahlen ins Hintertreffen gelange und daß sich nicht diese Angst – tatsächlich vorhanden oder als billiger Vorwand – als trennender Faktor zwischen Arzt und Patienten, zwischen Röntgenologie und Klinik einschiebe. So blieb er weiter trotz der erlittenen Schäden ein Kämpfer für die Röntgenologie, so wie er sie auffaßte, als ein Fach, in welchem der Arzt vor dem Techniker stehen muß. Viele Jahre hindurch, ja sicher viel mehr als ein Jahrzehnt, war sich Holzknecht völlig darüber im klaren, welches Ende ihm bevorstehe, daß er dem Röntgenkrebs nicht entgehen könne. Trotz dieses Wissens um seinen qualvollen Tod hat ihn nie jemand verzagt gesehen, war er bis zuletzt ein Beispiel von ungebrochenem Mut und unbändiger Arbeitskraft, ein leuchtendes Beispiel des Kämpfers für seine Ideale, für eine bessere Zukunft der Menschheit.

Adolf Lorenz

1854–1946

Weidenau, anno 1854, ehemals österreichisch-schlesisches verträumtes Biedermeier-Städtchen im verstecktesten Winkel Deutsch-Österreichs. Hier wurde im Jahre 1854 Adolf Lorenz geboren. Einige Meter hinter seinem Geburtshaus bildete ein kleines Bächlein die Grenze gegen Preußisch-Schlesien.

Weidenau – typischer Biedermeier Krähwinkel: geräumiger rechteckiger Stadtplatz mit Reihen kugeliger Alleebäume bepflanzt. Alte Häuser umsäumen ihn, die haben oft individuelle Gesichter. Sie strecken ihre begiebelten Barockfassaden mit den Schmalfronten gegen den Platz, wie lagernde Großtiere, als wollten sie genau beobachten, was dort vorgeht. Es ist herzlich wenig Weltbewegendes; gravitätische Bürger in schwarzen Bratenröcken und Kaiserbärten à la Franz Joseph stolzieren unter den Bäumen. Behaubte wohlfundierte Damen in weit ausladenden Krinolinen, wie aufgepluderte Truthennen anzusehen, ziehen vorüber. Zwischen ihnen treibt sich ein ärmlich gekleideter Bub herum, der eben aus einem der Barocktore herausgeflitzt kam, bloßfüßig, mit einem gelben Strohdach Strubelhaares auf dem Kopf – der kleine »Adolfla« (wie es im schlesischen Dialekt heißt) Lorenz.

Sein Vater war Sattlermeister und zugleich »Ackerbürger«, wie fast jeder in Weidenau. »Ist der Bürger nicht zu Haus, ist der Bauer auf dem Feld« hieß es in Schlesien. Die wenigsten Weidenauer mögen damals noch überhaupt eine Eisenbahn gesehen haben. Die nächste war in Troppau, an die 70 km Postkutschenfahrt entfernt. Welche Einflüsse mögen da bei dieser Abgeschlossenheit auf die Entwicklung der Bubenseele eingewirkt haben? Herzlich wenige. Woher dann empfing er die treibende Idee: hinaus in die Welt! Ich muß weg von hier, weg aus dem kleinen Nest, der achtjährige Lorenz? Der Drang in die Welt stand von frühester Jugend an bei ihm fest. Vielleicht haben ihn die befremdlichen kryptischen Worte seiner Mutter angeregt: »Adolfla, du mußt a mal a groß a Herre werde.« Auf Drängen des Buben kam er in eine Lehrlingsstelle bei einem Gemischtwarenhändler in Graz. Also zu einem Antipoden gewissermaßen. Dort hielt er es aber nicht aus. Er wollte zu seinem Onkel, dem Pater Gregor kommen, der im Stift St. Paul im Lavanttal war, wo es ein Gymnasium gab. Als Sängerknabe erhielt er einen Freiplatz: kümmerliche vier Jahre! Not und Demütigung aller Art. Zum Obergymnasium mußte er nach Klagenfurt und sein Brot selbst verdienen, als Nachhilfelehrer – mit 14 Jahren! Mittagmahl bei der Armenausspeisung des St. Pauler Hofes in Klagenfurt. »Ohne die Peitsche der Not hinter sich erreicht man gewöhnlich nichts«, sagte Adolf Lorenz in späteren Jahren. Trotz seiner ärmlichen Verhältnisse als Freischüler haftete die Seele von Adolf Lorenz mit zäher Anhänglichkeit sein ganzes Leben an St. Paul. Mit temperamentvollem Interesse verfolgte er sein Leben lang alle Ereignisse der St. Pauler Klostergeschichte.

Nach der Matura kam er zum Medizinstudium nach Wien. Er hatte damals keinen unbezwinglichen Drang zur Medizin in sich, wie er wiederholt ausdrücklich versicherte. Das war aus seinem vielseitigen Charakter einigermaßen erklärlich.

Das war damals noch das Wien der Abendröte des Biedermeiers. Wien war die Stadt billiger Lebensgenüsse, wo man für ein kupfernes Vierkreuzerstück sich noch den Magen mit etwas Erträglichem anfüllen konnte. Es war aber auch das Wien der klassischen medizinischen Schule. Die Namen der damaligen klinischen Lehrer von Adolf Lorenz sind fast alle in Wiener Straßennamen verewigt. Wieder lebte Lorenz als Hilfslehrer und dazu als Stipendist. Er führte kein romantisches Studentenleben, sondern war bienenfleißig hinter seinen Büchern und im Seziersaal und war sparsam aus dem zwingenden Grund, daß er bettelarm war. Sobald überhaupt möglich, verdiente er sich Geld als Prosektor der Anatomie.

Als junger Arzt trat er bei Albert als »Operationszögling«, wie es hieß, ein. Albert und Billroth waren damals die Leiter der beiden Wiener chirurgischen Kliniken. Albert, ein Tscheche, mehr genialer Lehrer als genialer Operateur, daneben bedeutender Astronom, Übersetzer tschechischer Literatur ins Deutsche, brillanter Causeur und Alleswisser. Billroth – neben Erfinder chirurgischer Großtaten begeisterter Musiker, mit dem vierhändig zu spielen ein Brahms nicht verschmähte, so sah das damalige medizinische Wien aus. Jeder interessierte sich für alles, lauter Polyhistoren, wie die Meister der Renaissance! Ist es ein Wunder, daß Lorenz' Interessen einigermaßen zersplittert wurden?

Albert, der mit seinem Knebelbart aussah wie ein hussitischer Kriegsherr und dazu intensiv böhmakelte, hatte zu Lorenz, dem jugendlich

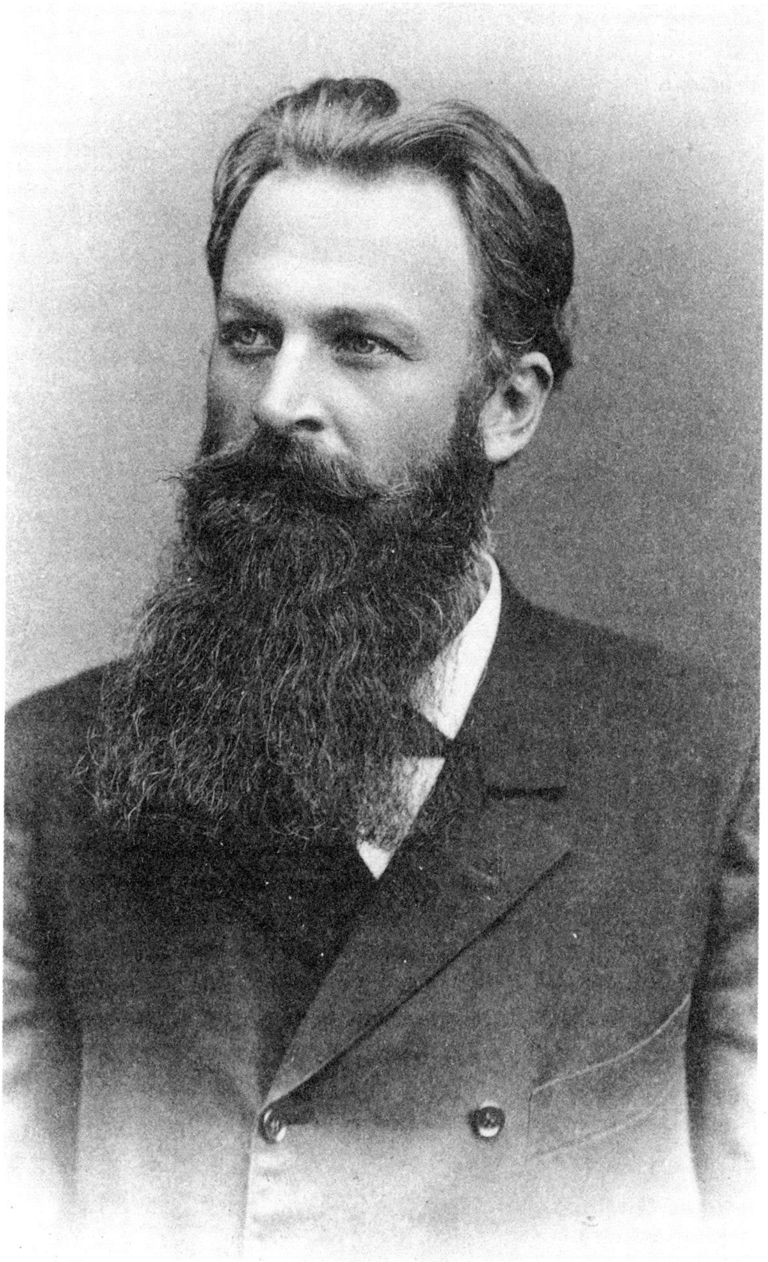

Adolf Lorenz

blondbärtigen und blondlockigen Wotan aus dem Rheingold eine väterliche Liebe gefaßt. Sie waren wie Vater und Sohn, nicht nur wie Lehrer und Schüler. Schon hatte Lorenz den Dozententitel errungen – da stoppte ein Schicksalsschlag seine weitere chirurgische Laufbahn. Damals herrschte das Carbol als Desinfektionsmitel. Alles wurde gescheuert, gebadet, infiltriert mit Carbol. Gerade, daß es Operateur und Patient nicht auch noch trinken mußten. Der blondhaarige Lorenz war der Typ, der kein Carbol vertrug. Chronische Ekzeme der Hand stellten sich ein. Traurigen Herzens mußte Lorenz die Chirurgie, seinen geliebten Lehrer Albert, aufgeben.
»No, wann's mit der nass'n Chirurgie net geht, versuch'n S' holt mit der trockenen«, war Alberts Abschiedsrat. Unter »trockener« Chirurgie meinte er die Orthopädie.
Orthopädie? Was war denn das? Niemand wußte es noch. Etwas nebuloses, bandagistisches, was mit Miedern, Bruchbändern und Schienen, künstlichen Beinen und Waden zusammenhing. Aber Lorenz sorgte dafür, daß man bald wußte, was Orthopädie war.
Er stürzte sich mit elementarer Energie auf das neue Fach: und so schuf er nun einen nach dem anderen der mächtigen Grundquadern, auf denen sich die heutige Orthopädie aufbaut. Wir Epigonen können uns eines gedämpften neidischen Seufzers nicht enthalten: wie leicht hatte er es doch! Jeder Spatenstich in den jungfräulichen Grund mußte Schätze zutage fördern! Das ist aber immer das Glück des Erstlings. Sein Verdienst aber ist es, sich in ein von anderen noch nie beschrittenes Gebiet herangewagt zu haben.
Seine orthopädischen Taten sind leicht aus seinem Charakter abzuleiten: Klarheit, Wahrheit, Einfachheit. Lorenz wird öfter »der große Forscher« genannt. Das war er nicht! Bücherstudium lag ihm nie. Aber ein großer genialer Erfinder war er, dem in einer schlaflosen Stunde mehr einfiel als manchem großen Gelehrten ein Leben lang. »Königsgedanken« nannte er diese Einfälle, die seinen nächtlichen Selbstgesprächen entsprungen waren und des Morgens fertig dastanden wie Pallas Athene, dem Haupte des Zeus entsprungen. Lorenz war im Grunde ein genialer Plastiker, ein Former, nicht toter Materie, sondern lebenden deformierten Gewebes, das er mit seinen geschickten Bauernhänden zurechtformte. So schuf er das Prinzip des »modellierenden Redressements«, das Zurechtkneten der Fehlform zur Normalität. Auf diese Weise gelang ihm die Heilung des Klumpfußes.

Krumme Röhrenknochen gerade machen – so erfand er die Korrektur mit dem Meißel oder den unblutigen gezielten Knochenbruch. Für die Gelenkstuberkulose erfand er die genial einfache Methode der absoluten Ruhigstellung im Gipsverband, für die Wirbelsäulentuberkulose sein berühmtes Gipsbett – lauter einfache Ideen. Klassische Einfachheit und Klarheit des dorischen Tempels, eine Einfachheit, die der oberflächliche oder mißgünstige Beobachter leicht mit Einfalt verwechseln konnte.

Die Höhe seines fachlichen Ruhmes aber erreichte er mit seiner »unblutigen Einrichtung der angeborenen Hüftverrenkung«. Das begründete seinen Weltruhm. Von allen Teilen des Globus strömten Patienten und Ärzte nach Wien, um an der Quelle geheilt zu werden, an der Quelle zu lernen. 1889 wurde er außerordentlicher, 1924 ordentlicher Professor der Orthopädie. Er war der erste seines Zeichens in Österreich. 1903 wurde er zu einer unblutigen Hüftoperation einer amerikanischen Millionärin nach Chikago berufen. Seine Reise durch den Kontinent war ein unerwarteter Triumphzug, wie ihn ein Arzt vor ihm noch nicht erlebt hatte. Warum war es ein so eminent persönlicher, nicht nur fachlicher Erfolg? Das war wieder in der einzigartigen Persönlichkeit von Adolf Lorenz gelegen. Die im Grunde naiven Amerikaner spürten intuitiv Lorenz' naiven Charakter und die Herzen flogen ihm zu.

Mit 70 Jahren mußte er von seiner klinischen Tätigkeit abtreten. In einer würdigen Feier wurde ihm gehuldigt und die obligate Gunst des »Ehrenjahres« angeboten. Er wies sie zurück mit den Worten: »Wann ich Euch mit 70 Jahren nicht mehr gut genug bin, dann ist das 71ste noch hoffnungsloser«, und nun begann er seine 16jährige Odyssee der Winterpraxis in Amerika, deren körperliche Anstrengungen alles bisherige in seinem Leben weit hinter sich ließen. Zu seinem 80sten Geburtstag wurde ihm eine Ehrentafel an seinem Geburtshaus in Weidenau enthüllt, zu der er selbst die launige Festrede hielt – ein nicht häufiges Erlebnis im Leben eines berühmten Mannes.

1944 kam die gesamte deutsche Orthopädenschaft zur Feier seines 90sten Geburtstages nach Wien. Wenn nicht Krieg gewesen wäre, die ganze ärztliche Welt hätte ihm gehuldigt. Es wurde ihm die Goethe-Medaille überreicht. Adolf Lorenz, schlank wie ein Jüngling mit schlohweißem Haar und Bart, von der Sonne braun gebrannt, hielt frei und sprühend eine geist- und witzfunkelnde Rede vor der versammelten Orthopädenschaft; im Feber 1946 starb er, 92 Jahre alt. Er verlosch schmerzlos, gefaßt und todesbewußt wie ein antiker Philosoph.

So weit in knapper Kürze Lorenz' orthopädischer Lebenslauf. Aber die Orthopädie war nicht das Interessanteste an diesem merkwürdigen Mann. Einem so grundgütigen edlen Charakter war die Lüge fremd, er wußte nicht, was das war. Wenn er im geschäftstüchtigen Amerika in irgendeinem blumigen Bericht schamlos belogen wurde und man ihm das nachher beweisen wollte, so war seine einfache Antwort: »Das ist unmöglich, er hat es mir ja selbst gesagt.«

Er war unermüdlich im Studium fremder Sprachen. In der Zeit seiner großen wissenschaftlichen Publikationen erlernte er grammatikalisch korrekt Französisch und Englisch nebenher und sprach es dabei mit einem typischen Wiener Dialekt, zu dem er doch als Sudetendeutscher gar keine Voraussetzung hatte. Mit 80 Jahren begann er Spanisch zu studieren, zum freudigen Staunen und Vorteil seiner New Yorker spanischen Patienten.

Adolf Lorenz hatte von seinen schlesisch-steirischen Bauern-Vorfahren eine unverwüstliche Gesundheit geerbt, die ihn bis zu seinem Tode nicht im Stich ließ. Vielen Sportarten war er von Anfang an geneigt: Schwimmer, begeisterter Reiter, Langstrecken-Eisläufer auf Donauarmen, Tennisspieler und einer der ersten Schifahrer in Österreich. Daß er dabei mannigfache Unfälle und Verwundungen erlitt, ist natürlich. Dem Motorrad war er geradezu verfallen und trug immer die Spuren von Verletzungen an sich. Von Beginn an war er auf der unermüdlichen Jagd nach dem vollkommenen Automobil, wie Don Juan auf der nach dem vollkommenen Weibe.

Er hatte die Anlage zu einem barocken Kunstmäzen, war auf allen Bilderauktionen zu treffen, wo er neben mancherlei Schund auch kostbare Perlen von Bildern erwarb. Er war ein barocker Bauherr, wie nur je einer der kleinen deutschen Fürsten im Perücken- und Zopfzeitalter. Wie bei jenen waren oft die hochstrebenden Baupläne großartiger als die zur Verfügung stehenden Mittel. »Du verarmter Edelmann« nannte ihn spöttisch seine Gattin.

Lorenz war ein fanatischer, für seine Begleiter durch zähe Ausdauer und Genügsamkeit höchst beschwerlicher Reisender. Sein Freund, der Wiener Neurologe Professor Frankl von Hochwardt, kam von einer gemeinsamen indischen Reise betrübt zurück. »Ich hab' den

Lorenz verloren, er ist mir buchstäblich im Dschungel entschlüpft.« So war es, wochenlang keine Nachricht. Er hatte im hintersten Dschungel einen sympathischen Maharadscha dritter Größe und zweifelhafter Provenienz getroffen und blieb drei selige Wochen bei ihm.

Seine geheime Wut und Verzweiflung war, daß man ihn in jeder amerikanischen Stadt ins Spital schleppen wollte. Ja, für was anderes kann sich denn ein medizinischer Professor interessieren, als für ein Spital? So dachten auch die Väter einer Küstenstadt in Florida und luden ihn zur üblichen Besichtigung ein, gleichzeitig aber tat dasselbe der würdige Häuptling der Seminole-Indianer und lud ihn zu einer Friedenspfeife ein. Die Seminolen hausten knapp hinter der Stadt im endlosen Palmetto-Dickicht Floridas. »Spitäler sind überall gleich prächtig in Amerika, ich geh zu meinem Häuptling«, und so saß er im Federschmuck im Kreise der Roten am Ufer des Alligator-verseuchten Miami-Rivers im Palmettowald, statt im Spital und verscheuchte mit seiner übelduftenden indianischen Pfeife die Schwärme bösartiger Moskitos.

Lorenz war ein fruchtbarer Schriftsteller, Feuilletonist, Selbstbiograph und Dramatiker. Seine Selbstbiographie schrieb er zuerst in New York in englischer Sprache, ohne fremde Hilfe, in einem etwas gestelzten altmodischen, aber tadellosen Englisch. Später übersetzte er sie ins Deutsche.

Die Zeit strömt auch in der Medizin dahin. Manches von Lorenz' Grundsätzen ist heute überholt, aber ohne seine Fundamente wäre der Fortschritt nicht möglich gewesen. Mit Recht könnte Lorenz von sich sagen:

Exegi monument(um) aere perennius.

Edmund von Neusser
1851–1912

»Nimmer müde im Streben, selbstlos und neidlos im Leben.« Mit diesen Worten beschloß ich die Gedenkrede, welche ich im Oktober 1912 auf Edmund von Neusser in der Gesellschaft für innere Medizin in Wien hielt. Mit diesen Worten zeichnete ich aber auch schon einzelne hervorragende Charakterzüge dieses meines leider dahingeschiedenen geliebten Lehrers. Denn schon ans Sterbebett gefesselt, selbst zu Tode erkrankt, entwickelte Neusser noch geist- und inhaltsreiche Ideen über Entstehung und Symptome einer bestimmten Lebererkrankung, der sogenannten Schrumpfleber. Und bis zur Selbstentäußerung gedieh sein von übergroßer Güte getragener Edelmut, er fand und kannte nur gute Seiten sogar an jenen wenigen Mitmenschen, von welchen er wußte, daß sie ihm nicht gewogen, auf ihn nicht gut zu sprechen waren. Denn auch solche, wenn auch nur spärliche Feinde besaß Neusser, Männer, die ihm Groll und Neid entgegenbrachten – freilich meist nur unter heimtückischer Maske – weil sein Geist und sein Herz ihr eignes Können und Fühlen weit überstrahlte, diese ihre Sondereigenschaften durch Mangel solcher Untugenden in tiefen Schatten stellte.

Edmund Neusser war im Jahre 1851 in Sworzowice in Galizien als Sohn eines Bergwerksbeamten (wie ich glaube) geboren, erledigte die Mittelschule und den ersten Teil seiner medizinischen Studien in Krakau, beendete diese letzteren in Wien. Hierselbst promovierte er im Jahre 1877. Er trat in die Dienste des Wiener allgemeinen Krankenhauses und wurde Aspirant der Klinik Duchek. Hier stellte sich die erste Enttäuschung ein. Neusser hoffte im geheimen, Ducheks Assistent werden zu können. Diese stille Hoffnung blieb unerfüllt. Darum suchte Neusser um Zuteilung auf die Abteilung Drasches an. Es folgte eine zweite üble Erfahrung, die mir Neusser selbst erzählte. Eines Morgens kam, wie gewöhnlich, Drasche auf seine Abteilung zur Visite. Kein einziger der zugeteilten Ärzte war anwesend. Endlich kam als erster ein junger Aspirant, Neusser. Auf diesen, den jüngsten seiner Schüler, entlud sich der Unwille Drasches, den Neusser gleichwohl zeitlebens in treuer Anhänglichkeit verehrte. Neusser fühlte Drasches Tadel als eine ungerechte Kränkung, sein Entschluß war rasch gefaßt. Er fuhr – zunächst noch ohne Bewilligung eines Ur-

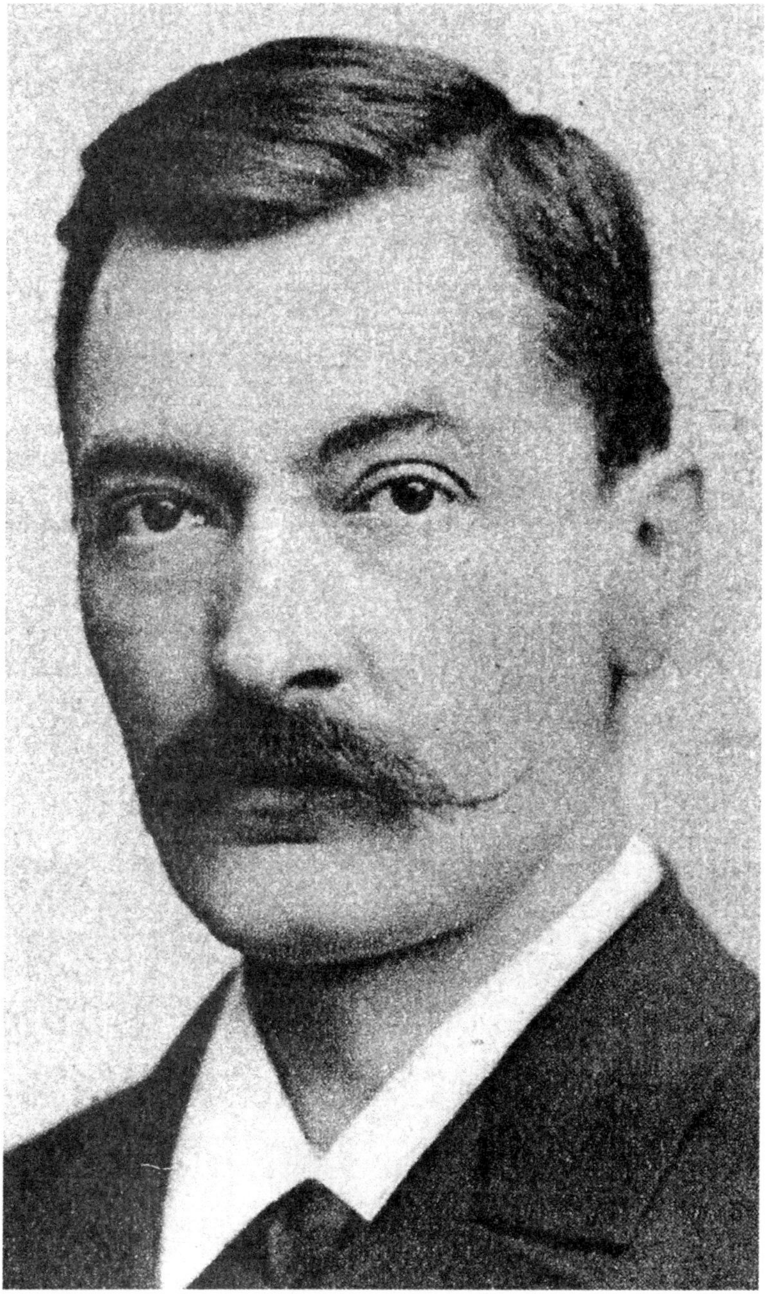

Edmund v. Neusser

laubes – nach Straßburg, um – erinnere ich mich recht – unter Hofmeister sich weiter in Chemie zu vervollkommnen, bald aber von hier nach Paris, um sich, wie Neusser dies schon lange ersehnt hatte, in der inneren Klinik weiter auszubilden. Über ein halbes Jahr schon war Neusser von Wien weg. Da langte ein Telegramm an Neusser an mit der Anfrage und Aufforderung, Neusser möge Assistent an Bambergers Klinik in Wien werden. Dieser Aufforderung folgte Neusser mit Freude, da Bamberger als der hervorragendste innere Kliniker Wiens und Österreichs galt und insbesondere auch die tiefe Bedeutung der Chemie für die Klinik mit richtigem Maße einzuschätzen wußte. In dieser Schule, unter diesem Meister bildete sich Neusser heran, überflügelte in rascher Zeit alle seine Fachgenossen und erwarb sich die unbeschränkteste Hochschätzung der Ärzte und Studierenden. Diese eilten mit Begeisterung zu Neussers Nachmittagsvisiten, die Neusser häufig auf zwei bis drei Stunden ausdehnte, indem er den Hörern in übersichtlicher, klarer, oft aber nicht gerade leicht faßbarer Weise die einzelnen Krankheitsfälle auseinandersetzte und durchsprach. Und wie hingen schon damals die Kranken an dem geliebten Assistenten! Des öfteren kam es vor, daß einzelne Kranke direkt die Bitte stellten, bei der Visite von Neusser untersucht und durchprüft zu werden, da sie selbst durch Neussers Umgangsart gefangen und sich dessen klar waren, daß eine tunlichst genaue, alles erwägende Beurteilung ihres Krankheitszustandes nur zu ihren eigenen Gunsten ausfallen mußte. Schier nicht einzuschätzen aber war und ist der Gewinn, den Ärzte und vorgeschrittene Studierende, den wir Aspiranten und Hospitanten der Klinik aus Neussers Betrachtungen und Erwägungen zogen. Neusser bezauberte durch sein horrendes Wissen, sein fabelhaftes Gedächtnis, durch seine einzigartige Fähigkeit, selbst die klinisch schwierigsten und kompliziertesten Krankheitsfälle zu entwirren und der von Staunen und Entzücken erfüllten, nimmer ermüdeten Hörerschaft faßbar zu zergliedern. Mich persönlich ergriff Neussers Wesen und Wissen auf das tiefste, ich verehrte, vergötterte ihn und war nicht wenig stolz darauf, Neussers Privatassistent auf dessen eigene Wahl geworden zu sein, nachdem Neusser im Jahre 1886 die Venia legendi für innere Medizin verliehen worden und er aus der Klinik ausgetreten war. Zwei Jahre später, im Jahre 1888, starb Bamberger. Über seinen ausdrücklichen Wunsch wurde Neusser zum supplierenden Vorstand der II. medizinischen

Klinik bestellt. Er leitete die Klinik, hielt die allseits bewunderten klinischen Vorlesungen, welche Neusser, wenn ich so sagen darf, als diagnostischen Hellseher auf dem Gebiete der inneren Klinik, als mit fast nie versagender Intuition, als mit divinatorischen Gaben ausgestatteten Kliniker offenbarten. Nach dem glänzend absolvierten Supplentenjahr wurde Neusser 1889 zum k. k. Primararzt in der Krankenanstalt Rudolf-Stiftung ernannt. Dreieinhalb Jahre später kehrte er als o. ö. Professor für Pathologie und Therapie und Vorstand der II. medizinischen Klinik auf seine Mutterklinik zurück. Daß dieser rasche Aufstieg erfolgte, daß hierdurch Neusser eine Art Genugtuung erfahren sollte für die nicht gerade vereinzelten Urteile aus den Kreisen seiner Gegner, die ausposaunten, Neusser verbreite Irrlehren, Neusser sei ein Schädling für Schüler und Schule, hatte niemand weniger erhofft, als Neusser selber. Noch lebhaft erinnere ich mich an den denkwürdigen Vormittag, da Neusser mir mitteilte, er sei für den Frühabend in das Unterrichtsministerium beschieden. Freudig hoffend, äußerte ich Neusser meine Vermutung, daß seine Ernennung zum klinischen Vorstande bevorstünde. Neusser wehrte aber diese meine Vorahnung überzeugten Glaubens ab und meinte, daß seine Berufung in das Ministerium wohl höchstens den Zweck habe, zu erfahren, daß er Aussicht habe, a. o. Universitätsprofessor zu werden, vielleicht als Sühne für Unbill und Unrecht, die ihm widerfahren. Kurze Zeit darauf war Neusser der Kliniker Wiens. Nicht bloß beherrschte er das weitgedehnte Gesamtgebiet der inneren Klinik in selten vollkommener, umfassender Weise, er war nicht nur ein vorzüglicher Chemiker, der noch mehr wie sein Lehrer Bamberger die Chemie der inneren Klinik dienstbar machte, sondern er machte sich, schon Vorstand der Klinik, die Bakteriologie in theoretischem Selbststudium und in praktischer Schulung zu eigen, welche er bei einem Fachbakteriologen, seinem ehemaligen Schüler Professor Richard Kretz in vielen Stunden genoß, in voller Mißachtung der ärztlichen Praxis und des Gelderwerbes. Und mit gleichem Feuereifer stürzte er sich, kaum waren Ehrlichs hämatologische Studien über das Menschenblut bekanntgeworden, auf das Studium der Hämatologie, verwendete unter gleicher Hintansetzung, wie früher, massenhaft Zeit auf die Erforschung der klinischen Bedeutung der einzelnen Blutbefunde und ihre Verwertung für die Diagnose bestimmter Erkrankungen. Mit gleicher Beharrlichkeit empfing Neusser Röntgens

geniale Entdeckung und suchte diese in seiner Eigenart der Klinik zu Diensten zu stellen.
All dieses geschah aber nicht nur innerhalb der Spitalsmauern, sondern die Resultate dieser Forschungen wurden von Neusser der gesamten Ärzteschaft im Schrifttum und in Vorträgen unterbreitet. Freilich – dies sei schon im vorhinein gesagt – an Zahl stehen Neussers gesamte wissenschaftliche Leistungen solchen seiner zeitgenössischen Fachkollegen nicht unerheblich nach, an Reichhaltigkeit des Inhaltes, an der Summe fruchtbringender neuer Ideen und Schlußfolgerungen aber gebührt ihnen eine erste, eine führende Stellung. Neusser war kein Vielschreiber. Ihm galt die Devise: Wissen ist Macht und nicht jener auch heute nur allzu eifrig befolgte Wahlspruch: Schreiben und Reden ist Macht. Nur wenn Neusser durchaus Neues und Originelles zu sagen hatte, griff er zur Feder. Hatte er aber einmal diese fest in der Hand, dann blieb er meist nicht bei dem einzelnen Gegenstand, sondern seine überreichen Ideen, seine von ihm entworfenen vielfachen Zusammenhänge drängten sich ihm unentrinnbar auf, er entfernte sich für den Augenblick vom Grundthema, um erst nach einiger Zeit den gesponnenen Faden wieder anzuknüpfen. Dies bekundet sich namentlich in Neussers späteren Arbeiten, während seine Erstlingsbeiträge mehr schulgerecht aufgebaut sind und sich mehr in strenger Ordnung abwickeln.
Letzteres sehen wir bei Neussers erster chemischer Arbeit, bei seiner klinischen Arbeit über tödlichen Icterus catarrhalis, über die verschiedenen klinischen Formen der Gelbsucht, über Gallensteine, es ist auch gewahrt in Neussers Aufsatz über Luft-Eiter-Ansammlungen unter dem Zwerchfell, in der Vorstellung eines Falles von Maltafieber, der eine bis dahin nie gesehene Kombination mit einer Polyneuritis aufwies. Seine Monographie über Pellagra bringt neben einem bis ins kleinste sich vertiefenden Entwurf der Symptome dieser Erkrankung auch die Wiedergabe von Neussers richtigen Gedanken über Entstehung und Ursache dieser damals von Neusser im Süden Österreichs und in Rumänien studierten Nährschädigung. Über seine Blutstudien berichtet ein Zyklus von Vorträgen und Abhandlungen, welche Neusser als »über Anämien mit besonderer Berücksichtigung der Differentialdiagnose« und als »klinisch-hämatologische Mitteilungen« betitelt. In der zweiten dieser beiden Arbeiten verkündet Neusser ahnungsvoll den Zusammenhang der soge-

nannten Drüsen mit innerer Sekretion voraus, welche erst die beiden letzten Jahrzehnte unserem Verständnis eröffnet und nähergerückt haben. Ein klinisches Meisterwerk ist Neussers im Vereine mit Wiesel herausgegebene, in Nothnagels großem Sammelwerke in zwei Auflagen erschienene umfangreiche Monographie über »Erkrankungen der Nebennieren«, in welcher Neusser auch das bisher unbekannte Gebiet der Funktion des chromaffinen Systems heraushebt und die Bedeutung des Nervus sympathicus für diese Funktion voraussagt. Das immense klinische Wissen Neussers offenbarte sich in seiner Bearbeitung einzelner Erkrankungssymptome, resp. einzelner Krankheiten. Lesen wir diese Abhandlungen, überdenken wir Neussers gesamte Arbeiten, dann staunen wir immer wieder aufs neue über Neussers diagnostischen Scharfblick, über seine seltene Gabe, in die fast unergründliche Tiefe eines Krankheitsbildes erfolgreich einzudringen, mit genialer Hand den schier undurchdringlichen Schleier zu lüften und mit künstlerischem Erfassen unseren andächtigen Sinnen kenntlich aufzurollen.
Und wie in seinen Arbeiten, so verrät sich Neussers gottbegnadetes Künstlertum auch jedesmal, wenn wir mit Neusser am Krankenbett weilen und der Augenblick sein ganzes Wissen und Denken in die Schranken ruft. Geradezu jedesmal vermochte Neusser das für uns unentwirrbare Dunkel zu erhellen, uns die Türe zu öffnen zum Verständnis und – womöglich – zur Errettung des Krankheitsfalles.
Nicht aber nur auf dem Gebiete der Medizin, sondern auch auf einem ganz anderen Felde äußerte sich Neussers wahres Künstlertum, auf dem Felde der Musik.
Neussers Leben gehörte wie der Wissenschaft so auch der Musik. Wer je Neusser am Klavier gehört, gehört hat, wie er die Werke der von ihm weitaus bevorzugten Komponisten Beethoven, Chopin und Schumann wiedergab, der weiß, daß Neusser im Augenblicke des Musizierens sich vollständig von der Welt losgelöst hatte, festgehalten im Banne der genannten Musikheroen, deren Werke Neusser am Klavier ganz individuell, in seiner Eigenart, interpretierte; in einem mit seinem sonstigen Naturell wenigstens für mich oft auffällig kontrastierenden jähen Wechsel zwischen Sanftmut und Trotz, Bescheidenheit und Stolz, Milde und Gewalt. In solchem Widerstreit der Gefühle kannte ich Neusser bloß am Klavier. Denn er war im übrigen Leben nur von einer einzigen Art: die unerschütterliche und uner-

schöpfliche, schier alles verzeihende Güte, der hehrste Edelmut, die idealisierte Dankbarkeit.

Mit tiefer Empfindung sprach Neusser von seinem früheren Lehrer Drasche, ein Zug innigster Dankbarkeit umspielte seine Lippen, als er mir von dessen vierzigjährigem Doktorjubiläum und von der Antwort Drasches auf Neussers Ansprache an ihn erzählte. Drasche sagte, daß er neidlos den Lorbeer wissenschaftlicher Größe und wissenschaftlichen Ruhmes auf Neussers, seines berühmten Schülers, Haupt senke. Unvergeßlichen Dank zeigt auch Neussers Vorschlag gegenüber seinem geliebten Lehrer Bamberger, die von diesem beschriebene Entzündung aller serösen Häute mit dem Namen »Morbus Bamberger« zu benennen.

Und die Güte Neussers! Als ich, wie so oft, mit Neusser in dessen Wohnung über eine halbe Nacht verbracht hatte und nach Mitternacht mich empfahl, zog Neusser zu meiner Überraschung seinen Winterrock an und geleitete mich die Stiege hinunter. Ich fragte ihn, was er vorhabe. Seine Antwort: Ich muß noch zum Hausbesorger des Nachbarhauses gehen, der an Lungenentzündung erkrankt ist, und muß nachsehen, wie es ihm geht. Ein andermal kam die Frau eines mit Gütern nicht gesegneten Jugendfreundes zu Neusser mit der Bitte, Neusser möge den schwer Erkrankten einmal besuchen, der schon mehrere Ärzte nutzlos befragt habe. Neusser, sonst so schwer zu bewegen, einen wenn auch noch so gut zahlenden Patienten pro consilio zu besuchen, kam noch desselben Tages, riet Karlsbad. Der Kranke erwiderte, daß ihm hierzu das Geld fehle. Neusser antwortete, dies sei seine Sache, erlegte die nötige Summe, der Kranke genas.

Neusser war eine Idealgestalt; er hatte nur einen Fehler: Er war zu bescheiden, und um dieser bis ins Furchtsame gesteigerten Bescheidenheit willen taugte er nicht zum Diskussionsredner. Ihn beklemmte die Angst, bei seinem Gegenpart anzustoßen, ihn zu kränken, zu verletzen, auch wenn Neusser noch so recht hatte und in noch so zarten Worten erwidern wollte. Auf Neusser hat das Dichterwort volle Geltung:

> »Er glänzt uns vor, wie ein Komet verschwindend,
> Unendlich Licht mit seinem Licht verbindend.«

Hermann Nothnagel

1841–1905

Um die Mitte des 19. Jahrhunderts erlebte die Wiener Medizin unter dem Dreigestirn Rokitansky, Skoda und Hebra eine neue, ihre zweite große Blütezeit. Die innere Medizin hatte durch die knapp vorher gemachte Entdeckung der Perkussion durch den Österreicher Auenbrugger und der Auskultation durch den Franzosen Laennec Grundlagen gefunden, die es ermöglichten, sich ein Bild von den Organveränderungen im kranken Körper zu machen, und Skoda hatte, nach einem glanzvollen Ausbau der gesamten Untersuchungsmethoden und gestützt auf die neuen durch Rokitansky vermittelten Erkenntnisse in der Pathologie, eine neue innere Medizin begründet, die die Grundlage und der Beginn der späteren und unserer heutigen inneren Medizin wurde. Das Werk Rokitanskys und Skodas bedeutete endgültige Abkehr von der spekulativ-philosophierenden Medizin des 18. Jahrhunderts und ermöglichte den raschen Aufschwung der gesamten Medizin, und zwar aller ihrer Sparten. Die auch neu begründete innere Medizin erlebte am Ausgang des 19. Jahrhunderts in Hermann Nothnagel einen alles überragenden Höhepunkt. Sein Bild muß uns um so strahlender erscheinen, als sich Wien, wie Nothnagel selbst sagte, als ein besonders gut geeigneter Boden erwiesen hatte, auf dem vor ihm eine stattliche Reihe großer Kliniker gediehen waren. Anläßlich der Eröffnung des IX. Congresses für innere Medizin, der im Jahre 1890 zum ersten Mal aus Wiesbaden nach Wien verlegt worden war, und der unter dem Vorsitz Nothnagels tagte, verwies Nothnagel in seiner Eröffnungsrede auf die berühmten Namen, die seit der Gründung der Wiener medizinischen Schule durch Gerhard van Swieten die innere Medizin vertreten hatten; er nannte den feurigen, geistvollen De Haën, den gefeierten, glänzenden Maximilian Stoll, Peter Frank mit seiner gründlichen Vielseitigkeit, Valentin von Hildebrand mit seiner treuen, schlichten Beobachtung, schließlich den energischen, durchdringenden Naturforscher Skoda, den ärztlichen Künstler Oppolzer, den hochbegabten Pfadfinder Türk und schließlich den feinsinnigen, klardenkenden Bamberger, der sein Vorgänger gewesen war.

Hermann Nothnagel war am 28. September 1841 in Lietzegörike in der Mark als Sohn eines angesehenen Arztes geboren. Er absolvierte seine Gymnasialstudien in Königsberg, wo er im September 1859 sein Abiturientenexamen ablegte. Noch im gleichen Jahr trat er als Eleve in das Friedrich-Wilhelm-Institut in Berlin ein, welches Militärärzte ausbildete. Er bestand sein Staatsexamen im Jahre 1863 und promovierte mit der Dissertation: »De variis renum affectionibus quae nomine ›Morbus Brightii‹ vulgo comprehenduntur.« Das Kaiser-Wilhelm-Institut in Berlin entsprach dem seinerzeitigen Wiener Josefinum. Zur Zeit des Eleven Nothnagel wirkten auf der Berliner militärärztlichen Schule schon damals berühmte Männer: Der im Zenit seines Ruhmes stehende Virchow beeinflußte den Jünger der Medizin außerordentlich, und dieser schwankte, ob er sich der pathologischen Anatomie oder der inneren Medizin zuwenden sollte. Schon der Einfluß Traubes, der ihn in die innere Medizin einführte, lenkte den Weg zur inneren Medizin. Das Schicksal entschied aber schließlich endgültig in einer für die Entwicklung Nothnagels zum großen Internisten besonders glücklichen Weise. Nach seiner Promotion im Jahre 1863 hätte Nothnagel nämlich als ehemaliger Militäreleve acht Jahre als Militärarzt dienen müssen. Tatsächlich trat er auch nach den in vollen Zügen im überaus geliebten Elternhaus genossenen Ferien am 1. Oktober vorerst den für die Dauer eines Jahres vorgeschriebenen Dienst als Unterarzt in der Charité an, wobei er sich gleichzeitig auch auf das ärztliche Staatsexamen vorbereitete. In der Charité absolvierte Nothnagel wohl den Turnus auf den verschiedenen Abteilungen, die längste Zeit blieb er aber auf der inneren Station. Hier spannen sich die für seine Laufbahn so bedeutsamen Beziehungen zu Traube und zu dessen Schüler und erstem Assistenten Leyden.

Nothnagel hatte sich durch ungewöhnlichen Fleiß die Aufmerksamkeit und besondere Anerkennung seines Chefs Traube erworben, es entwickelten sich auch gesellschaftliche Beziehungen zwischen Lehrer und Schüler. Die wissenschaftliche Förderung fiel bei dem Schüler auf fruchtbaren Boden. Wir wissen aus den regelmäßigen Briefen Nothnagels an seine Eltern, wie sehr Nothnagel an seiner Krankenstation und an seinem Lehrer hing. Aus dieser Zeit stammt auch die erste Publikation Nothnagels »Über grüne Sputa, nach Beobachtungen und Bemerkungen des Prof. Traube, mitgeteilt von Dr. Nothnagel«. In Briefen an die Eltern spiegelt sich das Glücksgefühl, das den jungen Autor erfüllte.

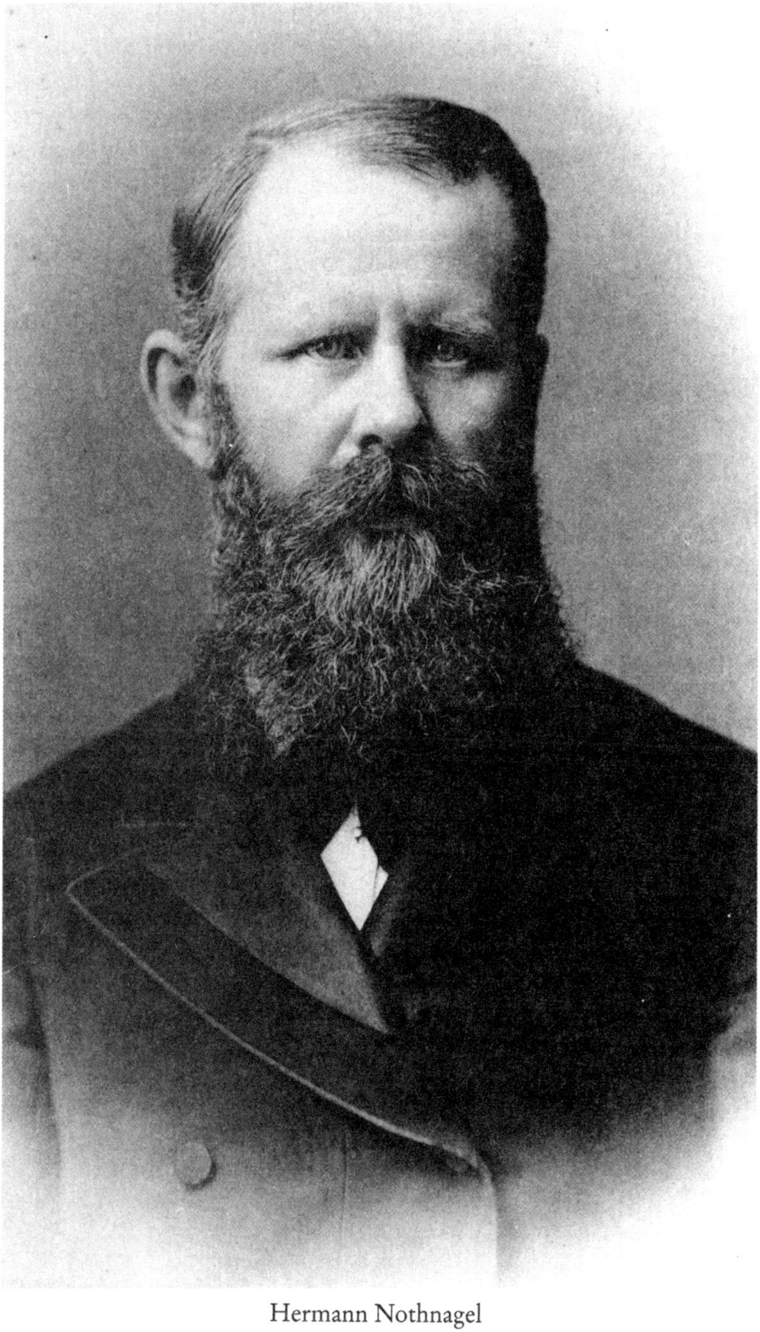

Hermann Nothnagel

Ende September 1864 schien es, als sollte der Ausbildungsweg Nothnagels eine jähe Unterbrechung erfahren. Es wurde ihm bekanntgegeben, daß er am 1. Oktober als etatsmäßiger Unterarzt den Dienst beim Gardefüsilierregiment anzutreten habe. Es eröffnete sich Nothnagel aber ein neuer Weg in die akademische Laufbahn, wodurch er des Zwanges des achtjährigen militärärztlichen Dienstes hätte ledig werden können.

Die glänzenden Fähigkeiten und der enorme Fleiß des jungen Arztes hatten die Aufmerksamkeit bereits so weit auf Nothnagel gelenkt, daß ihm schon anfangs Feber 1864 der Antrag gestellt worden war, eine Vakanz im Virchowschen Institut zu benützen und sich völlig der pathologischen Anatomie zu widmen, wobei ihm eine baldige Assistentur in Aussicht gestellt war. Nothnagel geriet durch diesen Antrag in einen schweren Konflikt, da er die Vorteile der akademischen Laufbahn, die ihm gleichzeitig acht Jahre Dienst als Militärarzt erspart hätte, mit dem Hauptnachteil, den Arztberuf als Therapeut der leidenden Mitmenschen aufzugeben, gegeneinander abzuwägen gezwungen war. Trotz der Aussichten, im theoretischen Fach unter Virchow bald Karriere machen zu können, schrieb er den Eltern, »daß die Vorteile in meinen Augen in keinem Verhältnis zu den Nachteilen stehen«.

Das Schicksal enthob ihn übrigens, eine letzte Entscheidung zu treffen. Es führte ihn in glücklichster Weise seiner Bestimmung als Arzt am Krankenbett und als großen Wissenschaftler zugleich zu.

Noch an der Klinik Traubes hatte ihm der damalige Stabsarzt Dr. Leyden, der erste Assistent der Klinik, die Eröffnung gemacht, daß er Aussicht hätte, als Professor nach Königsberg berufen zu werden und daß er ihn, Nothnagel, in diesem Falle als Assistenten mitnehmen wolle. Leyden, selbst ein Schüler Traubes, hatte seinen jungen Kollegen an der Klinik kennen und schätzen gelernt, und es verband beide nicht nur die kollegiale Beziehung, auch freundschaftliche Beziehungen hatten sie alsbald geeint. Eine enge Zusammenarbeit in Königsberg ließ für die Zukunft Bestes erwarten. Es bedurfte freilich erst eines besonderen Entgegenkommens der obersten militärärztlichen Behörde, daß Nothnagel für Königsberg eine vorerst auf ein Jahr begrenzte Urlaubsbewilligung bekam. Schließlich waren die Dinge zwischen Militär- und Unterrichtsbehörden glücklich bereinigt. Am 30. März traf die Bestätigung des Kultusministers ein – Nothnagel

sollte der getroffenen Vereinbarung gemäß am folgenden Tag als Assistent nach Königsberg reisen. Wir besitzen den in Eile geschriebenen Brief, in dem Nothnagel seine Eltern voller Freude, aber auch Beklommenheit von der großen Wende verständigt. Der Brief ist mit Berlin, den 1. April 1865, 6 ¼ Uhr datiert.
In diesem April zog der erst dreiunddreißigjährige Chef Leyden – mit seinem noch nicht vierundzwanzig Jahre alten Assistenten in die medizinische Klinik und Poliklinik der ehrwürdigen Albertina in Königsberg ein. Leider wurde die Assistentur an der Königsberger Klinik schon nach knapp einem Jahr durch den preußisch-österreichischen Krieg unterbrochen. Denn Nothnagel mußte nach dem Kriegsbeginn am 16. Juni mitten aus seiner klinischen und experimentellen Arbeit heraus als Assistenzarzt zur Garde einrücken. Am 28. Juni stieß er bereits zu dem Lazarett, dem er zugeteilt war, und gelangte am folgenden Tag mit diesem nach Trautenau, das einen schrecklichen Anblick bot und mit Verwundeten überfüllt war. Am 27. Juni hatte bei Trautenau ein erstes und sehr heißes Gefecht stattgefunden. Aus Briefen an seine Eltern sind nur die ersten Kriegseindrücke des jungen Nothnagel erhalten, die von einer bemerkenswerten Reife sind und von einer ungewöhnlichen Einsicht in das wahre Gesicht des Krieges und einer hohen sittlich strengen Einstellung zum Krieg zeugen. Diese strenge Ablehnung ist bei einem jungen Offizier, zumal bei einer siegreichen Armee erstaunlich und nötigt um so mehr Hochachtung ab. Einzelne Sätze aus diesen Briefen sollen Nothnagels Eindrücke und Ansichten belegen:
Brief vom 3.7.1866 aus Trautenau: »Man muß selbst ein Schlachtfeld gesehen haben, um sich von der Entsetzlichkeit eines Krieges eine Vorstellung zu machen, sonst kann man es nicht.« »So widerlich und ekelerregend hatte ich mir den Krieg kaum gedacht.«
Wie Max Neuburger schreibt, ist ein Brief aus dem Umkreis des Königgrätzer Schlachtfeldes noch interessanter und für die gereifte Anschauungsweise Nothnagels besonders charakteristisch. Es ist in dem vom 27. Juli datierten Brief nicht allein die erlebte Brutalität, welche den menschenfreundlichen jungen Arzt ein vernichtendes Urteil über den Krieg überhaupt fällen läßt, es ist auch die sittliche Empörung über die begleitenden Umstände, die ihn zu flammenden Worten hinreißt. Denn seinem Blick waren die Mißwirtschaft in der Verteilung des Proviantes und Sanitätsmateriales, auch die gewinnsüch-

tige Korruption, die liebedienerische Wichtigtuerei, die ordenslüsterne Scheintätigkeit usw. nicht verborgen geblieben und er schreit es der Welt entgegen: »Fluch über den Krieg, neben dem Jammer, welcher über Tausende und aber Tausende hereinbricht, entfesselt er die jämmerlichsten Leidenschaften.«
Als Nothnagel endlich zurückkehrt und in seinem Heimatdorf seine Lieben umarmt, sagt er: »Fragt mich nach nichts! Der Krieg ist etwas Furchtbares. Fluch über jeden, der ihn leichtsinnig heraufbeschwört.«
Nothnagel kommt nach Königsberg zurück und kann seinen Dienst als poliklinischer Assistent wieder antreten. Es war der Einfluß Leydens auf seinen ersten Assistenten, der erklärt, daß Nothnagel sich in Königsberg alsbald vornehmlich der Pathologie des Nervensystems zuwandte. Denn Leyden selbst beschäftigte sich damals mit Anatomie, Pathologie und Klinik der Rückenmarkskrankheiten. Schon vorher hatte sich Nothnagel mit verschiedenen Problemen beschäftigt; aus dieser ersten publizistischen Zeit in Königsberg stammen die experimentellen Arbeiten »Über die fettige Degeneration der Organe, insbesonders des Herzens, wie sie durch Äther- und Chloroformvergiftung hervorgerufen wird«, es folgten Arbeiten zur »Lehre der vasomotorischen Neurosen«, ferner die ausgezeichnete Publikation über »Die Angina pectoris vasomotoria«, schließlich »Die Beiträge zur Physiologie und Pathologie des Temperatursinus«. In diese Zeit fallen auch seine Untersuchungen über das Zustandekommen des Hustens. Nothnagel hatte sich in Königsberg schon im Jahre 1866 als Privatdozent für Innere Medizin habilitiert.
Königsberg hatte Nothnagel mit Persönlichkeiten bekannt gemacht, die für seine Entwicklung fraglos von größter Bedeutung waren; zu diesen gehörten vor allem sein späterer Freund Prof. Max Jaffé, mit dem er auch in Verbindung blieb, als seine dreijährige Militär-Beurlaubung abgelaufen war, und er in sein militärärztliches Dienstverhältnis nach Berlin zurückkehren mußte (Ostern 1868).
Königsberg wurde Nothnagel noch in anderer Hinsicht Schicksal. Denn diese Stadt hatte ihn mit Marie Teubner aus Freistett (Baden) zusammengeführt, seiner späteren abgöttisch geliebten Gattin. Er lernte sie im Hause ihrer Verwandten kennen und verlobte sich mit ihr im Februar 1868.
Nothnagel hatte bei der Berliner Fakultät um die Venia legendi ange-

sucht, die er so rechtzeitig erhielt, daß er für das Wintersemester 1868/69 seine Dozentenvorlesungen und Kurse ankündigen konnte. Wohl fungierte Nothnagel in Berlin als Militärarzt, die Klinik seines Lehrers Traube stand ihm aber immer offen; er trat hier auch mit Virchow in nähere Beziehungen. Seine Hörerzahlen als Universitäts-Dozent wuchsen rasch. Die wissenschaftliche Publizistik ging zahlenmäßig etwas zurück, es erschienen aber 1868 doch einzelne wertvolle Arbeiten: Die eine behandelte das Problem der Entstehung allgemeiner Konvulsionen, die andere die Frage nach dem Zustandekommen des Hustens. 1869 erschienen die Abhandlungen »Zur Lehre vom klinischen Krampf« und »Trophische Störungen bei Neuralgien«. Über diese Arbeiten, deren Zahl vielleicht tatsächlich als gering gewertet werden konnte, sagte einmal Virchow: »Nothnagel schreibt wenig, aber das sagt viel.« Übrigens war Nothnagel in dieser Zeit durch Traube bereits für die Bearbeitung eines großen Themas interessiert worden, das seine ganze Kraft in Anspruch nahm, nämlich die Herausgabe eines Handbuches der Arzneimittellehre. Der Umfang des Werkes war mit zirka 50 Bogen präliminiert, das Manuskript sollte am 1. März 1870 abgeliefert werden. Es galt hierbei, die Arzneimittellehre nicht theoretisch, sondern im Hinblick auf die Bedürfnisse und im Geiste der Klinik zu bearbeiten. Es scheint, daß das Vorhaben dieser übergroßen Arbeit lange schwer auf Nothnagel lastete.

Wenngleich Nothnagel Berlin in seiner Eigenschaft als Militärarzt hatte aufsuchen müssen und er seinem Militärdienst auch fleißig oblag, nahmen seine wissenschaftlichen Studien und seine Tätigkeit als Hochschullehrer ihren Fortgang. Zumal durch die Klinik Traubes war die Kontinuität der Königsberger Entwicklungszeit in Berlin gewährleistet. Bald war er in Berlin gut eingelebt. Er war als Dozent und Kursleser bei Studenten und jungen Ärzten alsbald so beliebt, daß er mit diesem Einkommen und dem Stabsarzt-Gehalt finanziell ausreichend versorgt, in Berlin bald daran denken konnte, Hochzeit zu machen. Die Militärbehörde und die Weltpolitik machten ihm aber einen Strich durch die Rechnung. Er wurde als Stabsarzt im Jahre 1870 nach Breslau kommandiert. Er hoffte, nun die Hochzeit hier machen zu können und mietete für den 1. Juli als zukünftiges Heim eine Vierzimmerwohnung, die er alsbald auch einrichtete. Schon war der 8. August als Hochzeitstag festgelegt, und es bedrückte Nothnagel nur mehr, daß er vermutlich schon eine Woche nach der Hochzeit zu einem Manöver nach Brieg werde reisen müssen. Aber bald darauf meldete er nach Hause, ihn habe bis nun nur das unmittelbar nach der Hochzeit festgelegte Manöver verstimmt, daß jetzt aber viel Schlimmeres drohe, wenn es, wie es den Anschein habe, zum Krieg komme. Die letzten zwei Wochen vor der Kriegserklärung mußte Nothnagel seine Hochzeitspläne aus verschiedenen Ursachen immer wieder ändern, schließlich konnte die Vermählung in letzter Minute am 26. Juli 1870 vollzogen werden, nachdem die Braut mit ihrer Mutter aus ihrer Heimat, die zum unmittelbaren Kriegsgebiet erklärt worden war, hatte nach Breslau kommen können. Am 4. August zog der jungvermählte Stabsarzt ins Feld, beruhigt, daß er seine junge Frau unter Obhut befreundeter Familien in ihrer eigenen Wohnung hatte zurücklassen können. Im Krieg war er vorübergehend in Luneville, die längste Zeit aber als Etappen-Stabsarzt in Chalons, wo er fünfzehn Lazarette leitete. Im April 1871 wurde Nothnagel, ausgezeichnet mit dem Eisernen Kreuz, zunächst in ein Invalidendepot nach Berlin und Ende Juni 1871 wieder nach Breslau kommandiert, wo er z. T. Truppendienst, z. T. Lazarettdienst versah.

Auch in Breslau war Nothnagels Gesuch um Erteilung der Venia legendi unter besonders günstigen Bedingungen – nur der Probevortrag war ihm nicht erlassen worden – rasch erledigt worden, er wurde in den akademischen Kreisen äußerst freundlich aufgenommen. Der Physiologe Rudolf Heidenhain war hier die bedeutendste Persönlichkeit, mit der er in rege wissenschaftliche Beziehungen trat, unter den Altersgenossen waren es namentlich Weigert und Lichtheim, mit welchen ihn bald herzliche Freundschaft verband. Noch im Wintersemester 1871/72 begann Nothnagel seine Vorlesungen. Auch hier wuchs die Zahl seiner Hörer rasch, und in der Privatpraxis und Consiliartätigkeit setzte er sich langsam durch. Die Breslauer Dozentenzeit war auch in publizistischer Hinsicht fruchtbar. In diese Zeit fallen die Abhandlungen »Schmerz und cutane Sensibilitätsstörungen«, »die nervösen Nachkrankheiten des Abdominaltyphus«, ferner »Über zentrale Irradiationen des Willenimpulses«, »Über den epileptischen Anfall«. Auf der Versammlung deutscher Naturforscher und Ärzte in Leipzig im Jahre 1872 berichtete er über die wichtigsten Ergebnisse seiner Experimental-Untersuchungen, in welchen er die Funktion

verschiedener Gehirnpartien mit der Methode der interstitiellen Injektionen in die Hirnsubstanz untersucht hatte.
Auf der Naturforschertagung erhielt Nothnagel die Nachricht, daß er zum ordentlichen Professor der Arzneimittellehre und der medizinischen Poliklinik in Freiburg im Breisgau ernannt worden sei. Nothnagel verdankte die Berufung nach Freiburg vor allem seiner Arzneimittellehre, eine Arbeit, die er auf Anraten Traubes übernommen hatte und die 1870 erschienen war. Kußmaul, der seit 1863 an der Albert-Ludwig-Hochschule in Freiburg im Breisgau wirkte, hatte sich vor allem für Nothnagels Berufung eingesetzt, als es sich um die Wiederbesetzung des vakant gewordenen Lehrstuhles der Materia medica und der medizinischen Poliklinik handelte. Die Förderung, die Nothnagels Handbuch der Arzneimittellehre den Beziehungen der experimentellen Pharmakologie zur Klinik hatte angedeihen lassen, und der Umstand also, daß Nothnagel weniger als theoretischer Pharmakologe als als pharmakologisch-hochgebildeter Kliniker gelten mußte, hatten ihn unter den Kandidaten für den Lehrstuhl in die erste Reihe gerückt. Der junge Gelehrte schien klinisches Können mit größtem experimentell-pathologischem und pharmakologischem Wissen wie kaum ein anderer zu vereinen.
Und wenn sich Nothnagel durch seine zuletzt eingehaltene Forschungsrichtung vielleicht allzu sehr von der Klinik entfernt hatte, so fand sein Wissen zum Vorteil der Freiburger Schule in der gereiften Klinik des großen Arztes Kußmaul eine glücklichste Ergänzung, zumal Nothnagel dem älteren Kußmaul aufrichtige Verehrung entgegenbrachte. Das klinische Talent Nothnagels erblühte hier wieder zusehends und brachte reiche Früchte. Der mit Kußmaul gemeinsam begründete Verein der Hospitalärzte Freiburgs mit den monatlichen Sitzungen war das Forum, auf dem sich die beiderseitigen Talente zeigten. Die rastlose Forschertätigkeit ging auch hier in Freiburg unermüdlich weiter, es waren wieder vorwiegend neurologische Themen, die bearbeitet wurden. In kurzer Zeit erschienen folgende Publikationen: »Experimentelle Untersuchungen über die Funktionen des Gehirnes«, »Krampfhafte Bewegungen bei Verletzung der Hirnrinde«, »Über die direkte Reizung des Corpora striata«, »Zur Funktion der Thalami optici«. Für die allgemeine Klinik bedeutsam waren: »Harnzylinder bei Ikterus«, »Hirnverletzung und Lungenhaemorrhagie«, »Über Diagnose und Aetiologie der einseitigen Lun-

genschrumpfung«. Inzwischen war neben anderen Arbeiten auch die 2. Auflage des Handbuches der Arzneimittellehre fällig geworden, die ausgearbeitet werden mußte.
Diese großen Leistungen, die vielfach Neuland eröffneten, machten den Namen Nothnagel so bekannt, daß er im Herbst 1874 schon einen ehrenvollen Ruf nach Zürich erhielt, allerdings mit der Bedingung einer mindest sechsjährigen Bindung: Fast zur gleichen Zeit traf auch aus Jena der Antrag ein, die durch Leubes Abgang nach Erlangen vakant gewordene Professur für spezielle Pathologie und Therapie sowie die Direktion der medizinischen Klinik zu übernehmen. Nothnagel entschied sich für das kleinere Jena mit seiner großen Tradition. Er kam als Dreiunddreißigjähriger nach Jena. Wieder entfaltete er eine erstaunlich umfangreiche Tätigkeit. Er las ein Hauptkolleg über spezielle Pathologie und Therapie, daneben aber auch ein Kolleg über die Nerven- und Gehirnleiden, ferner ein solches über die Krankheiten der Verdauungsorgane und Konstitutions- und venerische Krankheiten. Er veröffentlichte umfangreiche Beiträge in Ziemssens Handbuch der speziellen Pathologie und Therapie und ließ schließlich ein Werk erscheinen, das in der medizinischen Welt Aufsehen erregte: »Topische Diagnostik der Gehirnkrankheiten«. Dieses Werk blieb lange ein Standardwerk, da es alles zusammenfaßte, was damals auf diesem Gebiet bekannt war, und überdies Nothnagels eigene experimentell-pathologischen und klinisch-diagnostischen Studien enthielt. Der Veröffentlichung dieses Werkes waren außer den früher genannten noch zahlreiche Publikationen neurologischen Inhaltes vorangegangen, wie »Anaemie des Gehirns«, »Hyperaemie des Gehirns«, »Gehirnblutungen«, »Verstopfung der Gehirngefäße«, »Epilepsie und Eklampsie«, »Vertigo«. Nothnagel hatte mit seinen Arbeiten als Neurologe Autorität erlangt, und er zählte zu den bedeutendsten Vertretern der damals sehr modernen Gehirnforschung. Außer der Gehirnphysiologie und -pathologie beschäftigten ihn differente andere Themen. Es erschienen die Arbeiten über arhythmische Herztätigkeit, experimentelle Untersuchungen über die Addisonsche Krankheit u. a. Ferner das Referat die »Krankheiten der Digestionsorgane«. Auch die 3. und 4. Auflage der »Arzneimittellehre«, diesmal in Gemeinschaft mit M. Rossbach, mußten erscheinen. In Jena hatte Nothnagel überdies einen Boden gefunden, auf dem sich seine Persönlichkeit nach allen Richtungen

voll hatte entfalten können. Er paßte mit seiner ganzen Geistesart so recht zu dem Weimar-Jena-Milieu, auf dem noch ein Abglanz der Klassikerperiode ruhte; die ideale Auffassung, die Nothnagel vom ärztlichen Berufe in sich trug, fand bei den Kollegen und im Publikum Widerhall. Er fand auch einen Kreis gesinnungsverwandter, geistig hervorragender Männer, wie den Kurator der Universität, Exzellenz Seebeck, den Kirchenhistoriker von Hase, die Professoren Schwalbe, Seidel u. a., zu welchen sich bald freundschaftliche Beziehungen entspannen. Der Gymnasialdirektor Hofrat C. Richter stand ihm menschlich wahrscheinlich am nächsten, mit ihm war er nahe befreundet.

Nothnagel stand in Jena im Zenit seines Lebens. Man hätte ihn einen wahrhaft Glücklichen heißen mögen.

Doch es nahte ihm hier zum ersten Male ein schmerzliches Ereignis, der Tod des innigstgeliebten Vaters im Jahre 1879, der nach langer qualvoller Krankheit starb. Es war auch kein Jahr vergangen, als Nothnagel der schmerzlichste Schlag traf, der ihn treffen konnte. Nach der Entbindung eines zweiten Töchterchens – er hatte bereits einen Sohn und eine Tochter – stellte sich durch das Verschulden einer gewissenlosen Hebamme eine Puerperalsepsis ein, die ihren unaufhaltbaren Verlauf nahm. Nothnagel war durch den Tod der geliebten Frau völlig gebrochen.

Nach dem Tode seiner Frau stürzte sich Nothnagel in die Arbeit. »Wer die Liebe verwirkt hat, dem bleibt nur die Arbeit.« Nothnagel warf sich auf ihm bis dahin ferner gelegene Gebiete, auf Physiologie, Pathologie und Klinik des Darmes. Er brachte Licht in das Wesen der Darmperistaltik, er eröffnete neue Einblicke in die Flora des Darmes und er bereicherte auch die Klinik selbst; so beschrieb er als erster die Enteritis membranacea. Die wichtigsten einschlägigen Arbeiten dieser Zeit waren: »Bacillus amylobacter im Darminhalt«, »Die normal in den menschlichen Darmentleerungen vorkommenden niederen (pflanzlichen) Organismen«, »Zur Klinik der Darmkrankheiten«, »Zur chemischen Reizung der glatten Muskeln zugleich ein Beitrag zur Physiologie des Darmes«, »Experimentelle Untersuchungen über die Darmbewegungen, insbesondere unter pathologischen Verhältnissen«, »Über die Einwirkung des Morphin auf den Darm«, »Die Symptomatologie der Darmgeschwüre«, »Diagnostische Bemerkungen zur Lokalisation der Katarrhe«, »Darmatrophie«.

Das große Ansehen, das Nothnagel damals in der deutschen Ärzteschaft überhaupt genoß, spiegelt sich in dem Umstand, daß er gemeinsam mit Leyden und Frerichs 1882 die Gründung des Kongresses für Innere Medizin (Wiesbaden) in die Hand nehmen konnte.
Es war bekannt, daß Nothnagel den Verlust seiner Frau nicht verwinden konnte und deshalb von Jena, der Stätte seines Unglücks, fortdrängte. Es geschah alles, um Nothnagel in Jena wenigstens möglichst lange zu halten. Der allgemeinen Anerkennung wurde durch Auszeichnungen sichtbar Ausdruck verliehen. Nothnagel war bereits sächsisch-weimarischer Hofrat, er erhielt nun den Orden vom weißen Falken I. Klasse. Doch Nothnagel sehnte sich hinaus, wenn möglich auch in eine Stätte mit größerem Wirkungskreis, der seine ganze Kraft in Anspruch nehmen sollte. Nothnagel war schon von der Prager Fakultät für die vakant gewordene medizinische Klinik primo loco vorgeschlagen worden, die österreichische Regierung übertrug die Leitung der Klinik damals an Alfred Pribram. Als aber mit dem Abgange Ducheks der ehemalige Lehrstuhl Skodas vakant geworden war, hatte das zur Erstellung des Besetzungsvorschlages vom Professorenkollegium gewählte Komittee, dem die Professoren von Braun, Meynert, Widerhofer, Kundrat und Bamberger angehörten, Nothnagel unico loco einstimmig vorgeschlagen, und dieser Vorschlag fand in der Kollegiumsitzung fast einstimmig (16 gegen 2 Stimmen) Beifall. »Primo et unico loco«-Vorschläge galten und gelten im Wiener medizinischen Professorenkollegium als ganz ungewöhnlich, und dies mag vielleicht die 2 Gegenstimmen erklären. Am 20. Juli 1882 brachte die Wiener Zeitung die amtliche Nachricht von der Ernennung Nothnagels zum ordentlichen Professor der speziellen Pathologie und Therapie und zum Vorstand der I. medizinischen Klinik.
Das medizinische Wien, in das der einundvierzigjährige Nothnagel mit seiner Berufung eintrat, war durch Männer von Weltgeltung repräsentiert. Es wirkten hier u. a. der berühmte Ophthalmologe Ferdinand Arlt, der Physiologe Ernst Wilhelm Brücke, der Internist Heinrich von Bamberger, der ehemalige Assistent Skodas, den er bei Begründung der II. medizinischen Klinik zur Übernahme derselben vorgeschlagen hatte, der damals schon lange weltberühmte Theodor Billroth, der Psychiater Theodor Meynert, an die sich unter den außerordentlichen Professoren und in der Dozentenschaft noch namhafte Forscher reihten. Ein Kollegium weltbekannter Koryphäen

ihres Faches, wie sie kein anderes Kollegium der Welt je aufzuweisen hatte und wie es wohl kaum je wieder wird geben können. So war die Aufgabe für Nothnagel, der aus der kleinen Universität Jena kam, nicht leicht. Als Nothnagel aber 1882 seine Klinik übernahm, begann alsbald und gerade unter seiner Führung eine neue Blüteperiode der Wiener medizinischen Fakultät. Und wenn man Nothnagel auch nur zuerkennen wollte, daß er sich in der früher namentlich genannten illustren Gesellschaft von Professoren als gleichwertig erweisen und gut halten konnte, so wäre dies hinreichender Beweis der besonderen Persönlichkeit des großen Forschers, Klinikers und Lehrers. Jedenfalls rechtfertigte Nothnagel alle in ihn gesetzten Erwartungen.
Am 16. Oktober 1882 hatte sich Nothnagel mit seiner Antrittsvorlesung in Wien glänzend eingeführt. Nach einer ehrenden Erinnerung an seinen Vorgänger Duchek und auch an den ersten Inhaber seines Lehrstuhles, den berühmten Skoda, definierte er seine vornehmste Aufgabe an dieser Klinik mit den Worten: »... ein Lehrer für sie zu sein.« Hierauf umriß er in scharfen Zügen die Aufgabe des klinischen Unterrichtes. Das Bildende und Erziehende liege nicht in einem Vielerlei, sondern in der Vertiefung und erschöpfenden Darstellung des einzelnen Falles. Nur wenn der Schüler die Diagnose unter seinen Augen entstehen sieht, wird er auch in Fällen, die ihm völlig neu sind, in welchen er also nicht nach Analogie diagnostizieren kann, diagnostisch nicht in Verlegenheit geraten. Freilich sei Voraussetzung eines klinischen Unterrichtes in der inneren Medizin die Kenntnis der Anatomie, Pathologie und der klinischen Untersuchungsmethoden. Schon seine erste Vorlesung kennzeichnete den Vortragenden als ethisch hochstehende Persönlichkeit, der die jungen Adepten der Medizin auch im Geiste der Humanität zu erziehen gewillt war. Und er prägte in dieser Vorlesung die später geflügelten Worte: »Nur ein guter Mensch kann ein guter Arzt sein«, oder »die gemütlich-sittliche Erziehung muß der geistig-wissenschaftlichen parallel gehen.«
Studierende aus aller Herren Länder scharten sich alsbald um den berühmten Arzt und Lehrer. Neben seinen täglichen Vorlesungen und Krankenvisiten auf seiner Klinik bewältigte Nothnagel außer seiner wissenschaftlichen Arbeit im Laboratorium und in der Bibliothek eine rasch sich vermehrende Privatpraxis, besonders als Consiliarius. Trotz seiner zahlreichen Consiliarreisen innerhalb Österreich-Ungarns und auch in das Ausland, und trotz seiner Vertragsverpflichtun-

gen im Wiener medizinischen Doktorkollegium wie auch in der damals schon international hoch angesehenen k. k. Gesellschaft der Ärzte in Wien, ruhte Nothnagels wissenschaftliche Produktivität und Publizistik nicht. Er beendete vorerst zahlreiche in Jena begonnene Arbeiten, er erschloß aber alsbald ganz neue Arbeitsgebiete und publizierte auch Themen allgemein biologischer Richtung. Sehr bekannt wurde seine Schrift: »Einige Bemerkungen über das Diagnostizieren bei inneren Krankheiten«. Schon in der 5. Auflage mußte das Handbuch der Arzneimittellehre, welches sich steigender Beliebtheit erfreute, umgearbeitet werden. Eine Reihe von Publikationen beschäftigte sich mit Physiologie und Pathologie des Darmes: »Zur Klinik der Darmkrankheiten«, »Einige Versuche und Bemerkungen über die normalen Darmbewegungen«, »Experimentelle Untersuchungen über die Darminvagination«, »Acholische Darmentleerung ohne Icterus«, »Über nervöse Diarrhoe«, »Über Schleimkolik (Colica mucosa)«. Neben den Darmkrankheiten blieb er aber auch seinem alten Interessengebiet, der Neurologie, treu. Es können nicht alle einschlägigen Publikationen Nothnagels namentlich aufgezählt werden, es sei nur auf Arbeiten hingewiesen, die sich mit der Lokalisation von Gehirnprozessen beschäftigen wie »Tumor in der Vierhügelgegend«, »Die Diagnose der Sehhügelerkrankungen«, »Ein Fall komplizierter cerebraler Erkrankung«, »Thrombosis des Sinus cavernosus«. Es waren zum Teil autoptisch verifizierte schwierigste Diagnosen. Um den Praktiker mit der topischen Gehirndiagnostik vertraut zu machen, hielt Nothnagel einen Vortrag »Über Diagnostik bei Gehirnkrankheiten«, und er hielt am Kongreß für Innnere Medizin das Referat: »Über die Lokalisation der Gehirnkrankheiten«. Im ersten Jahrzehnt seiner Wiener Tätigkeit erschienen aber überdies aus fast allen Gebieten der inneren Medizin Mitteilungen Nothnagels, wie »Zur Pathologie des Morbus Addison«, »Über paroxysmale Tachycardie«, »Über das Nierenepithel«, »Zur medizinischen Behandlung des Ileus«, »Über Influenza«, »Über Icterus catarrhalis«, »Über Chlorose«, »Über habituelle Obstipation« etc. etc. In anderen Arbeiten wieder, wie in der »Über Anpassungen und Ausgleichungen bei pathologischen Zuständen«, in der er an Hand von kompensatorischer Muskelhypertrophie, kompensatorischen Drüsenvergrößerungen, an Kollateralkreisläufen dartun konnte, daß ihrer Entwicklung ganz andere Bedingungen als Zweckmäßigkeitsgründe zugrunde lie-

gen, behandelte er große Probleme in großzügiger Weise und mit philosophischem Blick.
Sosehr Nothnagel schon in Erinnerung an die geliebte Frau an Jena hing, wo auch sein Sohn Walter das Gymnasium absolvierte und wohin seine Mutter nach dem Tode des Vaters gezogen war, so fand er doch erst in Wien zu seiner vollen Größe und er vergalt es der alten berühmten Wiener Schule und Wien selbst mit einem wahren Zugehörigkeitsgefühl und mit dem Stolz, dieser Schule anzugehören. Wo immer er konnte, hat er zum Glanz der Fakultät, zum Wohl der Studierenden beigetragen. Nach dem Tode seines Kollegen Bamberger fiel ihm die Aufgabe zu, Österreichs Medizin nach außen zu vertreten, der er sich mit Hingabe und Energie unterzog. So hat es Wien auch ihm zu danken, daß der IX. Deutsche Kongreß für Innere Medizin zum ersten Mal in Wien und nicht in Wiesbaden tagte. Nothnagel führte den Vorsitz und begrüßte die Versammlung mit einer berühmt gewordenen Eröffnungsrede, die früher schon erwähnt wurde. Österreich bzw. Wien war Nothnagel zur zweiten Heimat geworden. Wie Max Neuburger mit Recht feststellt und wie dies zum Teil auch aus unserer mehr kursorischen Beschreibung seiner Lebensarbeit hervorgeht, muß an dem vielseitigen Schaffen dieses ärztlichen Wahrheitssuchers und Denkers die einem besonders klaren Zielbewußtsein entspringende Übersichtlichkeit als ganz eigenartig auffallen, eine Übersichtlichkeit, eine harmonische Geschlossenheit, eine Einheitlichkeit von strengem Ebenmaß der Teile, wie sie nur einem solchen Lebenswerk als Wesenszug anhaften kann, das dem Ausgang einer großen schöpferischen Ära näher steht als dem Beginn eines neuen, noch um die ersten Grundsätze ringenden wissenschaftlichen Zeitalters. Nothnagel ist einer der glänzendsten Spätrepräsentanten der Virchow-Traubeschen Epoche und als solcher suchte er im Sinne seiner Meister noch brachliegende Felder mit bewährter exakter Methode zu bestellen, zu erweitern, statt sich in Spekulationen und Hypothesen zu verlieren. Dabei kennzeichnete den großen Meister, daß er Kleinarbeit nur als Mittel zum Zweck nützte, um große Fragen der Lösung zuzuführen. Universal in seinen klinischen Leistungen, ein Klassiker der naturwissenschaftlichen Methodik und Meister der Darstellung, ausgerüstet mit glänzender Literaturkenntnis und schöpfend aus übergroßer Erfahrung, war Nothnagel, wie Neuburger sagte, durch seine unbestritten führende Stellung dazu berufen,

den Plan zu einem großangelegten, die gesamte Medizin und ihre Grenzgebiete in sich schließenden Werke zu entwerfen und die Leitung der unter zahlreichen Fachmännern ersten Ranges verteilten Monographie zu übernehmen. Im Herbst 1891 begann die Werbung der Mitarbeiter, im Februar 1894 schon erschienen die ersten Bände des Nothnagel-Handbuches »Spezielle Pathologie und Therapie«. Im gleichen Jahr erschien die 7. Auflage des Handbuches der Arzneimittellehre. Für die »Spezielle Pathologie und Therapie« steuerte Nothnagel den XVII. Band, »Die Erkrankungen des Darmes und des Peritoneums«, bei, er hatte den Gegenstand zum Teil bereits früher in Buchform bearbeitet.

Einen Höhepunkt in Nothnagels Entwicklung kennzeichnet die Rede in der 2. allgemeinen Sitzung des XI. Internationalen Medizinischen Kongresses in Rom über »Die Anpassung des Organismus bei pathologischen Zuständen«, in der er das große Problem der teleologischen Mechanik der lebendigen Natur, wie es Pflüger 1877 aufgerollt hatte, mit besonderer Klarheit behandelt, wobei er sich auf jahrelange Experimentalforschungen über Kompensationsvorgänge stützen und berufen konnte.

Widerwärtigkeiten und Unglücksfälle stellten sich auch Nothnagel auf seinem glänzenden Lebenswege entgegen.

Wie schwer ihn der Tod seiner Frau getroffen hatte, wurde bereits erwähnt, alljährlich pilgerte er an deren Grab nach Jena. Im April 1900 erhielt Nothnagel in voller Ahnungslosigkeit während einer Nachmittagssitzung am Kongreß für Innere Medizin in Wiesbaden das furchtbare Telegramm, das ihn von dem plötzlichen Tode seines Sohnes Walter verständigte. Dieser war eben vor der Habilitation gestanden, Nothnagel hatte mit Recht für ihn an eine große Zukunft gedacht. Unglückliche Liebe hatte den jungen Menschen zum Selbstmörder gemacht. Nothnagel hat den Tod seines geliebten Sohnes nie ganz verwunden.

Ein schwerer Schlag, der Nothnagel auch tief traf, war der Tod seines Assistenten Dr. Hermann Franz Müller an Pest. Die Geschichte der Laboratoriumsinfektion des Leichendieners Barisch mit Pestbazillen, die von einer wissenschaftlichen Expedition nach Indien in das pathologisch-anatomische Institut des Allgemeinen Krankenhauses in Wien (Prof. Weichselbaum) gebracht worden waren, kann übergangen und es soll nur kurz darauf hingewiesen werden, daß Barisch unter der Annahme einer Influenza-Infektion auf der Klinik Nothnagel aufgenommen wurde, wo der Assistent Doz. Hermann Müller, der schon rühmlichst bekannte Pestforscher, ihn behandelte. Wegen der Möglichkeit einer Pestinfektion waren alle Vorsichtsmaßnahmen wohl eingehalten worden. Barisch wurde in einem Isolierzimmer allein von Doz. Müller und einer Wärterin Pecha behandelt und betreut. Er starb nach wenigen Tagen; erst einige Stunden nach seinem Tode war einwandfrei festgestellt worden, daß es sich um eine Lungenpest gehandelt hatte. Da die Wärterin Pecha zwei Tage später unter verdächtigen Symptomen erkrankte, wurde sie unter allen Kautelen in eine Isolierabteilung des Kaiser-Franz-Joseph-Spitales gebracht, wohin ihr zur Behandlung und Pflege Dozent Müller freimütig folgte. Auch Müller erkrankte und starb, die Wärterin Pecha überlebte ihn um zwei Tage. Die Rede Nothnagels auf Müller wurde in der nächsten Sitzung der Gesellschaft der Ärzte vom Präsidenten vorgelesen, da Nothnagel wegen Ansteckungsgefahr ein Ausgehverbot hatte. Die Rede ist, wie Neuburger sagt, ein Kabinettstück deutscher Sprachkunst. Er hat dem jungen Assistenten mit ihr ein Denkmal errichtet, das ehrender ist als das Marmorstandbild, das im 8. Hof des Allgemeinen Krankenhauses bald darauf gesetzt wurde. Aus Briefen an Freunde ersieht man, wie sehr der tragische Tod seines Assistenten Nothnagel erschüttert hat. Ebenso schwer traf ihn auch, daß diese Pestfälle an seiner Klinik aus politischen Gründen von national-antisemitischer Seite zum Anlaß genommen wurden, der Klinik Pflichtversäumnisse vorzuwerfen, die an den Haaren herbeigezogen waren, und daß diese Angriffe im Parlament vom Ressortminister nicht entsprechend abgewehrt wurden. Daß der für Humanität, Toleranz und Weltbürgertum begeisterte Nothnagel dem neu aufkommenden Antisemitismus mehr als fremd gegenüberstand, ist ebenso verständlich wie die Tatsache, daß er seinen Standpunkt in gerader Art auch offen kundtat. Als aber die deutschnationale, zum Teil auch slawisch-antisemitische Studentenschaft dem gerade für die Jugend so zugetanen Lehrer eine im klinischen Hörsaal ganz unqualifizierbare Demonstration inszenierte, empörte und bedrückte Nothnagel diese Haltung der Jugend um so mehr, als er sich durch den Tod seiner Freunde Meynert, Kahler (des Nachfolgers Bambergers) und insbesondere Billroths in dieser Zeit im Kollegium sehr vereinsamt fühlte. Noch zu seinen Lebzeiten setzte sich Nothnagel ein weiteres Denk-

mal durch die Gründung der Gesellschaft für Innere Medizin in Wien, die aus dem Klub für innere Medizin hervorging.
Der Vortrag im Klub amerikanischer Ärzte in Wien am 27. Mai 1905 »Rückblick auf die Geschichte der Medizin seit dem Beginn meiner Studien«, kann als Schwanengesang des großen Meisters betrachtet werden.
Am 25. März 1900 hatte er in der »Concordia« vor gebildeten Laien den vielbesprochenen und immer wieder zitierten Vortrag »Über das Sterben« gehalten, ein tief durchdachter formschöner Vortrag, in dem er als Menschenfreund in wahrer Humanität dem Begriff des Todes mit Erfolg das Moment des Furchterregenden abzustreifen versuchte.
Nothnagel erlebte knapp vor seinem Ende die höchste Auszeichnung, die die österreichische Monarchie einem Gelehrten zu bieten vermochte, die Wahl zum Mitglied der Akademie der Wissenschaften in Wien. Die feierliche Aufnahme nach erfolgter kaiserlicher Bestätigung war ihm leider nicht mehr beschieden. Im Juli 1905 waren die ersten stenokardischen Zeichen aufgetreten, in der Nacht vom 6. auf den 7. Juli 1905 raffte ihn ein schwerer stenokardischer Zustand hinweg. Wissenschaftler bis an das Ende, verzeichnete Nothnagel die subjektiven Beschwerden der Todesnacht mit allen von ihm an sich beobachteten Erscheinungen. Die Aufzeichnungen wurden am folgenden Tag vom Diener Nothnagels auf dem Nachttisch liegend gefunden, sie endeten mit »geschrieben am 6. Juli 1905, abends spät, nachdem ich vorher drei heftige Anfälle gehabt habe«. Die Trauer um den Verblichenen war eine allgemeine.
Am 29. Oktober 1910 wurde das Nothnagel-Denkmal unter den Arkaden der Wiener Universität enthüllt. Neben dem Namen trägt das Denkmal den Satz seiner Antrittsvorlesung: »Nur ein guter Mensch kann ein guter Arzt sein.«

Heinrich Obersteiner

1847–1922

Wo, gegenüber einer Gruppe von entzückenden Biedermeierhäusern, linkerseits der Billrothstraße ein kleiner, baumbestandener Hügel ansteigt, dort erhebt sich, mitten in diesem Wäldchen, von der belebten Straße her nicht sichtbar, ein altehrwürdiges, langgestrecktes Gebäude. Nach dem ersten Weltkrieg als Kopfschußstation in Verwendung, später von privater Hand als Sanatorium weitergeführt, beherbergte es einmal eine der ältesten und berühmtesten Nervenheilanstalten Wiens. Nach »Döbling« zu gehören galt noch in der Jugendzeit des Schreibers dieser Zeilen als eine schonende Umschreibung dafür, daß irgendwer für geistig nicht normal gehalten wurde; und in der Tat, die Döblinger Anstalt war damals eine Art Nobelsanatorium – nobel aber vor allem im damaligen Sinn dieses Wortes – für Geistesgestörte der begüterten Stände. Aber sie hatte auch in höherem Sinne verstanden noble, will sagen, berühmte Insassen: Nikolaus Lenau war ihr Patient, und wenig hätte gefehlt, so wäre es auch einer der größten Wohltäter der Menschheit, der große Arzt Semmelweis, geworden, der sein tragisches Ende in geistiger Umnachtung erleben sollte.

Leiter dieser einst so berühmten Anstalt war bis tief in die zweite Hälfte des neunzehnten Jahrhunderts hinein der Wiener Psychiater Prof. Dr. Max Leidesdorf, nachmals Vorstand der I. Psychiatrischen Klinik, eine zeitlang Gönner des damals noch ganz jungen Meynert, vor allem aber in der Folge Lehrer Wagner-Jaureggs, der unter ihm als Chef seine ruhmgekrönte Laufbahn beginnen sollte. Neben Leidesdorf, einem gediegenen Irrenarzte alter, doch bester Schule, wirkte als Anstaltsleiter und Mitbesitzer Doktor Obersteiner der Ältere. Sein Sohn, Heinrich Obersteiner »der Jüngere«, löste seinen Vater, aber auch Leidesdorf, dessen Schwiegersohn er wurde, in der Folge ab. Doch er blieb nicht privater Anstaltsleiter allein, er wandte sich gleich seinem Schwiegervater der wissenschaftlichen, akademischen Laufbahn zu. Erinnern villenumsäumte Gassen rings um das altehrwürdige Anstaltsgebäude durch ihre Namen an die Dynastie dieser bedeutenden alten Ärzte, so sollte Heinrich Obersteiner junior den seinigen breit ins Goldene Buch der Wissenschaft einzeichnen und einer der Großen und weltenweit Bekannten der Wiener medizini-

schen Schule werden: er war es, der das der Hirnforschung gewidmete Neurologische Institut der Wiener Universität – es führte anfangs einen umständlicheren Namen – ins Leben gerufen und, eine wahrhaft noble Verwendung seines seinerzeit nicht unbeträchtlichen Privatvermögens, dessen Betrieb in der Hauptsache dank seiner persönlichen Munifizenz möglich gemacht hat; denn die staatliche Dotation hätte kaum für die Bestreitung der Kosten des Präparatenspiritus hingereicht, der im Institut von dessen zahlreichen Schülern und dem wissenschaftlichen Arbeitsstab verbraucht wurde. Die Einrichtung vollends, die von der öffentlichen Hand zu Beginn der Institutstätigkeit zur Verfügung gestellt worden war, wird am besten durch ein Wort Marburgs, in seinem Nachruf auf seinen großen Lehrer, gekennzeichnet: »Im Anfange war ein Kasten.«
Früh schon als Privatdozent an der Wiener Universität habilitiert, nicht lange nachher zunächst außerordentlicher Professor geworden – Titel und Charakter eines ordentlichen Professors und später noch eines Hofrates erhielt er in der Folge –, durfte Obersteiner sein Institut alsbald zunächst in dem damals neu eröffneten Universitätsgebäude am Franzensring (heute Dr. Karl-Lueger-Ring) etablieren, von wo es dann in schon vordem kurz von ihm belegt gewesene Räume der »alten Gewehrfabrik« in der Schwarzspanierstraße übersiedelte, in den Komplex der alten Anatomie und Physiologie. In diesem mehr als primitiven Milieu ist aber ein gut Stück bedeutsamster Forschungsarbeit auf dem Gebiete der normalen und pathologischen Histologie, will sagen der feineren und feinsten Anatomie des zentralen Nervensystems geleistet worden. Hier entstanden Obersteiners Arbeiten über die Lymphräume um die Hirngefäße und vor allem über jene um die Nervenzellen im Gehirn, letztere nach ihm als ihrem ersten Beschreiber benannt, entstanden Arbeiten über die Hirngefäße; hier aber entstand vor allem die ausgezeichnete, weitberühmte, mehrfach in eine Reihe von Fremdsprachen übersetzte Anleitung beim Studium des Baues der nervösen Zentralorgane, ein Meisterwerk Obersteiners, in dessen Darstellung bei aller Schlichtheit eine Unmenge eigener Forschungsergebnisse eingeflochten ist, wovon dieser große und doch alle Zeit vornehm-bescheidene Meister kein Aufhebens zu machen pflegte. In diesen Räumen und später in den modernen Institutsräumen, die zunächst in Nachbarschaft des neuen pharmakologischen Institutes, dann und seither endgültig in dem Neubau

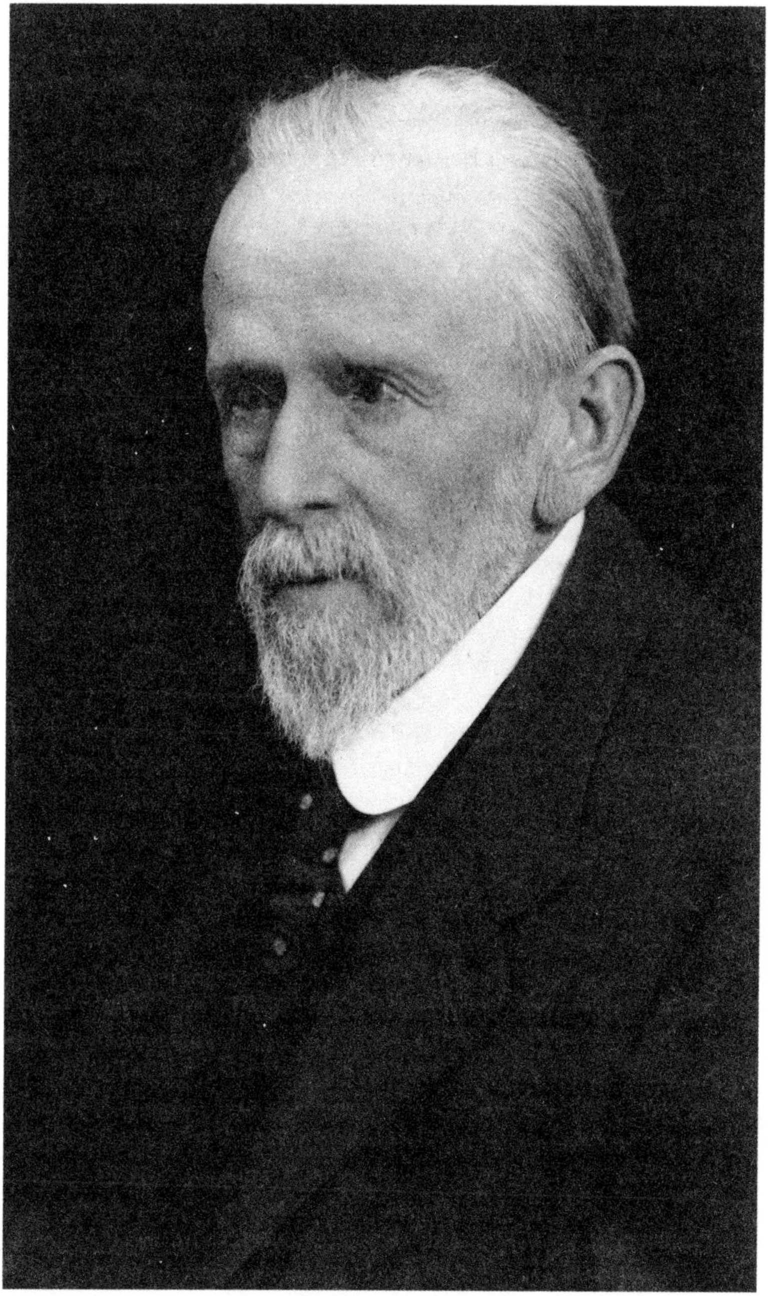

Heinrich Obersteiner

in der Schwarzspanierstraße – an Stelle der alten Gewehrfabrik – ihren Platz fanden, hat auch eine ganz große stattliche Schülerschar zum Teil grundlegende Arbeiten geschaffen: Frankl-Hochwart, Redlich, Dexler, Schlesinger, Spiegel, Economo, Karplus, Marburg, Schacherl, Stengel u. a. Auch der Schreiber dieser Zeilen durfte sich zu diesem Kreise hinzugesellen, hat er doch auch in der Folge, längst dankschuldiger klinischer Schüler und Assistent Wagner-Jaureggs geworden, seinem Altmeister Obersteiner, dem er Reiches zu danken hatte – so die Patenschaft bei seiner Erstlingsarbeit, die er noch als Student, 1899, veröffentlicht hat – gleichwohl unwandelbare Treue gewahrt. Wissenschaftlich gearbeitet hat darüber hinaus ein Gutteil aller nachmals Prominenten der jungen Wiener Schule in Obersteiners Institut, zum Beispiel Chwostek, auch dieser eines der letzten großen Originale des medizinischen Wien, dessen massige Gestalt, ungezwungen in Hemdärmeln gleich neben der Eingangstür über einem Mikroskop thronend, der Schreiber dieser Zeilen, damals noch ein blutjunger Arzt, greifbar lebendig vor Augen hat. Und neben den Inländern waren es ausländische Neurologen aus allen Ländern, ja aus allen Erdteilen, die im Institut zu Hause waren und daselbst lernten und arbeiteten, so der nachmalige Ordinarius in Tokio, Shuzo Kuré und andere Japaner, so Ärzte polnischer und russischer Nationalität, Ärzte aus Belgien, Holland, aus Griechenland und Armenien, und besonders viele aus den Vereinigten Staaten. Was da geleistet wurde, erschien, von anderen Zeitschriften und Archiven abgesehen, in einer stattlichen Reihe von Bänden der von Obersteiner begründeten und von seinem Schüler, einstigen Assistenten und späterem Nachfolger Marburg fortgesetzten »Arbeiten aus dem neurologischen Institute der Wiener Universität«. Kein Wunder nach alledem, wenn Obersteiners Name in schnellem Anstieg internationalen Klang gewonnen hat, wenn er die anderen berühmten Hirnforscher seiner Zeit zu seinen Freunden zählen durfte, wenn das von ihm geleitete Insitut als eines der ersten in den interakademischen Verband der Hirnforschungsinstitute aufgenommen wurde und wenn es, das zeitlich erste seiner Art, zum Vorbild geworden ist für andere, gleichen Zielen dienende Forschungsinstitute, die in aller Welt, in Deutschland, in der Schweiz und in anderen europäischen und außereuropäischen Ländern errichtet worden und emporgewachsen sind. Obersteiner war aber nicht bloß ein großer Hirnforscher, sondern ein sehr bedeutender Psychiater und Neurologe. Das Symptom der sogenannten Allocheirie hat er als erster beschrieben, die scheinbare Wahrnehmung eines Sinnesreizes auf der adäquaten Stelle der entgegengesetzten Körperseite, ein Symptom, dessen klinische Bedeutsamkeit sich in der Folge erweisen sollte. Und das nuptiale Irresein beim Weibe, will sagen der Erstausbruch einer psychotischen Störung im Anschlusse an das Erlebnis der Defloration, durch das Erlebnis der »Brautnacht« also, hat Obersteiner als erster aufgezeigt. Darüber hinaus hat er über das Traum-, das Halluzinations-, das Paralyseproblem und noch über viele andere, hier nicht einzeln aufzuzählende vordergründige Probleme der Neurologie und Psychiatrie, zum Teil in Buchform, gehandelt; noch heutigentags zählt er zu den häufig zitierten Autoren auch in allen diesen Belangen.

Und Obersteiner war über alles dies hinaus auch ein Mäzen von seltener Großzügigkeit, wie schon angedeutet worden ist; hat er doch etwa eine halbe Million Kronen allein für den inneren Auf- und Ausbau des von ihm begründeten Institutes gewidmet und überdies seine neurologisch-psychiatrische Fachbücherei, seinerzeit die bedeutendste ihrer Art, die einzige, welche Unica umfaßte, die nirgendwo anders aufzufinden waren, dem Institut vermacht und nur die Bedingung daran geknüpft, daß, wie einst er selbst es gehalten, so auch in aller Zukunft seine Nachfolger verpflichtet wären, die Benützung dieses Buchbestandes allen auf diesen Gebieten tätigen Ärzten und Forschern in Wien ohne jeglichen Unterschied zu gestatten. Dieses Vermächtnis wird denn auch bis auf den heutigen Tag eingehalten.

Daß es einem Forscher von solchen Verdiensten, von solcher Weltbekanntheit – das Wort »Obersteiner-Institut« war zu seiner Zeit eines der international weitest verbreiteten und weitest berühmten Emblêmeworte der Wiener medizinischen Schule – auch an wissenschaftlichen Ehren nicht fehlen konnte, versteht sich; sie seien hier nicht sämtlich aufgezählt, nur des Ehrendoktorates von Oxford, der Mitgliedschaft an der deutschen Akademie der Naturforscher in Halle und vor allem jener der Akademie der Wissenschaften in Wien sei Erwähnung getan.

Dieser große und unermüdlich tätige Gelehrte und Arzt – er führte bis wenige Jahre vor seinem Ableben, zusätzlich zu seinem reichen akademischen und wissenschaftlichen Wirken, auch noch persönlich die große Nervenheilanstalt in Döbling – war über alles dies hinaus eine hochkultivierte Persönlichkeit, der Typus des vornehmen Alt-Wiener Patriziers, und in diesem Stile und Geiste lebte er auch als Privatmann, diesen Stil und Geist atmete auch sein von seiner ebenso eingestellten, ausgezeichneten Frau gestaltetes Heim, das so nebenbei eine der größten Sammlungen herrlichsten Alt-Wiener Porzellans beherbergte, die so recht sein »Hobby« war. Er wäre aber auch kein richtiger Österreicher im besten Wortsinne gewesen, hätten ihn nicht väterliche Güte und eine fast unwahrscheinliche Schlichtheit und Bescheidenheit gekennzeichnet, eine Schlichtheit und Bescheidenheit im äußeren Auftreten, gepaart jedoch mit einem eindeutigen Bewußtsein seines Wertes als Mensch, Arzt und Gelehrter. So war er denn neben seinem etwas jüngeren Zeit- und Fachgenossen Wagner-Jauregg einer der letzten Klassiker der Wiener Neurologie, Psychiatrie und Hirnforschung. Gleich so vielen prominenten Österreichern stammte er nach einer alten Familienüberlieferung – wie er dem Schreiber dieser Zeilen erzählt hat – aus einem Geschlechte, dessen ältere Vorfahren einst »draußen«, d. h. im späteren Deutschen Reich, unweit vom Rhein, beheimatet gewesen waren. Er selbst hat seiner »Sympathie für deutsch-freisinniges Wesen« in einem Brief an eine so eingestellte Studentenvereinigung, der auch der Schreiber dieser Zeilen angehört hat, Ausdruck verliehen. Allerdings jedwede Art Chauvinismus verabscheute er. Er wahrte, als deutscher Gelehrter, als den er sich bezeichnet hat, wie auch in seiner ganzen Haltung und Gesinnung bewußt und betont, wenn auch in vornehmstem Sinne verstanden, die österreichische Note; letztlich wohl auch darin, daß er vom modernen Geldwesen praktisch nichts verstand, nichts verstehen wollte! Und leider eben darum beinahe sein ganzes Vermögen nach dem ersten Weltkrieg einbüßte und er, der einstige Mäzen, in fast dürftigen Verhältnissen sterben mußte ... Im Herzen seiner Schüler aber lebt er ebenso weiter wie sein Name für alle Zeiten in den Annalen der Wissenschaft.

Clemens von Pirquet

1874–1929

Clemens Freiherr von Pirquet wurde am 12. Mai 1874 zu Hirschstetten bei Wien geboren. Sein Vater, Peter Freiherr von Pirquet, war österreichischer Reichsratsabgeordneter und Großgrundbesitzer, die Mutter Flora Freiin von Arnstein-Pereira. Er hat die Gymnasialstudien in Graz absolviert, studierte zunächst durch zwei Semester Theologie in Loewen (Holland), trat dann, dem wahren inneren Drange folgend, zur Medizin über, studierte zunächst in Königsberg, dann in Graz, wo er im Jahre 1900 zum Doktor der Medizin promoviert wurde. Er war seit September 1904 mit Maria van Husen verheiratet. Als langjähriger Assistent von Escherich in Wien wurde Pirquet im Jahre 1908 Privatdozent für Kinderheilkunde in Wien, sodann ordentlicher Professor für Kinderheilkunde an der Johns-Hopkins-Universität in Baltimore, im Jahre 1910 ordentlicher Professor für Kinderheilkunde an der Universität in Breslau; seit dem Jahre 1911 war er Vorstand der Universitäts-Kinderklinik in Wien.

Von seinen wichtigsten Arbeiten erschienen: Die Serumkrankheit, 1905; Vakzination, 1907; Vakzinale Allergie, 1907; Allergie, 1908; Kutane Tuberkulinreaktion, 1908; Das Bild der Masern auf der äußeren Haut, 1913; System der Ernährung, 1917–1920.

Ein großzügig angelegtes Handbuch der Kindertuberkulose, dessen Mitherausgeber Pirquet war, befand sich bei seinem Tode (28. Februar 1929) in Druck; ein mit hunderten selbstangefertigten Zeichnungen ausgestattetes Buch über die Allergie des Lebensalters, das eine Fundgrube neuer Erkenntnisse beinhaltet, hatte er soeben vollendet. An diesem Werk hat er in den letzten Monaten seines Lebens mit aller Intensität, mit eiserner Konsequenz gearbeitet.

Es war gewiß ein in der geistigen Konstitution Pirquets begründeter Entschluß, der ihn seinerzeit als jungen Arzt gerade die Kinderheilkunde als Lebensberuf wählen ließ und ihn an der Pädiatrie festhielt, trotz verschiedener andersartiger lockender Anerbieten, insbesondere desjenigen, welches aus einem theoretischen Institut kam (Pasteur-Institut, Paris). Die Eigenheit des Pirquetschen Denkens, die so auffallend biologische Richtung in seinen Arbeiten, zeigt sich schon bei seinem ersten Hauptwerk, bei der »Allergie«, ebenso wie in späteren Werken (z. B. im »System der Ernährung«) und in seinen biometrischen Forschungen und Körpermaßstudien. Kinderärzte denken bei der Aufrollung der Allergiefrage hauptsächlich nur an die Abänderungen der Blatternimpfungsreaktion bei Wiederimpfung, an die Erhöhung der Empfindlichkeit gegen artfremdes Serum bei Reinjektion und insbesondere an die praktisch so wichtige, auf immer mit Pirquets Namen verknüpfte Überempfindlichkeit der Haut tuberkuloseinfizierter Menschen gegen Tuberkulin. Alle Ärzte, die noch die diagnostisch dunkle Zeit vor der Pirquetschen Reaktion mitgemacht haben, wissen, welche Befreiung durch die Reihen der Kinderärzte ging, als es endlich möglich war, in bequemster Weise das biologische Verhalten des Organismus gegen Tuberkulose festzustellen. Nach dieser Entdeckung Pirquets begann eine merkwürdige Zeit. Eine noch nicht dagewesene Flut von Arbeiten brach herein. Die Kasuistik war riesengroß, die Zahl der Autoren und Arbeiten schwoll ins Ungemessene an; so überragend groß ist die Bedeutung der von Pirquet angegebenen Hautprobe der Tuberkulose, daß man dadurch fast immer die allgemein biologische Bedeutung der gesamten von Pirquet aufgestellten Allergielehre vergißt. Für die reine Wissenschaft, für die theoretische Biologie ist aber gerade die ganze große Allergielehre und sind auch die anderen, praktisch derzeit viel weniger wichtigen Äußerungen des allergischen Verhaltens des Menschen, die einheitliche theoretische Erklärung der Rezidive bei verschiedenen Infektionskrankheiten, das Verhalten der Inkubationszeit bei Reinfektion, manche Idiosynkrasien usw. von besonderem Wert. In der Allergielehre ist eben ein ganzes System enthalten, dessen einzelne Teile uns erst mit zunehmender Kenntnis der verschiedenen Infektionskrankheiten und der verschiedenen anaphylaktischen Reaktionen erkennbar sein werden.

Die Bedeutung der Überempfindlichkeitserscheinungen bei Hautkrankheiten und asthmatischen Zuständen stellt ein völlig neues, immer mehr Anerkennung sich verschaffendes Wissensgebiet dar, das eigentlich durch die Pirquetschen Forschungen begründet wurde. Die Prüfung auf Diphterieempfänglichkeit von seinem Schüler Schick mit Diphtherietoxin, die heute in der ganzen Welt anerkannt ist, wäre undenkbar, wenn ihr nicht die Pirquetschen Forschungen vorausgegangen wären und als Grundlage und Ausgangspunkt gedient hätten. Es wäre verfehlt, in der Pirquetschen Kutanreaktion bloß eine diagnostische Hautprobe zu sehen, die etwa bei der

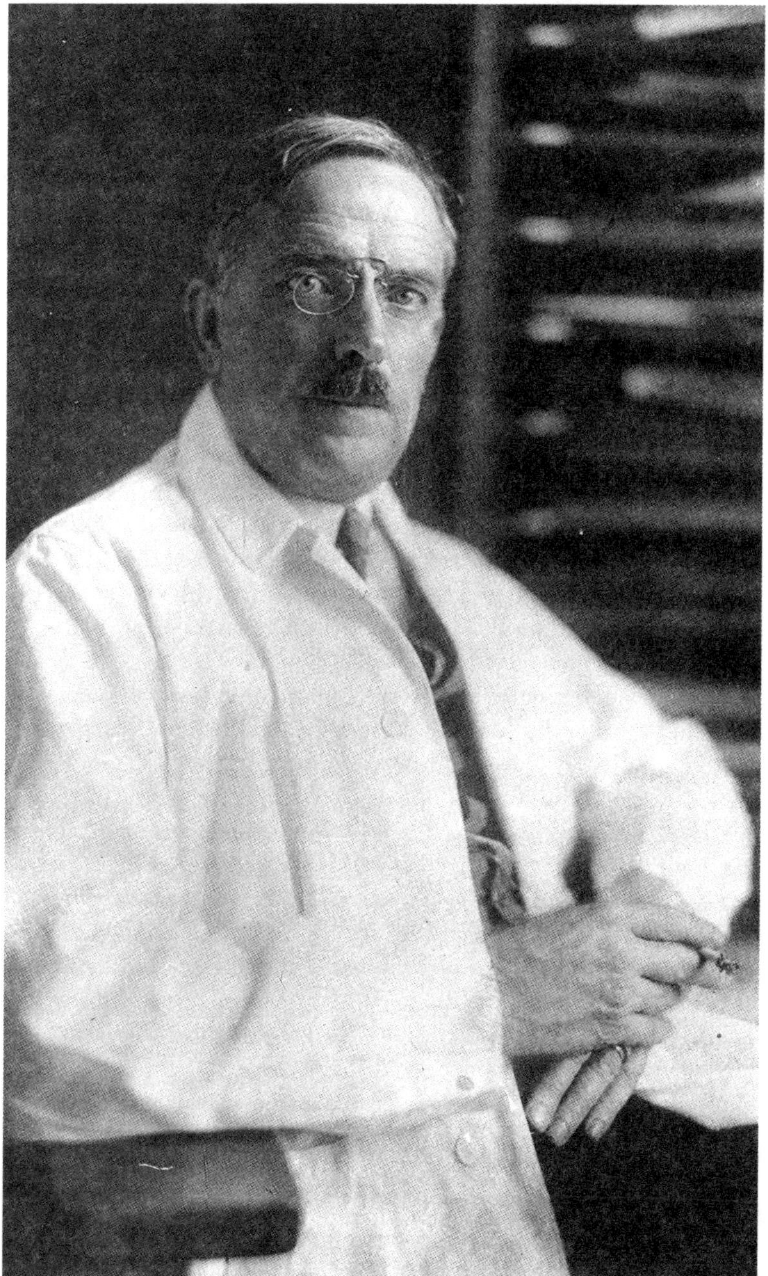

Clemens v. Pirquet

Differentialdiagnose verschiedener Erkrankungen ihre Anwendung findet. Dank der Fortschritte auf den anderen Wissensgebieten wissen wir heute, daß jedes Kind mit einer kutanen Pirquetschen Tuberkulinreaktion als tuberkuloseinfiziert angesehen werden muß und daß tatsächlich der positiven Tuberkulinreaktion in vivo unbedingt ein tuberkulöser Herd bei der Obduktion entsprechen muß. Bei der ungeheuren Bedeutung der Tuberkulose für das Kindesalter und in Anbetracht der Tatsache, daß die Mortalität an Tuberkulose gerade während des leistungsfähigsten Lebensalters alle anderen Erkrankungen weit überragt, ist die frühzeitige Erkennung der stattgehabten Infektion von nicht hoch genug einzuschätzender Bedeutung für die Möglichkeit der frühzeitigen Bekämpfung der Ausbreitung der Krankheit.

Wir wissen heute, daß die Unterernährung den sichersten Boden für die Ausbreitung der Tuberkulose im menschlichen Organismus legt, und so ist es von ungeheurer Bedeutung, daß Pirquet die Probleme der Ernährung in seinem Ernährungssystem auf eine rationelle Basis gestellt und ein für die praktische Anwendung wirklich brauchbares System geschaffen hat. Es genügt nicht, wenn der Arzt in Ernährungsfragen genügend Kenntnisse besitzt; die Kenntnisse über die Grundlagen der Ernährung müssen in das Volk hineingetragen werden, und es muß die Möglichkeit gegeben sein, daß alle diejenigen Kreise, die mit der Durchführung der Ernährung bei Kindern befaßt sind, die praktische Anwendung der Ergebnisse der Ernährungswissenschaft zu handhaben verstehen. Daß dies möglich ist, dafür bietet die in ihrer Größe noch nicht dagewesene amerikanische Kinderausspeisung in Österreich, bei der 400000 Kinder täglich ausgespeist wurden, den besten Beweis. Bei dieser Gelegenheit hat das Pirquetsche Ernährungssystem die Feuerprobe bestanden. Pirquet schuf sich schon durch diese Hilfsaktion ein Denkmal unauslöschlicher Dankbarkeit im Herzen zahlloser Eltern, deren Kinder er durch dieses Hilfswerk vor Krankheit und Tod errettete.

Pirquets hervorragende wissenschaftliche und organisatorische Befähigung ist auch außerhalb seiner weltberühmten wissenschaftlichen Arbeiten allgemein bekannt. Er war Herausgeber wissenschaftlicher Fachzeitschriften (Zeitschrift für Kinderheilkunde, Zeitschrift für die gesamte experimentelle Medizin, Zeitschrift für Tuberkulose usw.), Mitglied des Obersten Sanitätsrates für Österreich, Präsident der Wiener Gesellschaft für Kinderheilkunde, ständiges Mitglied des Völkerbundkomitees für Kinderhygiene, Präsident der Internationalen Kinderhilfe, der Österreichischen Gesellschaft für Volksgesundheit usw. In den letzten Jahren befaßte sich Pirquet intensiv mit biometrischen Studien über den Einfluß der verschiedenen Todeskrankheiten auf das menschliche Leben. Es wurden dabei sehr wichtige Tatsachen zutage gefördert, die kurz vor seinem Tode ihren Abschluß gefunden haben.

In wissenschaftlicher Beziehung gehörte Pirquet zu jenen Gelehrten, die in der ganzen Welt, ohne Rücksicht auf Land, Nation und Weltanschauung, wohlverdienten Ruhm und ungeteilte Anerkennung erringen. Seine Verdienste um die Kinderheilkunde können erst dann richtig ermessen werden, wenn die Bedeutung des Kindes – wie dies gegenwärtig immer mehr und mehr geschieht – in das richtige Licht gerückt sein wird. Persönlich gehörte Pirquet zu jenen Menschen, die nur Freunde haben, dank der seltenen, ganz ausgezeichneten Charaktereigenschaften des Gelehrten. Seine Größe lag in der Offenherzigkeit, Wahrheitsliebe, Geradlinigkeit seines Wesens und dem unbegrenzten Vertrauen zu denen, die ihm nahestanden. Immer stimmten seine Handlungen mit seinen Worten überein. Seinen Schülern gegenüber, die heute vielfach in hervorragender Stellung über die ganze Welt zerstreut sind, war er der uneigennützigste Förderer aller ihrer wissenschaftlichen Bestrebungen. Die Wiener Kinderklinik, wohl die vollendetste Heil-, Lehr- und Forschungsstätte auf dem Gesamtgebiete der Kinderhygiene und Kinderheilkunde, das Lebenswerk Pirquets, war ein Mekka für Ärzte und Studierende aus der ganzen Welt; für sie alle bildete Pirquets große Persönlichkeit einen unwiderstehlichen Anziehungspunkt.

Pirquets langjähriger Schüler, Mitarbeiter und späterer Freund Wagner, hat von seinem Meister das folgende treffende Bild entworfen:

Pirquet war kein Kliniker alten Stils; er war durch und durch Naturforscher und hat wie ein Hellseher dort Zusammenhänge blitzartig erkannt und ihnen Form gegeben, wo ein Durchschnittsmensch achtlos vorübergeht. Und doch muß er ein wahrhaft großer Kliniker genannt werden, der mit einem Blick das richtige herausbrachte, ohne sich in unwesentliche Details zu verlieren. Er hatte das erweiterte Bewußtsein der großen Männer und die zwangsartige Beharrlichkeit der großen Entdecker. Pirquet war immer modern, ja er war mehr als

modern, denn seine kühnen Ideen sind immer seiner Zeit weit vorausgeeilt.
Pirquet hat alle Zeichen des wahrhaft großen Mannes gehabt: die überragende Geistesgröße, die wahre Herzensgüte, die Bescheidenheit, die Einfachheit im Reden und Handeln, die Naivität und den Sinn für Humor; so kann er mit Recht ein Homo humanus genannt werden.
Die Pirquetsche Klinik war eine in ihrer inneren Struktur einzig dastehende Arbeitsgemeinschaft. Wer in den Bannkreis des großen Mannes kam, wurde darin gefangen: so mächtig wirkte seine Anziehungskraft. Aber jeder konnte seine Meinung frei äußern und stets war Pirquet bereit, von wem immer, ob Arzt oder Schwester, etwas anzunehmen, wenn er es für wertvoll und richtig hielt. In liberalster Weise hat er seine Schüler, die so viel an ihm verloren haben, gefördert. Jeder von ihnen arbeitete mit an dem Gesamtwerk, aber jeder fühlte sich frei in der Atmosphäre des großen Meisters. Der persönliche Verkehr mit Pirquet war eine wahre Freude. Er war nie feierlich und großartig, sondern immer natürlich und menschlich; nie gab es jenes Distanzgefühl, das so oft den Verkehr zwischen Chef und Untergebenen hemmt; wohl aber gab es ein natürliches Distanzgefühl, das nur von wahrhaft großen Menschen ausstrahlt. Die Arbeit unter Pirquet ging deshalb so angenehm und leicht von der Hand, weil er in schwierigen Situationen immer schnell und richtig entschieden hat. Lange Überlegungen kannte er nicht, sein erster Gedanke war auch immer der richtige.
Pirquet gehörte zu jener dünnen Oberschicht von Auserwählten, die keiner Nation, sondern die der Welt angehören. Er war eine eigentümliche Synthese von Künstler und Gelehrtem. Obwohl selbst ein Künstler, hat er das Schlagwort vom künstlerischen Arzt oft belächelt. Sein kristallklarer Geist hat nur an den Sieg der reinen Vernunft und der wissenschaftlichen Methoden geglaubt. Er hat zu genau gewußt, daß man zum Künstler geboren sein muß, aber nicht erzogen werden kann, wohl aber zum naturwissenschaftlich denkenden Arzt. So waren auch seine Unterrichtsbestrebungen gerichtet. Sein Streben ging immer dahin, komplizierte Dinge so zu vereinfachen, daß sie durchsichtig, leicht vorstellbar und lehrbar gemacht werden können. Vielleicht war es kein Zufall, daß er sich in den letzten Jahren seines Schaffens so gern in den Bereich der Zahlen geflüchtet hat. Die mes-

senden und exakten Methoden lagen ihm am meisten, besonders die graphische Analyse biologischer Erkenntnisse. Mit klarem Blick hat er erkannt, daß die Klinik alten Stils, die auf Empirie und Intuition beruhte, nur durch Gleichstellung der exakten naturwissenschaftlichen Methoden, der physiologischen Chemie und der Stoffwechseluntersuchung, sich neu entwickeln könne, und daß die physikalische Diagnostik nur durch die Röntgenologie, die er besonders gefördert hat, von ihrer Unsicherheit und Subjektivität befreit werden könne. Aber auch ganz andere moderne Bestrebungen hat er vorausgeahnt und ihnen Form gegeben. Die Kinderklinik in Wien war die erste, die eine heilpädagogische Station in ihren Rahmen einschloß.

Noch eines für Pirquet so charakteristischen Zuges sei hier gedacht. Der Forscher Pirquet konnte sich ganz auf sein Werk konzentrieren und alles andere ausschalten, was aus der Außenwelt störend auf sein momentanes Schaffen einwirkte. Darin lag das Geheimnis seiner ungeheuren Produktivität, seiner Arbeitsökonomie, die sich nur auf das beschränkte, was er augenblicklich für wichtig hielt, und des rasenden Tempos des Gelehrten in seinen großen Schaffensperioden. Pirquet lebte in solchen Perioden seines Schaffens ausschließlich seinem Werke, das ihm alles war. Er konnte dann alles um sich herum vergessen. So kam es, daß er in kürzester Zeit mehrmals in seinem Leben Werke schuf, die bei durchschnittlich Begabten ein ganzes Menschenleben erfüllen würden. Vielleicht war die Ahnung, daß ihm nur ein kurzes Leben beschieden sei, der Impuls zu so beschleunigter Tätigkeit. Nur Genies können in kurzer Zeit Höchstleistungen hervorbringen. Die Geschichte kennt viele ähnliche Beispiele. Dieser Gedanke kann uns mit der Tragik seines Schicksals versöhnen, das ihn zwang, auf der Höhe des Lebens, auf der für andere oft erst die reife Arbeit beginnt, von der Bühne seiner fruchtbaren Tätigkeit abzutreten. Pirquets grandioser Weitblick war immer in die Zukunft gerichtet. Oft ist sein Werk unverstanden geblieben. »Aber die Utopien von gestern und die Wunder von heute werden die Alltäglichkeiten von morgen sein.« Pirquet war sosehr von der Richtigkeit dessen, was er geschaffen hat, durchdrungen, daß ihm die Arbeit als solche genügte. Er hat alle Freuden des tätigen Schaffens genossen; niemals hat er seine Meinung irgendjemandem aufgedrängt; denn er wußte, daß die Zeit kommen müsse, wo die von ihm gesäten Samen Früchte tragen würden. Sein Werk wird ewig stehen.

Mit Jenner und Ehrlich zusammen wird man ihn dereinst zu den großen Pionieren der Menschheit zählen, über die nur die Nachwelt richten darf. Er war eine einzige und einmalige Erscheinung. Wer Pirquet in den letzten Tagen seines Lebens gesehen hat, der hätte bemerken können, daß er eigentlich nicht mehr auf dieser Welt weilte. Er war schon ganz Geist und ganz Intellekt geworden. Von aller Erdenschwere befreit, war er schon zu den höchsten Höhen erhoben.

Fritz Pregl
1869–1930

Fritz Pregl entstammte einer deutschen Familie in Laibach und wurde dort am 3. September 1869 als Sohn des Kassiers der krainischen Sparkassen Raimund Pregl und dessen Gattin Friederike, geb. Schlacker, geboren. Schon frühzeitig verlor er seinen Vater. Nach Absolvierung des deutschen Gymnasiums in Laibach bezog er im Jahre 1887 die Universität in Graz, um sich dem Studium der Medizin zu widmen. Hier vollendete er auch seine Studien und wurde im Jahre 1894 zum Doktor der gesamten Heilkunde promoviert. Seitdem lebte und wirkte er, abgesehen von zwei Unterbrechungen, immer in Graz und war mit dieser Stadt und ihrer Universität so verwachsen, daß er mehrere Berufungen nach Berlin und Wien ablehnte. In Graz fand er eben den ihm zusagenden Freundeskreis, hier konnte er sich seinem Lieblingsgebiete vollkommen widmen, hier hatte er ein nach seinen Wünschen eingerichtetes, schönes Institut, in welchem er auch genügend Platz hatte, um die für die Ausbreitung seiner Methodik nötigen Ausbildungskurse abhalten zu können. Graz bot aber auch durch seinen landschaftlichen Charakter den seinem Leben gemäßen Rahmen. Ständiger Kontakt mit der Natur war ihm Bedürfnis, mancherlei Sport und Sportübung haben ihn durch sein ganzes Leben begleitet. Ein passionierter Radfahrer, ausdauernder Schwimmer und schon zu einer Zeit, als dies noch wenig verbreitet war, auch Freund des Fußballs, fand der physisch ganz ungewöhnlich leistungsfähige Mann in früheren Jahren seine höchste Befriedigung in der Touristik. Während seiner Studien- und Assistentenjahre führte ihn jeder Sommer in die Berge seiner krainischen Heimat. In den Julischen Alpen und den Karawanken gibt es kaum einen Gipfel, den er nicht erstiegen, nur wenig Wände, Grate oder Kamine, die er nicht durchklettert hat. Weitere Bergfahrten in die Hohen Tauern, nach Tirol und der Schweiz boten ihm Erfrischung und Ausgleich gegenüber dem städtischen Leben und, wie er oft betonte, Training der Energie. Oft zog es ihn auch nach dem Süden, an die von ihm heißgeliebte Adria, und in den letzten Jahren seines Lebens widmete er sich mit Begeisterung dem Autosport. Ein an sich harmlos scheinender Autounfall, verbunden mit einer starken Schockwirkung, ist denn auch die mittelbare Ursache seines durch Versagen des Kreislaufs am 13. Dezember 1930 herbeigeführten Todes geworden.

Schon während Pregls Studienzeit wurden mehrere Lehrer auf seine Begabung und Fähigkeiten aufmerksam. So kam es, daß er von Alexander Rollett noch vor Vollendung seiner Medizinstudien zum Hilfsassistenten am physiologischen Institut bestellt wurde. Dort erhielt er eine gründliche Ausbildung in Physiologie. Der intensive wissenschaftliche Betrieb in Rolletts Institut und die zahlreichen für die Vorlesungen vorzubereitenden physiologischen Experimente brachten es mit sich, daß Pregl schon damals mit den verschiedenen feinen Apparaten und Instrumenten umgehen lernte und in seiner Vorliebe für methodische Probleme eine besondere Förderung erhielt, ein Umstand, der für seine weitere wissenschaftliche Entwicklung von entscheidender Bedeutung wurde. Vom Anfang an zeigte Pregl für die chemische Seite der Physiologie mehr Neigung. Daher ist es nicht verwunderlich, daß seine Erstlingsarbeiten physiologisch-chemische Probleme behandeln. In der einen beschäftigte er sich mit der Frage der Gewinnung, den Eigenschaften und Wirkungen des Darmsaftes vom Schafe, in der anderen mit den Ursachen der hohen Werte des C/N-Quotienten des normalen menschlichen Harns, einem Problem, das in neuerer Zeit wieder von verschiedenen Seiten studiert wird. Mit dieser Arbeit habilitierte er sich im Jahre 1899 für das Gesamtgebiet der Physiologie. Da Pregl niemals Halbheiten liebte, entschloß er sich in diesen Jahren auch noch zum Studium der Chemie. In diesem Entschluß wurde er bestärkt durch den freundschaftlichen Verkehr mit Zdenko Skraup, dem damaligen Vorstand des chemischen Instituts der Grazer Universität, unter dessen Leitung er alle praktischen Aufgaben für Chemiker mitmachte und schließlich eine wissenschaftliche Arbeit über die Azetylierung der löslichen Stärke veröffentlichte. Als nach Rolletts Tode im Jahre 1903 die Lehrkanzel für Physiologie verwaist war, wurde Pregl mit der ehrenvollen Aufgabe betraut, die Lehrkanzel durch ein Jahr bis zur Neubesetzung durch seinen älteren Freund Oskar Zoth zu supplieren. In dieser Zeit erfolgte auch seine Ernennung zum Extraordinarius.
Um sich eine noch gründlichere und umfassendere Ausbildung in Chemie zu verschaffen, begab sich Pregl im Herbst 1904 auf eine einjährige Studienreise nach Deutschland. Sein Weg führte ihn zunächst nach Tübingen zu Gustav Hüfner, bei dem er eine Arbeit über die Kohlenoxydverbindung des Blutfarbstoffes ausführte. Dann ging er für kurze Zeit zu Wilh. Ostwald nach Leipzig, um sich verschiedene

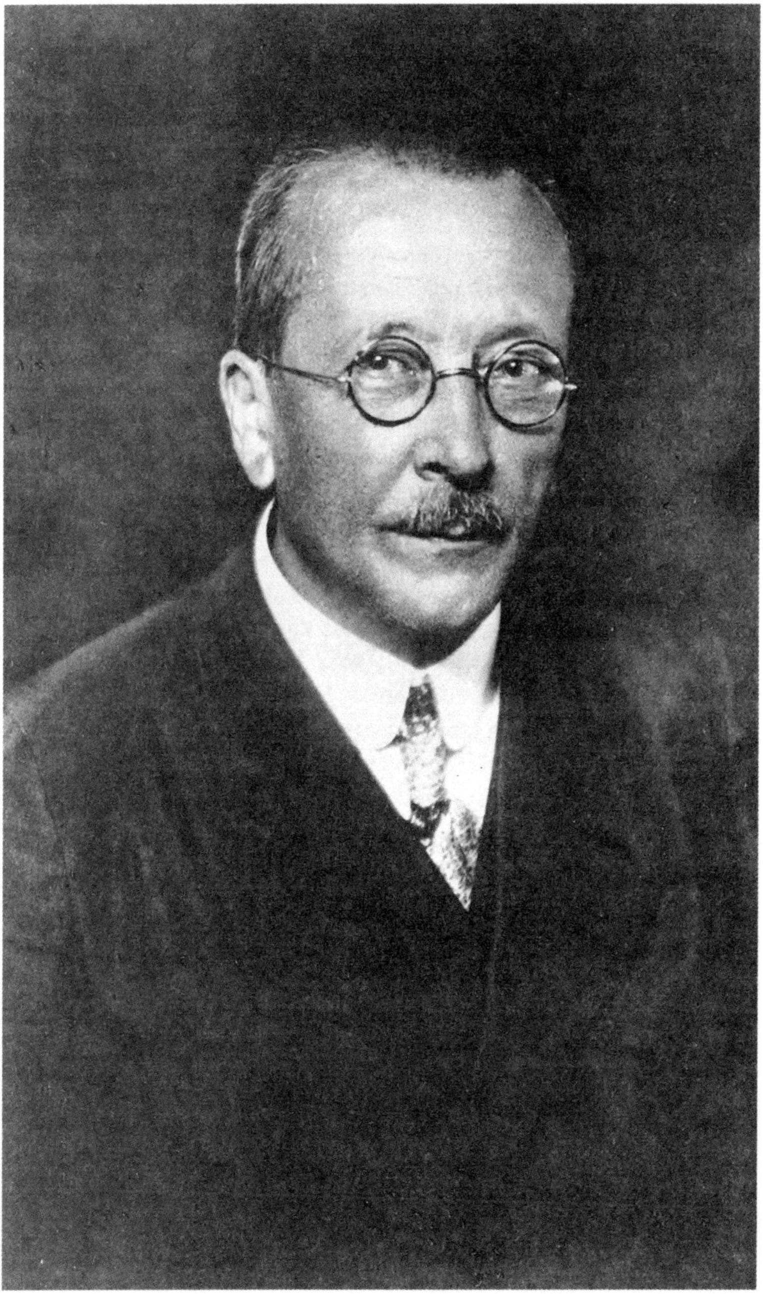

Fritz Pregl

Methoden der physikalischen Chemie zu eigen zu machen, und schließlich für ein Semester zu Emil Fischer nach Berlin. Hier trat er in freundschaftlichen Verkehr zu E. Abderhalden und studierte mit ihm zusammen die Hydrolyseprodukte von Eialbumin sowie die chemische Natur eines im normalen menschlichen Harn vorkommenden schwer dialysablen Eiweißabkömmlings.

Nach seiner Rückkehr nach Graz trat Pregl im Herbst 1905 bei K. B. Hofmann am medizinisch-chemischen Institut der Universität Graz als Assistent ein und erhielt einen Lehrauftrag für physiologische Chemie. Hier reorganisierte er den praktischen Chemieunterricht für Mediziner, insbesondere durch größere Berücksichtigung von physiologisch-chemischen Übungsaufgaben, und entfaltete eine rege wissenschaftliche Tätigkeit auf verschiedenen Gebieten. Vor allem beschäftigte er sich sehr erfolgreich mit der Darstellung und Isolierung sowie mit der Konstitutionsermittlung der Gallensäuren. Die Arbeiten über die Bausteine der Eihaut (membrana testacea) des Vogeleies und der hornigen Auskleidung des Vogelmagens, Koilin genannt, beides erstarrte Drüsensekrete, die als solche unter den anderen Sekreten eine Sonderstellung einnehmen, wurden mit dem Ziele ausgeführt, hier vielleicht biologische Beziehungen aufzudecken. Dazu sind auch die Untersuchungen über die Eihäute der Selachiereier zu zählen. In diesen Jahren ersann und baute er mehrere Laboratoriumsgeräte zur Extraktion von wässerigen Lösungen, zum Trocknen im Vakuum, und insbesondere einen sehr praktischen, automatisch regulierbaren und zeitsparenden Verbrennungsofen zur Elementaranalyse.

Im Jahre 1910 folgte Pregl einem Rufe als Ordinarius an das medizinisch-chemische Institut der Universität in Innsbruck. Sein erstes Streben war auch hier darauf gerichtet, den Unterricht der Mediziner in Chemie auszugestalten, wozu es aber an einem entsprechenden Übungslaboratorium fehlte. Dank dem Entgegenkommen der Unterrichtsverwaltung konnte er diesem Mangel bald durch Errichtung eines solchen abhelfen. Der Chemieunterricht der Mediziner lag ihm überhaupt so sehr am Herzen, daß er nicht früher ruhte, bis er in der Folgezeit die von ihm stets vertretene Idee durchgesetzt hatte, daß die Studierenden der Medizin an den österreichischen Hochschulen ihren gesamten Unterricht in Chemie ausschließlich an den hierfür geschaffenen medizinisch-chemischen Instituten erhalten; denn nur

an diesen Instituten kann der Unterricht vom Anfang an auf die besonderen Bedürfnisse des Mediziners und späteren Arztes eingestellt werden.
Pregls dreijährige Tätigkeit in Innsbruck gehört zu den fruchtbarsten seines Lebens. Dort entstand in den Grundzügen sein großes Lebenswerk, das seinem Namen Weltgeltung verschaffte, die quantitative organische Mikroanalyse, das heißt die quantitative Bestimmung der Elemente Kohlenstoff, Wasserstoff, Stickstoff, Schwefel, Chlor, Brom, Jod, Phosphor, Arsen sowie einiger charakteristischer Atomgruppen in organischen Verbindungen. Dabei handelt es sich nicht etwa um ein einfaches Übertragen der gewöhnlichen Arbeitsmethoden ins kleine, es mußten vielmehr ganz neue Apparate ersonnen und gebaut werden; auch traten Fehlerquellen auf, die bei der gewöhnlichen Elementaranalyse kaum in Frage kamen. Sie vermeiden zu lernen und auszuschalten, erforderte unendliche Mühe und Geduld. Indem er sich zunächst der Bestimmung des Kohlenstoffes und Wasserstoffes zuwandte, beschritt er fast vollkommenes Neuland, ein Arbeitsgebiet, das so ganz seinem Wesen und seiner Begabung entsprach. Hier konnte er neue Methoden schaffen und Methoden vervollkommnen, neue Apparate erfinden, wobei ihm sein Scharfsinn, seine Geschicklichkeit im Glasblasen, seine Exaktheit in jeder Beziehung besonders zustatten kamen. Und daß Pregl ein Mann von besonderer Geschicklichkeit war, dafür spricht wohl auch der Umstand, daß er sich in jungen Jahren gerade als Augenarzt praktisch betätigte und schwierige Operationen ausführte. Bis zum Ende des Jahres 1911 hatte er die gestellte Aufgabe, für die Elementaranalyse Methoden mit wesentlich geringeren Substanzeinwaagen zu schaffen, im allgemeinen erreicht, eine Aufgabe, zu der er aus Mangel an Material bei seinen Gallensäureforschungen, vor allem bei den Versuchen zur Aufklärung der chemischen Zusammensetzung der Choloidansäure, gedrängt worden war. Rastlos arbeitete er jedoch an der Vervollkommnung und Verfeinerung der Bestimmung des Kohlenstoffs und Wasserstoffs weiter, schuf an Stelle der früheren empirischen Schnellmethode eine exakte gasvolumetrische Stickstoffbestimmung sowie eine neue bequeme Methode zur Bestimmung der Halogene und des Schwefels; auch für die Ermittlung von Atomgruppen in organischen Verbindungen arbeitete er damals schon Verfahren aus, so daß die quantitative Bestimmung der Methoxyl- und Methylimid-

gruppen sowie der Carboxylgruppen mit Einwaagen von nur 2 bis 5 mg durchführbar wurden. Und schließlich machte er damals die ersten erfolgreichen Versuche zur Mikrobestimmung des Molekulargewichtes aus der Siedepunkterhöhung. In diesem Zusammenhang soll besonders darauf hingewiesen werden, daß es Pregls bleibendes Verdienst ist, sofort bei Inangriffnahme seiner quantitativen mikroanalytischen Forschungen erkannt zu haben, daß er seine Pläne mit den bis dahin verwendeten Mikrowaagen, die eine außerordentlich geringfügige Tragfähigkeit besitzen, nicht durchführen könne. Er entdeckte in der von Kuhlmann (Hamburg) gebauten »Probierwaage für Edelmetalle«, für welche eine Genauigkeit der Wägung von 0,01 bis 0,02 mg garantiert war, ein Instrument, das bei Belastungen bis zu 20 g noch Wägungen mit einer Genauigkeit von 0,001 mg zuläßt. Ohne diese Waage wäre die quantitative Mikroanalyse in ihrer heutigen Gestaltung unmöglich.

Pregls Arbeitsintensität war damals so groß, daß er mit seinem damaligen Assistenten, dem Verfasser dieser Zeilen, tagtäglich erst spät abends das Laboratorium verließ, um nach gemeinsamem Abendessen ins Kaffeehaus zu wandern und dort noch stundenlang über alle experimentellen Ergebnisse und Fehlermöglichkeiten der Methoden nachzusinnen und den Bau neuer Apparate auf einfachen Rechnungszetteln zu entwerfen. So manche gute Idee entstand bei diesen gemütlichen Sitzungen. Es ist für Pregls Wesen ferner bezeichnend, daß er, sobald er einen neuen Gedanken gefaßt hatte, sofort an seine Verwirklichung schritt und nicht eher locker ließ, als bis er ihn durchgeführt hatte. So war es unter anderem bei der Einführung der Mariotteschen Flasche für die C-H-Bestimmung. Der früher verwendete Quecksilbergasometer konnte nur von sehr Geübten richtig gehandhabt werden und hatte mancherlei Nachteile, die zu beseitigen sich Pregl schon längere Zeit bemühte. Auf einer Reise in Südtirol kam ihm plötzlich die Idee, es müßte der Quecksilbergasometer durch die Mariottesche Flasche ersetzbar sein. Unvermittelt unterbricht er die Reise, eilt nach Innsbruck und ruht nicht eher, als bis er in dieser Richtung einen vollen Erfolg erzielt hat. Auch die besondere Vorliebe für die analytische Chemie, vor allem für deren quantitativen Teil, erklärt sich aus seinem Wesen; denn nichts konnte ihm größere Befriedigung bereiten als die Übereinstimmung einer im Experiment gefundenen mit der berechneten Zahl. Oft stand er nach Beendigung einer Elementaranalyse mit dem Rechenschieber in der Hand hinter dem Analytiker, um möglichst rasch zu erfahren, ob die Ergebnisse mit der Berechnung übereinstimmten. Und jedesmal, wenn dies zutraf, war eine freudige Erregung an ihm zu bemerken. Zur Lösung all dieser mühevollen und zeitraubenden mikroanalytischen Probleme, die heute so sorgfältig durchgearbeitet und erprobt sind, daß sie auch bei mittelmäßiger Geschicklichkeit leicht erlernt werden, stand Pregl nicht etwa ein großer Stab von Mitarbeitern zur Seite. Er schaffte vielmehr am liebsten allein, da er ja selbst am Experimentieren und Beobachten die größte Freude hatte, und ließ sich dabei höchstens von einem Assistenten unterstützen. So ist es zu verstehen, daß nur wenige an der Entwicklung des großen Werkes haben mitwirken können: Max de Crinis, der erste Assistent Pregls in Innsbruck, darauf S. Edlbacher und dann durch viele Jahre der Verfasser dieser Zeilen. Es war zwar eine strenge Schule, und doch erinnert sich jeder von uns gerne dieser schönen Zeiten, da wir dabei auch den Menschen Pregl in seiner Selbstlosigkeit, Bescheidenheit und Güte kennenlernen konnten.

Im Herbst 1913 kehrte Pregl nach Graz zurück, um als Nachfolger Hofmanns die Leitung der Medizinisch-chemischen Instituts zu übernehmen. Diesem Rufe war er um so lieber gefolgt, als er nicht nur unico loco vorgeschlagen war, sondern auch eine ihm vertraute, bedeutend größere Arbeitsstätte fand, an der er seine ersten Versuche in der Mikroanalyse begonnen hatte. Im Grazer Institut gingen die mikroanalytischen Arbeiten weiter. Noch immer hielt Pregl mit einer auch weiteren Kreisen zugänglichen Veröffentlichung seiner umfangreichen Forschungsergebnisse zurück; denn abgesehen von einer Mitteilung über die in den ersten zwei Jahren entstandenen, vielfach überholten Erfolge in Abderhaldens Handbuch der biochemischen Arbeitsmethoden, Band V (1912), die wenig Beachtung fand, hatten nur zwei Experimentalvorträge Pregls in Berlin und Wien in Fachkreisen einiges Aufsehen gemacht. Er ließ sich eben von dem Gedanken leiten, lieber alle möglichen Schwierigkeiten und Fehlerquellen vorher genau kennenzulernen und möglichst einwandfreie Methoden in einheitlicher Darstellung bekanntzugeben, als sich in Einzelpublikationen zu verlieren. Außerdem wollte er sich darüber Gewißheit verschaffen, ob sich seine Methoden auch in den Händen anderer bewährten. Dazu schien ihm die persönliche Unterweisung von

Schülern und Fachgenossen, die sich allmählich für die Mikroanalyse zu interessieren begannen, von größter Wichtigkeit. Stets stellte er in liebenswürdigster Weise seine Arbeitsräume und Apparate den Interessenten zur Verfügung und scheute nicht die Mühe, oft selbst die Unterweisung in den Mikromethoden vorzunehmen. Aus diesen gelegentlichen Unterweisungen entwickelten sich in der Folge regelmäßig abgehaltene Kurse über die quantitative organische Mikroanalyse, die von Hunderten von Chemikern aus der ganzen Welt besucht wurden. Diese Kurse haben in erster Linie dazu beigetragen, daß Pregls Methoden verhältnismäßig rasch Verbreitung fanden. Erst auf Grund der zahlreichen Erfahrungen, die bei diesen Unterweisungen gesammelt wurden, und über Drängen seiner Schüler und vieler Fachgenossen entschloß sich Pregl, die Ergebnisse seiner Forschungen in einer Monographie über die quantitative organische Mikroanalyse niederzulegen, die im Jahre 1917 bei Springer (Berlin) erschien. In den Jahren 1923 und 1930 folgte die zweite und dritte Auflage. Das Buch, das auch in mehrere Sprachen übersetzt wurde, zeichnet sich durch eine fließende Darstellung des an sich spröden Stoffes und trotz seiner Ausführlichkeit durch große Klarheit aus, so daß danach Pregls Methoden wohl auch ohne andere Anleitung, wenn auch mühsam, erlernt werden können.
Die Neuauflagen sind durch zahlreiche nicht unwichtige Beobachtungen und Erfahrungen über die bereits bekannten Mikromethoden und mehrere neue, von Pregl und seinen Schülern ausgearbeitete Verfahren bereichert. Erwähnt seien die Verbesserungen bei der Stickstoffbestimmung nach Kjedahl, die Bestimmung der Acetylgruppen, des Arsens, des Quecksilbers, des Rückstandes mittels der Mikromuffel, des Molekulargewichtes in Flüssigkeiten sowie auch einzelne aus anderen Laboratorien stammende Methoden, die sich in den Mikrokursen bewährt haben. Für die organischen Chemiker sind auch Pregls Notizen über die Reinigung kleiner Substanzmengen wertvoll, in denen er zeigt, wie man wenige Milligramm einer Substanz möglichst verlustlos sublimieren, umkristallisieren, abfiltrieren oder absaugen kann. Seine Mikrozentrifugalnutsche ist ein äußerst praktisches Gerät, um so geringfügige Substanzmengen, wie man sie für ein oder zwei Mikroelementaranalysen braucht, von der Mutterlauge zu trennen und diese gleichzeitig restlos zu gewinnen.
Die überragenden Leistungen in der quantitativen organischen Mi-

kroanalyse fanden zunächst seitens der Wiener Akademie der Wissenschaften ihre äußere Anerkennung durch die Erteilung des Lieben-Preises für Chemie an Pregl (1914), dann durch die Verleihung des philosophischen Ehrendoktorats der Universität Göttingen (1920) und schließlich durch die Erteilung der höchsten wissenschaftlichen Auszeichnung, des Nobelpreises für Chemie, im Jahre 1923. Die Stadt Graz ehrte den Forscher durch Verleihung des Ehrenbürgerrechtes. Pregls Mikromethoden bedeuten ja nach den Aussprüchen von G. Goldschmiedt und E. Späth den größten Fortschritt auf dem Gebiete der organischen Elementaranalyse seit Liebigs Zeiten.

Die Auswirkungen der Mikromethoden auf die verschiedensten Teilgebiete der Chemie und andere naturwissenschaftliche Forschungsgebiete hat Friedrich Emich in einem schönen Festgruß zum 60. Geburtstage Pregls mit folgenden Sätzen beschrieben: »Der Ausbau der Mikromethoden, an dem Sie den hervorragendsten Anteil haben, hat eine ursprünglich kaum geahnte Reihe von Auswirkungen gehabt, Auswirkungen, die selbst in unserer an großen Entdeckungen und Erfindungen so reichen Zeit allgemeine Bewunderung erregen müssen. Unzählige Untersuchungen rein wissenschaftlicher, physiologischer, medizinischer und technischer Richtung sind seit Einführung der Mikroanalyse überhaupt erst ermöglicht worden, und die Zahl der Arbeiten, deren Durchführung Ihre Methoden erleichtert haben, geht wohl in die Tausende ... Die Ersparnisse an Material, Zeit und Mühe haben das Tempo des Fortschrittes der Wissenschaft erheblich beschleunigt und die Mikromethoden sind längst zu einem unentbehrlichen Rüstzeug des Chemikers geworden.«

Pregl arbeitete unermüdlich daran, sein Werk weiter auszubauen, um es schließlich über die Elementaranalyse hinaus durch exakte quantitative Bestimmungen von Atomgruppen, ferner durch Ausdehnung auf das physiologisch-chemische Arbeitsgebiet seiner Vollendung zuzuführen. Dieses weite Gebiet zu erschließen, bedarf der Mitarbeit vieler Forscher und setzt die unermüdliche Arbeit einiger Jahrzehnte voraus. Mit der Organisation dieses Planes hatte sich Pregl in den letzten Jahren eingehendst beschäftigt; die Stiftung des Preglpreises, welcher durch die Akademie der Wissenschaften in Wien für die beste mikrochemische Arbeit alljährlich zur Verleihung gelangt, war der erste Schritt in dieser Richtung. Ein eigenes Heim für Mikrochemie, als Zentralstelle und Forschungsinstitut für deren Gesamtgebiet gedacht, sollte als ständige Einrichtung folgen.

Mit der Ausarbeitung der quantitativen organischen Mikroanalyse ist jedoch Pregls wissenschaftliche Tätigkeit keineswegs erschöpft. Zahlreiche praktische Fragen der Medizin beschäftigten ihn Zeit seines Lebens. Er verfeinerte und vereinfachte das Dialysierverfahren zum Fermentnachweis nach Abderhalden, schuf hierfür eine neue Methode unter Benützung des Pulfrichschen Eintauchrefraktometers, so daß diese Reaktion nunmehr mit wenigen Tropfen Serum ausführbar ist, schuf ferner eine einfache Methode zur Untersuchung der funktionellen Leistungen beider Nieren und bereicherte den Arzneischatz durch die nach ihm benannte Jodlösung, die als mildes, aber hoch wirksames Desinfektionsmittel für die verschiedensten Zwecke in der medizinischen Praxis Verwendung findet. Die klinische Medizin wurde durch Pregl mannigfaltig angeregt und seinen klinischen Kollegen stellte er sich in chemischen und physiologisch-chemischen Fragen jederzeit uneigennützig mit Ratschlägen zur Verfügung.

Pregl war ein zu reger Geist, als daß er verschiedene andere praktische Fragen, die mit seinem Fache in Beziehung standen, unberücksichtigt gelassen hätte. Fast durch 30 Jahre betätigte er sich als Gerichtschemiker und in den letzten Jahren wurden sämtliche gerichtschemischen Untersuchungen aus der Steiermark und Kärnten in seinem Institut durchgeführt. Als Mitglied des steiermärkischen Landessanitätsrates und in den letzten Jahren seines Lebens auch des Obersten Sanitätsrates in Wien entwickelte er eine umfangreiche Gutachtertätigkeit. Während des Krieges entfaltete er als Landsturm-Oberstleutnant-Ingenieur eine umfassende und wichtige Beratertätigkeit in Fragen der Landesverteidigung.

Diese Vielseitigkeit entsprach ebensosehr seinem nie ermüdenden Drang nach Tätigkeit, wie dem Bedürfnis zu helfen, wo er konnte. Gütig, ohne weich, praktisch, ohne nüchtern zu sein, stellte Pregls Charakter eine ganz besonders glückliche Erscheinungsform der gediegenen Sachlichkeit dar. Freundschaften, die sich durch viele Jahrzehnte hinzogen, Gegnerschaft, die nicht gehässig, aber konsequent blieb, gehörten zu den selbstverständlichen Attributen seines Lebens; denn sie hatten ihren Ursprung in derselben unerbittlichen Verstandesklarheit, die seine wissenschaftlichen Arbeiten leitete. Neben diesem naturgegebenen Ernst aber verfügte er in den Stunden der Muße über gewinnende, ungebundene Fröhlichkeit und einen schlagfertigen Witz, der ihn um so beliebter machte, als Pregl sich niemals die Pose des interessanten Mannes gab. Einfach und von geringen Ansprüchen in seiner Lebensführung, unmittelbar und leicht zugänglich auch in den Zeiten seines größten Erfolges, mit dem Stigma der Energie in dem durch Blatternarben verwittert scheinenden, Sommer und Winter gebräunten Gesicht, übte er einen stark anziehenden, oft faszinierenden Reiz nicht nur auf Frauen und Jugend aus.

Am stärksten aber wirkte dieses Fluidum, diese Emanation seiner Persönlichkeit auf seine Schüler. »Man muß nicht nur mehr als gewöhnliche Fachkenntnisse haben; man muß auch das Bedürfnis haben, sie der Jugend mitzuteilen«, so hat er wiederholt die Eignung zum akademischen Lehramt definiert. Sätze, der eigenen Erfahrung abgewonnen und in der eigenen Praxis erprobt. Nicht nur die wissenschaftlich forschende, sondern ebenso die pädagogische Seite seines Berufes hat ihn ständig beschäftigt, und sein Bestreben war es, den Medizinern die Grundlagen der Chemie möglichst übersichtlich und interessant zu vermitteln. Die Klarheit und Flüssigkeit des sprachlichen Ausdruckes, seine hohe Experimentierkunst und seine humorvollen Bemerkungen haben denn auch wirklich seine Vorlesungen und Vorträge in hohem Grade spannend, eindringlich und darum beliebt gemacht. Die akademische Jugend hatte aber in ihm auch einen treuen hilfsbereiten Freund, Berater, Förderer und nicht zuletzt Wohltäter, der in den Zeiten der größten Not als einer der Tätigsten mithalf, die deutsche Hochschulmesse zu gründen und seine ganze Kraft durch Jahre dieser wohltätigen Institution zur Verfügung stellte; und die Zahl derer, denen er durch Zuschüsse die Vollendung ihrer Studien erleichterte, ist nicht gering.

Pregls großes Pflichtbewußtsein brachte es mit sich, daß er trotz seiner umfangreichen Tätigkeit als Forscher und Lehrer doch noch Zeit fand, sich der Fakultät und dem akademischen Senate in allen entscheidenden Fragen ganz zur Verfügung zu stellen. Daher genoß er auch das größte Vertrauen seiner Kollegen, die ihm im Jahre 1916/17 die Würde eines Dekans und im Jahre 1921/22 die eines Rektors verliehen.

Tätigkeit und Sachlichkeit waren die Grundmotive von Pregls Wesen und seinem Leben war die äußere Anerkennung beschieden, wie vor ihm keinem Österreicher; weit schwerer aber wiegt es noch, daß er als Bahnbrecher seiner Wissenschaft neue Wege gewiesen, ein neues Gebiet erschlossen hat, dessen vollständige Eroberung der Zukunft gehört.

Carl von Rokitansky

1804–1878

Das Jahrhundert, in dem Carl von Rokitansky lebte, brachte für die Heilkunde die entscheidende Wendung. Immer noch war sie seit Celsus' Zeiten eine ars coniecturalis geblieben, eine Kunst, die auf Grund von vagen Vermutungen über das Krankheitswesen mit mehr oder weniger Glück ausgeübt wurde. Jetzt, im vierten Jahrzehnt des 19. Jahrhunderts, tat die Heilkunde den Schritt zur exakten Wissenschaft. Er gab dem Arzt am Krankenbett erst Sicherheit des Erkennens und Sicherheit des Handelns. Dieser Schritt ging von einer armseligen Baracke des Leichenhofes im Wiener Allgemeinen Krankenhaus aus. In ihr mangelte es schlechtweg an allem, was ihn materiell hätte rechtfertigen können, nur an zweierlei nicht: an einem für die Zeit ungewöhnlich großen Obduktionsmaterial und an einem entschlossenen Geist. Carl von Rokitansky hat es sich zur Lebensaufgabe gemacht, dieses Material nach zwei Gesichtspunkten hin zu durchdringen: »Erstens ... die Tathsachen vom rein anatomischen Standpunkt wissenschaftlich zu ordnen und dabei eine ihre Sonderung und Zusammenfassung fachgemäß rechtfertigende, allgemeine pathologische Anatomie zu schaffen; zweitens ... zu zeigen, daß und wie die Tathsachen für die Diagnose am Lebenden zu verwerthen seien ...« Es ist kein Zufall, daß in diesen wenigen Sätzen zweimal und immer an entscheidender Stelle das Wort »Tathsachen« steht. Denn auf objektive, kontrollierbare Tatsachen sollte es künftig in der pathologischen Anatomie und überhaupt in der Heilkunde ankommen und nicht mehr auf bloß subjektive Spekulationen über irgendwelche Lebenskräfte und deren Wirkung. Getreu diesem Programm hat Rokitansky, der erste wahre deskriptive pathologische Anatom, wie ihn der Schöpfer der Zellularphatologie Virchow nennt, sein Fach in einer Fülle von Tatsachenmaterial neu begründet. Darin liegt sein Ruhm. Und doch ist derselbe Tatsachenfanatiker bei dem Versuch der Synthese an einer Spekulation gescheitert. Darin liegt seine Tragik. In beiden aber die Größe eines Menschen, dem ein so nüchterner Kritiker wie Virchow das Zeugnis ausstellt, daß ihm »mehr als eine Alltagsseele« zu eigen war.

Der böhmisch-mährische Raum und seine kleinbürgerliche Schicht hat der zweiten Wiener medizinischen Schule viele Begabungen ge-

schenkt: außer Rokitansky, der ihr Haupt wurde und in Königgrätz am 19. Februar 1804 einem Kanzlisten des dortigen Kreisamtes geboren war, noch Skoda, den Neubegründer von Perkussion und Auskultation, den Gerichtsmediziner Kolletschka und Hebra, den Schöpfer der Dermatologie. Allen diesen Kanzlisten-, Schlossers- und Kreiskommissarssöhnen war außer Herkunft und Beruf noch etwas gemeinsam. In der materiellen Bedrängtheit ihres Vaterhauses hatten sie frühzeitig gelernt und geübt, etwas zu wollen und sich durchzusetzen. Was Darwin nachmals (1859) als Lebensgesetz verkündete: Der Kampf ums Dasein, war ihnen gelebte Wahrheit seit Kindesbeinen.
Dazu gehörte es ebenso, daß man eminenter Schüler im Königgrätzer Gymnasium war, wie daß man sich durch Stundengeben sein Brot verdiente, als man die drei Jahre der philosophischen Vorbildung (1818–1821) an der Prager Universität absolvierte. Denn der junge Rokitansky hatte mit acht Jahren seinen Vater verloren, und die Mutter mit vier Geschwistern schlug sich weiß Gott wie kümmerlich bei irgendwelchen Verwandten durch.
Der Student hatte aber nicht nur Not an materiellen sondern auch an geistigen Bildungsmitteln. Während sich sein nachmaliger Berliner Kollege Rudolf Virchow an starken Forscher- und Lehrerpersönlichkeiten wie Johannes Müller oder J. L. Schönlein heranbilden und streng methodisch schulen konnte, war der Prager (1822–1824) und Wiener Medizinstudent (1824–1828) in den entscheidenden Jahren seines geistigen Reifens ganz auf sich selbst gestellt. Der damalige Prager Prosektor und später als Physiologe berühmt gewordene Johannes Evangelista Purkinje (1787–1869) kümmerte sich nicht um ihn, und sonst war kein Lehrer von Bedeutung an der Fakultät. Denn ein reaktionäres Schulsystem, des kaiserlichen Leibarztes Joseph Andreas Stifft (1760–1836) persönliche Schöpfung, hatte in blinder Angst vor der Gefährlichkeit eigenen Denkens Lehrer und Bücher nach dem Mittelmäßigen hin normiert, nach dem, was man auswendig lernen konnte. Wer dieses vorgegebene Maß durchbrach, wurde nach dem kaiserlichen Wort behandelt: »Ich brauche keine Gelehrten, sondern brave Bürger ... Wer mir dient, muß lehren, was ich befehle. Wer das nicht kann oder mir mit neuen Ideen kommt, der kann gehen oder ich werde ihn entfernen.« Als erster kam 1819 der Philosoph Bernard Bolzano in Prag an die Reihe. »Er war damals der einzige wahrhaft große Mann an den österreichischen philosophischen

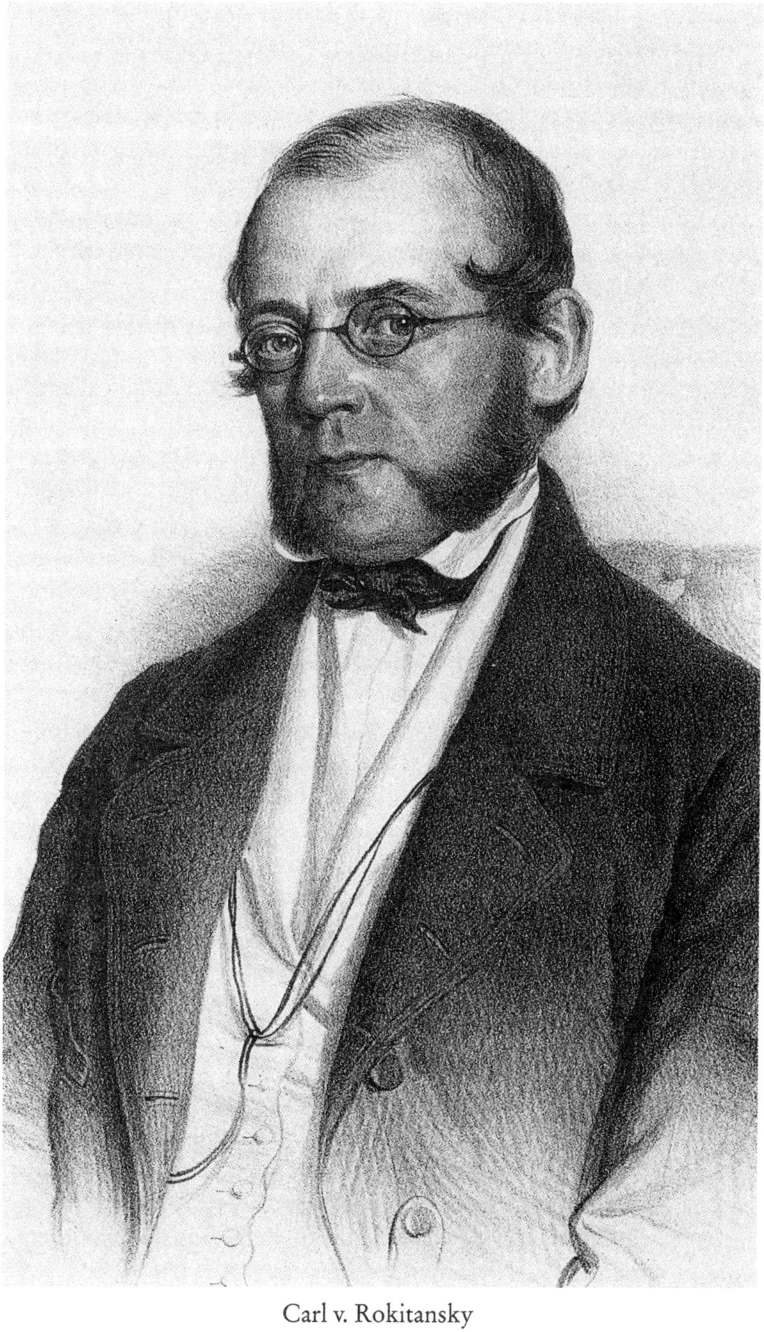

Carl v. Rokitansky

Fakultäten«, vermerkte Rokitansky in seiner Selbstbiographie. Dann wurden Fesl und Remboldt entfernt, und als Rokitansky 1824 in die Wiener Medizinschule kam, war bereits seit zwei Jahren deren bester Kopf, Johann Lucas Boër (1751–1835), der Schöpfer der deutschen Geburtshilfe, entlassen. Hatte er es doch gewagt, aus eigenem vorzutragen und nicht nach dem Lehrbuch, das der allmächtige Protomedicus und Staatsrat Stifft vorgeschrieben hatte. Ein medizinischer Skribent der siebziger Jahre hat gegen Rokitansky den Vorwurf erhoben, er habe in den ersten Jahren seiner Lehrtätigkeit – seit 1832 supplierte er die pathologisch-anatomische Prosektur – mit der Bekanntgabe seiner eigenen Forschungsresultate zurückgehalten. Es ist kein Zufall, daß diese Bekanntgabe, nämlich die seiner aufsehenerregenden Untersuchungen »Über innere Darmeinschnürungen«, im selben Jahre erfolgte, in dem Stifft starb (1836), und daß auch Skoda in diesem Jahre zu publizieren begann. So eindringlich war der Anschauungsunterricht gewesen, den die jungen Medizinstudenten der Stifft-Ära in staatsbürgerlicher Erziehung erhalten hatten. Aber selbst nach 1836 war es für Neuerer noch gefahrvoll genug. Man solle Rokitansky und Skoda die Doktordiplome – Rokitansky hatte es 1828 erhalten – wegnehmen, war die Forderung der Gestrigen, die aber vor 1848 immer noch das Heute beherrschten. Nur wenn man diese Tatsachen zusammenschaut, dann gewinnen die Jugenderlebnisse Rokitanskys jene entscheidende Bedeutung, die ihnen in seinem Leben tatsächlich zukommt. Sie lassen nicht nur die Neubegründung der pathologischen Anatomie im Wien des Vormärz als eine mutige Tat erscheinen, sondern machen auch den ganzen Elan verständlich, mit dem sich ihr Vollbringer im Kampf für Freiheit der Forschung und Lehre auf die Seite des Liberalismus gestellt und noch als alter Hofrat in jugendlicher Begeisterung dessen Schulgesetze durchgefochten hat.

Was aber war dieses Gestrige in der Medizin, demgegenüber Rokitanskys schlichtes Arbeitsprogramm »die Tathsachen vom rein anatomischen Standpunkt wissenschaftlich zu ordnen ... und für die Diagnose am Lebenden zu verwerthen«, als frivole Herausforderung empfunden wurde? Schließlich hatte ja schon 1679 der Genfer Arzt Th. Bonet (1620–1689) und nach ihm der Paduaner Professor G. B. Morgagni (1682–1771) eine Fülle von pathologisch-anatomischen Einzelheiten zusammengetragen. Sie blieben aber auch nur eine Summe von Einzelheiten, und der fleißige Sammler ist als der »große

Archivar des pathologisch-anatomischen Wissens seiner Zeit« (Virchow) in die Geschichte des Faches eingegangen. Und die Frage nach dem Wie und Wo der Krankheiten haben ja auch die Franzosen, F. J. V. Broussais (1772–1838) und R. Th. H. Laennec (1781–1826), schon am Anfang des Jahrhunderts in voller Schärfe gestellt. Der eine hat jedoch mit seiner gastroentérite, mit seiner Ein- und Alles-Krankheit, übertrieben und der andere sich in erster Linie auf die Brustorgane spezialisiert. Das war in Frankreich. Und auf deutschem Boden? Da konnte man in der Zeit der Naturphilosophie nicht so prosaisch nach einem Sitz der Krankheit fragen; viel geistvoller war es, über die Kraft und das Ens morbi zu spekulieren, jenes geheimnisvolle Etwas, das wie ein Parasit selbständig im Körper werkte und wirkte. Der Lehrer Rokitanskys, C. Ph. Hartmann (1773–1830), hat dies und ähnliches in Wien gelehrt und nach ihm noch bis 1848 St. Töltényi (1795–1852). Diese dynamisch-vitalistischen Spekulationen macht nun Rokitansky zum endgültig Gestrigen, indem er ihnen in Fortführung der französischen Forschungsrichtung sein materialistisch-lokalistisches Prinzip entgegenstellt, »der Forschung nach dem Wesen eines Krankheitsprozesses materielle, unwandelbare Grundlagen zu geben«. Denn »jede Erscheinung ist durch die Materie bedingt und von jenen Kräften, von denen wir überhaupt eine Kenntnis besitzen, beschränkt sich unser Wissen auf die sinnlich wahrnehmbaren Veränderungen der materiellen Substanz ... Es kann uns demgemäß die Materie allein genügende Aufschlüsse über die Kräfte geben.«
Welch ungewohnt philosophische Töne hört man plötzlich aus Wien, spottet Virchow in seiner Kritik. Aber es ist viel ernster. Denn dieser Regreß auf die Materie, auf das krankhaft veränderte Organ, als dem dem Anatomen vorliegenden Forschungsobjekt hat Rokitansky den Vorwurf eingetragen – und dieser war im Vormärz keineswegs zu banalisieren –, Materialist zu sein. Rokitansky hat sich später ausdrücklich dagegen verwahrt; wir werden noch darauf zurückkommen. Denn in erster Linie war er Antivitalist und hat wie dann Wunderlich, Griesinger und die Müller-Schüler einfach als Gebot der Stunde erkannt, den uferlosen naturphilosophischen Spekulationen die einzig wahre Aussage entgegenzusetzen, nämlich die des Objekts. Danach nannte sich auch die Richtung, die er in der Wiener Medizin heraufführte, die objektive.
Diesem Objekt, dem sicht- und wahrnehmbaren Krankheitspro-

dukt, hat sich Rokitansky mit der ganzen naiven Sinnenfreudigkeit seiner Anschauung hingegeben. Was er von ihm auszusagen wußte, daß es beispielsweise »himbeergeleeartig«, »erbsenpüreeähnlich« oder »kaffeesatzartig« sei, hat Hörer und Leser ebenso durch die Unmittelbarkeit wie durch die Treffsicherheit der Vergleiche in Erstaunen gesetzt. Eine neue, eine plastische Pathologensprache entstand. Aber nicht nur das. Aus tausend und abertausend Einzelaussagen – er obduzierte im Laufe seiner Tätigkeit 83786 Leichen – wuchs am Seziertisch erstmals das objektive Bild der Krankheit. Denn Rokitansky, der geborene pathologische Anatom, konnte nicht nur schauen, er konnte auch abstrahieren. Aus der bunten Mannigfaltigkeit des Geschauten, aus den tausenden Zustandsbildern quantitativ und qualitativ veränderter Organe, wußte er das Wiederkehrende, das Wesensgleiche als das Gesetzmäßige zu erfassen. Er leistete das, was nicht Cruveilhier in Paris, nicht Lobstein in Straßburg vor ihm leisten konnten: er stellte erstmals ganz bestimmte Krankheitstypen auf und beschrieb sie als scharf umrissene Individualitäten. Sie alle sind in den großen Schatz pathologischen Wissens eingegangen und zur Selbstverständlichkeit eines Allgemeingutes geworden, das keinen Namen mehr trägt. Denn hier ist Namenlosigkeit Zeugnis für das Grundlegende der Leistung. Diese hat niemand besser werten können als der, der auf ihr weiterbaute. Virchow hat Rokitansky den Linné der pathologischen Anatomie genannt.

Diese Feststellung schließt eine positive und eine negative Aussage in sich. Die positive: Rokitansky war der Meister des morphologisch und makroskopisch Erfaßbaren. Zu mikroskopieren hat er erst begonnen, nachdem bereits der erste Teil seines »Handbuches der speciellen Pathologie« (= 2. Band) 1842 erschienen war. Denn erst in diesem Jahre ersparte er sich von einem Reisestipendium, das ihm mit Skoda den Besuch von England und Frankreich ermöglichte, so viel, daß er sich in Paris ein Mikroskop kaufen konnte. Wie er dann dieses Mikroskop mangels eines geeigneten Platzes in einer hochgelegenen Fensternische installieren und zu dieser über einen Kasten mit einer Leiter hinaufklettern mußte, er, dessen Name schon durch ganz Europa ging, gehört nicht zu den rühmlichen Zeugnissen damaliger Wissenschaftspflege.

Rokitansky hat nie experimentiert. In dieser negativen Feststellung offenbart sich einer der Unterschiede gegenüber der Arbeitsweise des

Müller-Schülers Virchow. Er hat sich auch auf die Schulen übertragen. Wiens Stärke ist durch viele Jahrzehnte die Morphologie geblieben. Man denke nur an Begründung und Ausbau der Dermatologie durch die Rokitansky-Skoda-Schüler Ferdinand von Hebra (1816–1880) und Moriz Kaposi (1837–1902). Das Experiment, und zwar zunächst das physiologische, kam in seiner neuen exakten Form erst 1849 mit dem Müller-Schüler Ernst Wilhelm Brücke (1819–1892) nach Wien. Seine Notwendigkeit auch auf pathologischem Gebiet hat Rokitansky klar erkannt; sah er doch Krönung und Vollendung seines Werkes erst in dessen Ausweitung auf die pathologische Physiologie. Aber es war mittlerweile schon 1868 geworden, als der Brücke-Schüler Salomon Stricker (1834–1898) ins pathologisch-anatomische Institut einzog und – Brücke-Schüler d. h. Physiologe blieb, wie Wagner-Jauregg kritisch über seinen Lehrer vermerkt.

Dagegen hat Rokitansky die enge Verbindung zur Klinik nicht nur von allem Anfang an proklamiert, sondern selbst auch energisch praktiziert. Das Werk- und Freundschaftsbündnis mit Joseph Skoda (1805–1881) ist dafür Zeuge. Es ging darum, vom Leichentisch aus Sicherheit in die Diagnostik zu bringen. Denn war diese bisher mehr gewesen als ein mehr oder weniger glückliches Zusammensetzspiel mit Krankheitszeichen, wobei man nach dem subjektiv imponierendsten Symptom die Krankheit als Faulfieber, als Wechselfieber, als Frieselseuche usw. deklarierte? Jetzt hatte Rokitansky erstmals am Seziertisch objektive Krankheitstypen herausgearbeitet und damit seinen klinischen Freunden, dem Internisten Skoda und dem Chirurgen Schuh, die Basis geschaffen, ihre am Lebenden erhobenen Befunde mit seinen »Tathsachen« zu vergleichen. Ein fruchtbares Hin- und Her zwischen Krankenbett und Seziertisch begann. Es zerbrach die alte Zeichenlehre, seit Hippokrates' Zeiten Semeiotik geheißen, und setzte an ihre Stelle die physikalische Diagnostik, d. h. an Stelle von vieldeutigen Zeichen waren sichere perkutorische und auskultatorische Befunde getreten, die in den materiellen Veränderungen der Organe ihre Entsprechung hatten. Damit war »eine Sicherheit in die ärztliche Diagnose und in das ärztliche Handeln (gekommen), von der man früherhin nicht einmal eine Ahnung hatte«.

Rokitansky stand auf der Höhe seines Ruhms. Seit Johann Peter Franks Zeiten (1795–1804 in Wien) war keiner in Wien als Forscher und Lehrer so erfolgreich gewesen wie er. »Fremde Ärzte strömten von Jahr zu Jahr in größerer Menge zu, man konnte jetzt wieder etwas lernen in Wien, es waren Dinge zu sehen, die man an allen Orten vergeblich suchte«. »Durch eine große Zahl begeisterter Schüler verbreiteten sich nun sowohl die neuen Erfahrungen als auch die neuen Hypothesen und Schlußfolgerungen nach allen Seiten und kaum kann man sagen, daß in Deutschland jemals eine junge Schule einen so großen Anhang in so kurzer Zeit gewonnen hat«.

Welcher Unterschied gegen 1828, da man als unbesoldeter Praktikant in die Baracke eintrat, die sich pathologisch-anatomische Prosektur nannte und deren Chef, Prof. Lorenz Biermayer, einmal ein tüchtiger Anatom, damals aber, 1828, bereits vollkommen zerrüttet war durch häusliches Unglück und durch eigene Schwäche. Sein Assistent und Nachfolger hatte dann Ordnung geschaffen. Johann Wagner war immer ein fleißiger Mann gewesen und es auch geblieben bis zu seinem frühen Tode im Jahre 1832. Freilich »er hat es nie zu einer rechten Ahnung von dem reformierenden Berufe seines Faches gebracht«. Und dann war man 1834 selbst Chef geworden als außerordentlicher Professor und sogar ganz ohne Schwierigkeiten. Denn pathologischer Prosektor in einer zugigen Baracke, was war denn das schon? Dieses Metier war schlechtweg konkurrenzlos. Ja, damals vor zehn Jahren. Jetzt aber, 1844, war es zur ordentlichen Professur und sogar zum ordentlichen Prüfungsfach erhoben! Das war also erreicht. Man hatte eine Reihe »Aufsätze in den österreichischen medicinischen Jahrbüchern erscheinen (lassen), die nicht nur nach Form, Tendenz und Inhalt mit den meisten übrigen derselben Blätter, sondern auch mit fast allen andern, wie man sie in Deutschland gewohnt war, frappant contrastierten«. Ihnen waren 1842 und 1844 die zwei Bände des »Handbuches der speciellen pathologischen Anatomie« gefolgt. Damit waren zwei Punkte der als notwendig gefühlten Aufgabe verwirklicht, »die Tathsachen vom rein anatomischen Standpunkt wissenschaftlich zu ordnen ... und für die Diagnose am Lebenden zu verwerthen ...« Aber wie stand es mit jenem dritten Anliegen, »eine ihre Sonderung und Zusammenfassung fachgemäß rechtfertigende, allgemeine Pathologie zu schaffen«?

Da gab es neben den Organkrankheiten, die man so erfolgreich hatte lokalisieren können, noch eine Reihe von Krankheiten, bei denen es absolut nicht möglich war. Der anatomisch erhebbare Befund war zu geringfügig, um den tödlichen Ausgang dieser Krankheiten zu erklären. Es mußte also neben den Organkrankheiten auch Allgemeinerkrankungen geben. Aber auch sie mußten lokalisierbar sein. Denn es gab doch keinen Krankheitsprozeß ohne Veränderung einer materiellen Substanz, aber nur eine materielle Substanz, die überall und immer im Körper gegenwärtig war, das Blut. Also mußte das Blut Sitz der Krankheiten sein. Rokitansky hat es in seiner Krasenlehre dazu gemacht. Sie besagt, daß der pathologische Zustand auf eine Veränderung in der Blutmischung, der Krase, zurückzuführen sei. Vor allem kam es dabei auf das Blutplasma und die in ihm in Lösung befindlichen Eiweißkörper an, auf das Eiweiß (Albumen) im engeren Sinne und den Faserstoff (Fibrin). Sie konnten oxydieren und dadurch das ganze Gleichgewicht der Lösungsflüssigkeit stören, die Rokitansky nach dem Beispiel des Botanikers J. M. Schleiden (1804–1881) Blastem nannte. Was bildete sich da nicht alles aus diesem Blastem! Nicht nur die Faserstoffkrasen, sondern auch alle Eiweißkrasen mit ihren verschiedenen Unterarten, der typhösen, der exanthematischen Krase, der Säuferdyskrasie, der tuberkulösen Krase, der Krebsdyskrasie usw. Und die Art dieser Krasen bzw. die Beschaffenheit des Blastems konnte man ganz genau aus den vorliegenden Produkten oder besser »aus dem plastischen Elemente des Krankheitsprozesses«, aus den Exsudaten, den Neubildungen, den Gerinnseln, aus den Se- und Exkreten erschließen.

Nein, das kann man nicht. Dazu ist der Anatom nicht berechtigt und der Chemiker noch nicht imstande, sagt ein eben approbierter, 25jähriger Berliner Arzt namens Virchow gegen die Pathologen-Zelebrität von Wien. Und überhaupt: »Statt selbst chemische Untersuchungen zu machen oder darauf zu warten, bis andere sie gemacht hatten, leitete er (Rokitansky) eine große Zahl verschiedener Krasen aus den anatomisch nachweisbaren Exsudaten ab, deren verschiedene morphologische und physikalische Beschaffenheit ihm die Anhaltspunkte für ebenso viele chemische Verschiedenheiten darzubieten schien. Aber nicht genug damit – er nahm eine Menge von Dingen als Exsudate in Anspruch, von denen er nicht einmal darthat, daß sie auf dem Wege der Exsudation zustande gekommen seien ...«

Was war geschehen?

Der Meister des Messers hatte sich einem chemischen Wunschtraum hingegeben, der Treueste der Beobachter war sich selbst in einer Spekulation, die er »Postulat der praktischen Vernunft« nannte, untreu geworden. So wurde der Reformator der Medizin zu einem Restaurator der Humoralpathologie. Da war ein junger Anfänger aufgestanden, eben Virchow, und hatte dies alles dem anerkannten Meister des Faches ebenso nüchtern wie scharf und in aller Öffentlichkeit ausgestellt. Mit seiner Kritik des »Handbuches der allgemeinen Pathologie« hat Virchow bei ihrem Erscheinen 1846 die Krasenlehre vernichtet. Was Synthese und Vollendung des bisher Erarbeiteten sein sollte, war mißlungen. In der Neuauflage des Lehrbuches 1855 existiert diese Lehre nicht mehr. Das alles war schmerzlich. Ja, es wurde tragisch, als das Schicksal gerade dem Manne gelingen und verwirklichen ließ, der einem die Vollendung des Baues zerstört hatte. Rudolf Virchow hat 1858 das zellulare Prinzip als allgemeine Grundlage der Pathologie verkündet. Er ist der Vollender geworden, Rokitansky sein Wegbereiter geblieben.

»Wie viele Gelehrte mag es geben, welche eine solche Resignation und zugleich eine solche Ausdauer besitzen, um so viel aufzugeben und nach so großen Verlusten noch die Neigung zu behalten, weiter fortzuarbeiten! ... es bleibt ein hartes Ding, die offen entfaltete Fahne einzuziehen und dem Gegner Raum zu geben. Dazu gehört mehr als eine Alltagsseele!« Diese Worte schrieb Virchow in seiner Kritik der Neuauflage von 1855. Sie ehren ebenso den, der sie geschrieben, wie den, dem sie gegolten haben und machen die ganze Tragik eines Forscherlebens offenbar, das auch im Verzicht seine Größe zu bewähren wußte.

Rokitansky hat bei seinem Versuch der Synthese sicherlich methodisch gefehlt, indem er Anatomisches chemisch erklären wollte. Er ist ja auch durch keine so gute Schule gegangen wie der junge Virchow. Um so leichter hat er sich von französischen und holländischen Hämatopathologen (Andral, Gavarret, Mulder) und von dem eben 1842 erschienenen bahnbrechenden Werk J. Liebigs, »Die Thierchemie oder organische Chemie in ihrer Anwendung auf Physiologie und Pathologie«, verleiten lassen. Rokitansky hat aber auch Unglück gehabt. Denn beide, Virchow und er, sind von der gleichen Zelltheorie ausgegangen, die der Müller-Schüler Th. Schwann (1810–1882) 1839 herausgebracht hatte. Danach sollte sich in einer noch reichlich mechanistischen Auffassung die Zelle aus einem amorphen Grundbrei, dem Blastem, ähnlich wie ein Kristall aus seiner Lösung abschei-

den. Virchow hat aus dieser Hypothese die Zelle herausgegriffen, sie verselbständigt und zur regierenden Einheit erhoben, Rokitansky hingegen das Blastem. Er hat dieses mit seinem Krasenbegriff zu jenem »eigenthümlich dichterischen System (seiner) Humoralpathologie« verwoben, »welches die Phantasie mehr als den praktischen Verstand befriedigte«. Und so entstand das, was Virchow »das Doppelgesicht der neuen Wiener Pathologie« nennt: »Auf der einen Seite die streng naturwissenschaftliche Form der pathologisch-anatomischen Krankheitsbilder, auf der anderen Seite eine spekulative ... Construktion der grundlegenden Gedanken.«
Dieses Doppelantlitz der Wiener Pathologie spiegelt so recht das eigene ihres Schöpfers wider, »weil gerade bei ihm sowohl die nüchterne als die dichterische Seite in einer seltenen Ausbildung vorhanden sind«. Niemand hat sich mit einer solchen Unmittelbarkeit der Anschauung dem Objekt hingegeben und es mit einer solchen Treue zur Darstellung gebracht wie Rokitansky, aber wenigen war auch so sehr das »Bedürfnis der Symbolisierung und Verallgemeinerung« zu eigen wie ihm. »Selten ist der Widerspruch zwischen Realismus und Formalismus, zwischen induktiver und spekulativer Überzeugung in demselben Individuum schroffer hervorgetreten.« Immer wollte der österreichische Meister nüchterner Tatsachenmensch sein, »den kalten, ordnenden, verantwortenden Verstand voransetzen. Sind wir nicht«, rief er in der Schuldebatte vom 30. März 1868 dem Herrenhaus zu, »wenn wir uns unbefangen prüfen, heutzutage aus Gefühlsmenschen klar bewußte Verstandesmenschen geworden?« Und er ist doch immer der Gefühlsmensch geblieben, den seine Schüler ein Leben lang ihren »Vater Roki« nannten. Diese eigentümliche Wärme des Gemüts übertrug sich auf sein Denken, während »eine gewisse Kälte des Charakters« Virchow »seine Aufgabe erleichterte«. Hier Wärme des Gemüts, dort »eisiger Enthusiasmus«, wer will sagen, was hier Fehler, dort Vorzug sei? Es hat sich nur wieder einmal Heraklits tiefes Wort, der Charakter des Menschen sei sein Schicksal (ηϑος αυϑρωπω δαιμωυ), an zwei großen Männern erfüllt.
Das Jahr 1848 war gekommen. Es hatte die Schöpfungen Stifftschen Geistes endgültig aus dem Hochschulleben getilgt. Sofort trat die akademische Führerpersönlichkeit vor, die Geist und Willen der neuen Zeit wie keine andere in sich verkörperte. Freiheit und Fortschritt sind für Rokitansky nicht nur Parolen eines Revolutionsjahres

gewesen, sondern Überzeugung seines ganzen Lebens, die er überall zur Tat werden ließ, wohin immer man ihn rief. Die höchsten akademischen Würden hat er bekleidet und die verantwortungsvollsten korporativen und administrativen Funktionen im Zeichen des Fortschritts ausgeübt: als Dekan der medizinischen Fakultät (1849/50, 1856/57, 1859/60), als Rektor der Universität (1852/53), als Präsident der Gesellschaft der Ärzte (1850–1878) und als Präsident der Akademie der Wissenschaften (1869–1878). Als mit dem Februarpatent von 1861 die liberale Bewegung zur Macht gelangte, wurde er, der sich eben 1862 zur Freiheit der Naturforschung bekannt hatte, unter der Regierung Schmerlings 1863 als Fachberater in das Unterrichtsministerium berufen. Er hat diese Aufgabe so gewissenhaft und verantwortungsbewußt erfüllt wie alles, was er in seine Hände nahm, und dafür gesorgt, daß von der Freiheit der rechte Gebrauch gemacht wurde. Gleich bei seinem Amtsantritt 1863 formulierte er seine Gedanken darüber in zwei Denkschriften »Die Conformität der Universitäten mit Rücksicht auf gegenwärtige österreichische Zustände« und »Zeitfragen betreffend die Universität mit besonderer Beziehung auf die Medizin«. Eine eingehende Würdigung der Verdienste Rokitanskys um die Organisation der österreichischen Universitäten steht noch aus. Wir müssen uns hier mit dem Hinweis begnügen, daß er dem Ausbau dieser Bildungsstätten eine lebenslange Arbeit gewidmet hat. Bereits 1846 hat er mit Skoda, Hyrtl, Endlicher u. a. unter dem damaligen Medizinalreferenten der Hofkanzlei, dem trefflichen Ludwig von Türkheim, Entscheidendes für die Vorarbeit der Thunschen Reform von 1849 geleistet. Und nach 1863 hat er seinen ministeriellen Auftrag energisch dazu benützt, um diese Reform und die durch sie garantierte Lehr- und Lernfreiheit auch in der Praxis des Hochschulalltags Wirklichkeit werden zu lassen. Die endgültige Abtrennung des Doktoren- und Professorenkollegium, der Vereinigung der praktizierenden Stadtärzte von dem medizinischen Lehrkörper der Fakultät, in der beide seit dem Mittelalter bis 1872 verbunden waren, ist nur ein Beispiel aus dem Wirken des Hochschulorganisators, nur einer der Siege, den der Fortschrittler über verzopftes Privilegientum erkämpft hat. Ebenso verdanken die medizinischen Fakultäten von Graz und Innsbruck im wesentlichen ihm ihre Restitution zu vollen medizinischen Ausbildungsstätten und die Psychiatrische Klinik in Wien ihm ihre Errichtung.

Mit Bedauern stellen wir fest: noch viel weniger als vom Hochschulorganisator wissen wir vom Gesundheitspolitiker Rokitansky. Denn die Erforschung unserer österreichischen Meister der Medizin hat archivarisch noch kaum begonnen. Hunderte von Medizinal- und sanitätspolizeilichen Gutachten harren noch der Aufarbeitung. Erst danach wird es möglich sein, zu erkennen, was der treue Diener des Staates als Mitglied der Medizinalkommission von 1850, was er als Präsident des Obersten Sanitätsrates von 1870 für den gesamten Bereich der Monarchie geleistet hat.

Für den Gesamtbereich der Monarchie hat auch der Abgeordnete des Herrenhauses gesprochen. Seine Worte vom 30. März 1868 sind Geschichte geworden. Denn sie haben zur Annahme der liberalen Schulgesetze geführt und die Lösung der Schule aus ihrer Bindung an die Kirche, wie sie im Konkordat von 1855 verankert war, verwirklicht. Es wäre jedoch gefehlt zu meinen, dies sei das Werk eines zünftigen Politikers gewesen. Viel eher war es das eines Wissenschaftlers und Philosophen, in dem sich der Geist einer ganzen Epoche in autoritätsfreier Selbstherrlichkeit zur Darstellung brachte. Denn Rokitansky war zum Symbol dieses Geistes geworden, zum Idol der Wissenschaft seines Landes und sein Wort zum Evangelium des kulturellen Hochliberalismus, der sich seit den sechziger Jahren in Österreich mächtig entfaltete.

In diesen Jahren waren die neuen Tatsachen auf allen Gebieten der Naturwissenschaften bereits zu einer erdrückenden Fülle angewachsen. Sie hatten den Aspekt des Menschen und seiner Welt so entscheidend verändert, daß sich die Schöpfer dieses Neuen zur Bestimmung des eigenen Standortes aufgerufen fühlten. Nicht nur Rokitansky, sondern ebenso die anderen Mitschöpfer, Virchow, Hyrtl, Du Bois-Reymond, Helmholtz, haben in diesen Jahren ihr weltanschauliches Credo abgelegt. Rokitansky hat es in feierlicher Stunde gesprochen bei den Festsitzungen der Akademie der Wissenschaften (»Zur Orientierung über Medicin und deren Praxis«, 1858; »Der selbständige Werth des Wissens«, 1867; »Die Solidarität alles Thierlebens«, 1869), bei der Eröffnung des endlich 1862 erbauten Pathologisch-anatomischen Institutes (»Freiheit der Naturforschung«), bei der früher erwähnten Debatte im Herrenhaus und schließlich bei seinem Abschied aus dem akademischen Lehramt (»Über die Geistesrichtung unserer Zeit«, 1875).

Alle diese Reden sind nur verschieden akzentuierte Aussagen über ein einheitliches Weltbild, das sich der Denker Rokitansky in hohem Ernst und ganzer Verantwortlichkeit ergrübelt hat. Was Virchow die »dichterische Seite« seines Wesens und er selbst »jenen Hang zur Spekulation« nannte, jetzt nach einem Leben empirischer Forschung brach dieser mit aller Macht hervor und suchte nach neuer Antwort auf die alten Fragen über die Antinomien menschlicher Existenz: Wissen und Glaube, Empirie und Transzendenz, kausale Notwendigkeit in den Erscheinungen und Freiheit im Wollen, wie war dies alles mit den neuen Tatsachen zu vereinen? Hier konnte nur reinliche Scheidung und Beschränkung auf das Mögliche helfen. Das Wissen aber war in einer neuen, fortschrittsverbürgenden Exaktheit als möglich erwiesen. Hatte die Aufklärung die Vernunft zum Gott erhoben, so ihr Erbe Rokitansky das Produkt der Vernunft, das Wissen, zum Prinzip einer immanenten Autonomie, »das unerbittlich seinen Weg vorwärts geht und sich ausbreitet«, entsprungen aus einem Drang nach Funktion der Nervenorgane, selbständig in seinem Wert, »ein persönliches Eigenthum eigener Art«, von dem sich der Arztdenker in geradezu sokratischer Weise »die Veredelung des moralischen Charakters« erhoffte. Das hat auch Virchow getan, im Gegensatz zu Rokitansky aber den Nützlichkeitscharakter der Wissenschaft betont.
Grundsätzlich verschieden vom Wissen ist der Glaube. »Wir wissen aus Gründen, wir glauben auf Autorität hin. Das Wissen urgiert den Fortschritt, der Glaube kann nur auf Innigkeit Anspruch machen«. Denn unser Wissen ist ein »wesentlich empirisches, jedem Einfluß transcendenter Lehre entrücktes«. Daher kann die Methode der Naturforschung nur Realismus sein. »Diese Forschung (werde) allerdings am Faden der unerbittlichen Causalität zu Aufklärungen von größtem Belange führen, ... freilich werde sie aber nie das Räthsel des Lebens völlig lösen und über ihre Grenzen hinaus das dem Menschen eingeborne metaphysische Bedürfnis befriedigen.« Denn die Dinge, die Materie, sind nur »Correlat des erkennenden Subjektes«, seine individuelle Schöpfung, und damit eben Erscheinung, die der Unerbittlichkeit kausaler Notwendigkeit unterliegt. Hinter dieser Erscheinung aber steht »ein einziges und ungetheiltes Metaphysisches«, das uns »das Reich der Freiheit« gewährt.
Mit diesem Bekenntnis hat Rokitansky zu einem Hauptvorwurf, den

man nicht nur ihm, sondern der gesamten Naturforschung seiner Zeit machte, Stellung genommen, daß sie nämlich zur materialistischen Weltanschauung in dem von Büchner, Vogt und Moleschott vertretenen Sinn führe. Nur als Methode der Naturforschung läßt Rokitansky den Materialismus gelten und weiß sich hierin eines Sinnes mit Virchow. Während sich aber Virchow jenseits dieser Methode mit der realistischen Feststellung des Ignoramus begnügt, drängt es Rokitansky auch hier über sie hinauszuschreiten zu einer vollen und echten Bejahung eines »einzigen und ungetheilten Metaphysischen«, des Dinges an sich im Sinne Kants. Damit werden Idealismus und Realismus als zwei verschiedene Lösungsmöglichkeiten für die von der modernen Naturwissenschaft aufgerührten weltanschaulichen Fragen dargeboten, dargeboten von den zwei säkularen Vertretern ihres Faches, die in der Verschiedenheit ihres weltanschaulichen Beitrages nur wieder ihre bereits berührte wesensmäßige Andersartigkeit offenbarten.

Es ist bisher so gut wie überhaupt nicht beachtet worden, daß Rokitansky nicht weniger unter dem Einfluß Th. H. Buckles (1821–1862) und Ch. Darwins (1809–1882) stand als unter dem Kants und Schopenhauers, ja daß seine eigentümlichste Schöpfung, jenes grandiose bio-soziologische Gemälde von der »Solidarität alles Thierlebens« (1869) seinen düster-pessimistischen Grundton gerade aus dem Erlebnis empfängt, das der Zusammenstoß darwinistischer Lehre und Schopenhauerschen Leidphilosophie in dem Arztdenker ausgelöst hat.

Alle gegen alle treten zum Kampf um ihr Dasein an. Vom Urtier bis zum Menschen kämpft alles gegen- und untereinander. Der Hunger des gemeinschaftlichen Protoplasmas treibt dazu. Er treibt jede Kreatur zur Aggression und zum Bösen, der Grundform des tierischen Verkehrs. Was unten sich einfach als Austilgung und gewaltsame Unterjochung kundgibt, oben beim Menschen ist es zur Mannigfaltigkeit der Lüge, der List, des Wortbruchs und der Verstellung geworden. Ein wechselseitiger Schutz vor soviel Aggressivität der eigenen Natur ist notwendig. Der Staat als sittliche Anstalt gewährt ihn, indem er den Kampf der Individuen untereinander nach den Satzungen des Rechts ordnet und leitet. Diesen Kampf der Individuen um Freiheit und Gleichberechtigung bezeichnen wir als Individualismus und erkennen in ihm ein Charakteristikum unserer Zeit. Er ist aber nichts anderes als ein Postulat der Aggression, eine Aggression auf das Bestehende. Diese aber ist notwendig. Denn sie allein schafft Entwicklung und Fortschritt, indem sich die Freiheit aggressiven Strebens innerhalb des zivilisierten Gemeinwesens auf Produktion geistiger und materieller Arbeit richtet, »die einzig zulässige Art des Kampfes der Individuen untereinander«. So wird in dieser groß angelegten Schau der Kampf des Urtiers aus seinem protoplasmatischen Hunger heraus in seiner sublimsten Form beim Menschen zum »Kampf des Talentes und Fleißes auf dem Felde der Arbeit« und die Schöpfung der modernen Naturwissenschaft zu einem Produkt dieses Kampfes.

In diesem grandiosen Kampfe der Kreatur erwächst aber vom Urtier bis zum Menschen unsagbares Leid, ja eine Unsumme von Leiden. Ebenso wie durch die Solidarität des protoplasmatischen Hungers sind wir auch durch die des Leides miteinander verbunden. Dies wechselt seine Formen wie die Aggression die ihren, aber seine Summe bleibt bei aller Veränderlichkeit der Verteilung als ein Äquivalent der vereitelten und der erlittenen Aggression immer die gleiche. Wir überwinden dieses solidarische Leid in der Solidarität des Mitleids, indem wir durch die Verleugnung unserer eigenen Aggression unsere Individualität aufheben, das Leid auf uns nehmen und so das göttliche Vorbild der Übernahme allen Leides nachahmen.

Hier vernehmen wir über alle Fortschrittssicherheit hinaus bei Rokitansky Töne eines echten religiösen Anliegens, Ausdruck eines Suchens nach Befreiung von den tiefen Schatten, die sich in den letzten Jahren auf sein Leben und in seine Seele gesenkt hatten. Es ist dem Vorkämpfer des Liberalismus und Individualismus in Österreich nicht mehr erspart geblieben, zu sehen, in welche Richtung sich eine Entwicklung zu kehren begann, die er so heiß erwünscht und so eifrig gefördert hatte. Er mußte noch erkennen, »daß wir an der Schwelle einer Ausartung stehen, daß der sog. moderne Individualismus daran ist, ... zu einem Cultus (des Individuums) zu degenerieren, der sich kundgibt in der Anerkennung des rücksichtslosesten Egoismus, des Erfolges ohne Rücksicht auf die gegangenen Wege und die verwendeten Mittel ...« Es ist ergreifend, drei Jahre vor seinem Tode (23. Juli 1878) in seiner Abschiedsrede den Ausklang dieses gewaltigen Forscher- und Denkerlebens zu vernehmen: Der Mann, der das

Wissen um seiner selbst willen zum Idol seines Lebens gemacht und ihm nicht nur mit einem Kopf, sondern mit der ganzen Wärme seines Herzens gedient hat, muß der kommenden Generation als letzte Erfahrung dieses seines Lebens offenbaren: »Sorrow is knowledge« (Byron).

Leopold Schönbauer

1888–1963

Am 29. Jänner 1981 wurde am Gebäude der I. Chirurgischen Universitätsklinik in Wien eine Gedenktafel enthüllt. Ihr Text besagt: »Im April 1945, den letzten Tagen des Zweiten Weltkrieges, gelang es dem damaligen Vorstand der I. Chirurgischen Universitätsklinik, Univ.-Prof. Dr. Leopold Schönbauer, durch besonderen persönlichen Einsatz, Unerschrockenheit und verantwortungsvolle Umsicht, das altehrwürdige Allgemeine Krankenhaus und die große Zahl seiner Patienten und ihrer Betreuer vor Kriegsschäden zu bewahren.«
In jenen Tagen, als die Kämpfe das Stadtgebiet erreicht hatten, war auch das Allgemeine Krankenhaus gefährdet, in die Kriegshandlungen einbezogen zu werden. Leopold Schönbauer hielt zunächst die zurückweichenden deutschen Truppen beim Tor zur Garnisongasse davon ab, das Krankenhaus als Kampfstellung zu mißbrauchen, unbeeindruckt von den Drohungen, ihn vor ein Kriegsgericht zu stellen. Wenige Minuten später trat er den Eroberern am Tor zur Spitalgasse entgegen und bewog sie, auf die Besetzung des Hauses zu verzichten. Schönbauers ebenso mutiges wie umsichtiges Eintreten für das Allgemeine Krankenhaus entsprach seinem Wesen: Wann immer es galt, von jemandem eine Bedrohung abzuwenden, warf Schönbauer das ganze Ansehen seiner Persönlichkeit in die Waagschale, ohne der Gefahren oder Nachteile zu achten, die ihm daraus erwachsen könnten. Er tat es, weil er über die Grenzen des rein Ärztlichen hinaus strebte und weil es ihn drängte, zu helfen, wo menschliche Not und Hilfsbedürftigkeit gelindert werden konnte. Seine Persönlichkeit läßt sich am besten erfassen, wenn man seinen Werdegang nachzeichnet.
Leopold Schönbauer entstammte einer alten Ärztefamilie; schon sein Urgroßvater war Wundarzt gewesen und hatte sein Diplom an der medizinisch-chirurgischen Josephs-Akademie in Wien erhalten, der Großvater mütterlicherseits hatte sein Doktordiplom an der Universität in Budapest erworben und der Vater in Salzburg die medizinisch-chirurgische Schule als einer der letzten Schüler besucht. Sie wurde 1875 geschlossen. Ihm, dem Gemeindearzt in Thaya im nördlichen Waldviertel, wurde am 13. November 1888 als sechstes von sieben Kindern ein Sohn geboren, der auf den Namen Leopold getauft

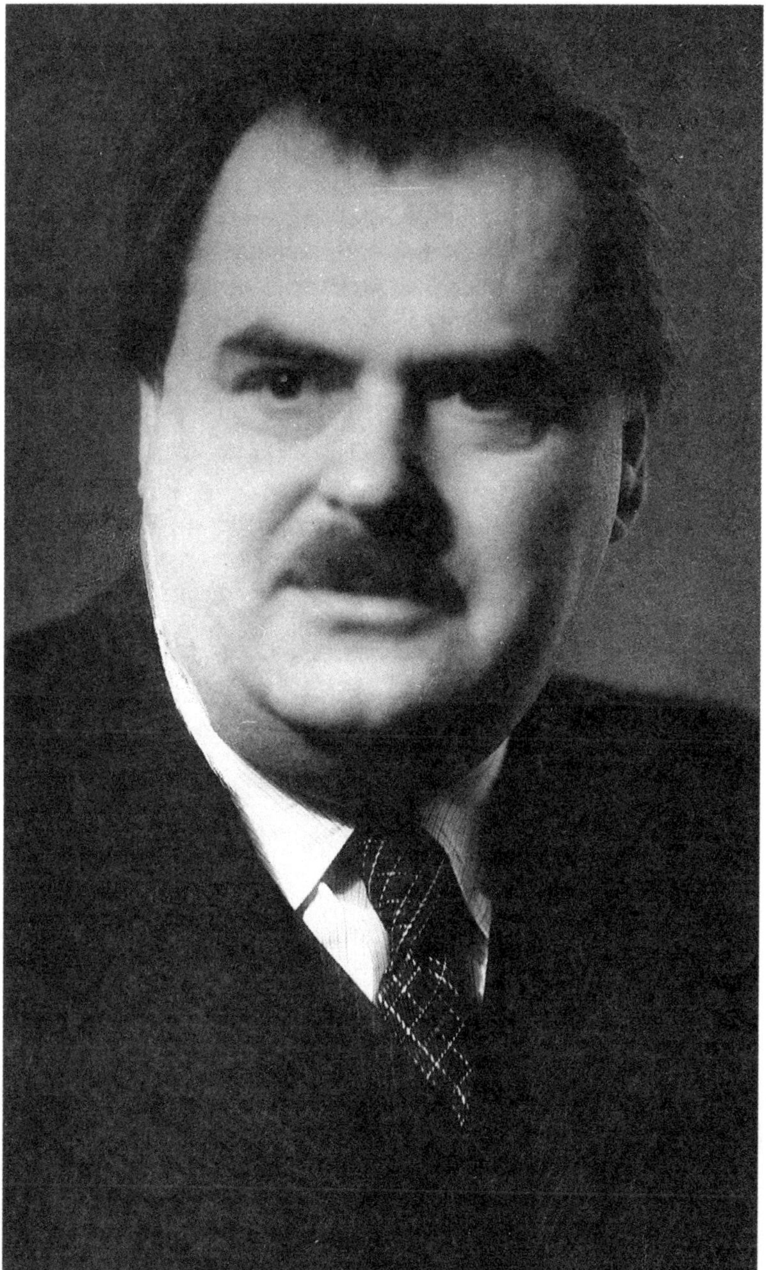

Leopold Schönbauer

wurde. Mit seinem Vater, dem vitalen Praktiker alten Stils, und mit seiner gütigen Mutter blieb Leopold Schönbauer bis zu ihrem Ende eng verbunden; seiner Waldviertler Heimat war er während seines ganzen Lebens verhaftet.

Das Schicksal führte ihn über die Schulen in Waidhofen und das Gymnasium im südböhmischen Prachatitz an die Prager deutsche Universität, wo er am 10. Juli 1914 das Medizinstudium mit der Promotion sub auspiciis Imperatoris beendete. Den Ersten Weltkrieg erlebte er zunächst auf eigenen Wunsch als Truppenoffizier in Rußland, bis er nach einer Verwundung als Sanitätsoffizier einer der mobilen Chirurgengruppen der Klinik Eiselsberg zugeteilt wurde. Zahlreiche militärische Auszeichnungen bedeuteten die Anerkennung seines Mutes und seiner Einsatzbereitschaft.

Nach Beendigung des Ersten Weltkrieges erfuhr Schönbauer seine chirurgische Ausbildung in der von Anton von Eiselsberg (1860–1939), dem Schüler und geistigen Erben Theodor Billroths (1829–1894), geführten I. Chirurgischen Universitätsklinik in Wien. Schon 1924 erlangte er dank seiner hervorragenden Leistungen die Dozentur. Anschließend unternahm er eine größere Studienreise in die Vereinigten Staaten. Sie führte ihn u. a. nach Boston zu Harvey Cushing (1869–1939), den Begründer der Neurochirurgie, bei dem er vier Monate verbrachte. Schönbauer schreibt über diese Zeit, daß er durch intensives, nächtelanges Studium der Krankengeschichten sehr bald einen Einblick in die enorme Leistung und die daher ausgezeichneten Erfolge Cushings gewinnen konnte. »Ich war voll der Bewunderung für die Zähigkeit und Ausdauer Cushings ... und die Monate bei ihm waren, glaube ich, die wichtigsten und lehrreichsten für meine Zukunft.« Anfang 1925 hospitierte er dann bei Ferdinand Sauerbruch (1875–1951) in München, so daß man mit Recht sagen darf, zumal Schönbauer in Prag seine Ausbildung in Anatomie bei Otto Grosser (1873–1951) und in Pathologischer Anatomie bei Anton Ghon (1866–1936) erhalten hatte, daß einige der bedeutendsten Männer jener Zeit seine Lehrer waren. 1930 wurde Schönbauer das chirurgische Primariat am Krankenhaus der Stadt Wien in Lainz anvertraut, und er wählte zunächst die Neurochirurgie zu seinem engeren Arbeitsgebiet. Zahlreiche Arbeiten, vor allem die mit Hans Hoff (1897–1969) verfaßte Monographie »Hirnchirurgische Erfahrungen und Resultate« sind die Frucht dieser Zeit, und es gelang Schönbauer, der Neurochirurgie in Österreich eine neue Heimstätte zu schaffen. Ein Jahr später (1931) veranlaßte der damalige Stadtrat für das Gesundheitswesen, Julius Tandler (1869–1936), daß Schönbauer auch die Leitung des neuen Strahlentherapeutischen Institutes am Lainzer Krankenhaus übertragen wurde. Damit waren die damaligen Möglichkeiten einer erfolgreichen Krebsbehandlung in seine Hand gegeben. Aber auch die Zusammenarbeit mit der inneren Medizin, besonders mit der von Carl von Noorden (1858–1944) im Jahre 1930 begründeten Stoffwechselabteilung in Lainz, ließ sich Schönbauer angelegen sein. 1933 erhielt er den Titel eines außerordentlichen Professors und 1939 übernahm er in der Nachfolge des Eiselsberg-Schülers Egon Ranzi (1875–1939) die Leitung der I. Chirurgischen Universitätsklinik in Wien. Hier fand er einen Wirkungskreis, der seiner universellen Persönlichkeit, seinen wissenschaftlichen Neigungen, seiner hervorragenden Lehrbegabung, seiner chirurgischen Meisterhand und seiner ungewöhnlichen organisatorischen Begabung entsprach.

Und wieder vermochte der Krieg die gerade Linie dieses Chirurgenlebens nicht zu beugen. Er arbeitete und half, wo seine Hilfe nottat, wo sie gefordert und erbeten wurde.

Wenn auch Schönbauer als Klinikvorstand bestrebt war, nahezu alle Zweige der Chirurgie in einem Hause und in einer Hand vereinigt zu halten, so galt doch seine besondere Neigung der Neurochirurgie. Während des Krieges wurde der Klinik ein Sonderlazarett für Gehirn-, Rückenmarks- und periphere Nervenverletzungen angegliedert, in dem viele Verwundete sachgemäße Betreuung fanden. Schönbauer erkannte, daß hier der chirurgische Eingriff zwar Mittelpunkt der Therapie ist, daß aber das weitere Schicksal vieler Operierter nicht zuletzt von der Güte und Ausdauer einer sachgemäßen Nachbehandlung abhängt. Er rief deshalb Josef Kowarschik (1876–1965) aus dem Lainzer Krankenhaus an die Klinik und schuf mit seiner Hilfe Einrichtungen, die man als Rehabilitationszentrum bezeichnen könnte.

Sofort nach dem Ende des Zweiten Weltkrieges wurde Leopold Schönbauer die Direktion des Allgemeinen Krankenhauses übertragen, eine Position, die er bis zu seiner Emeritierung im Jahre 1960 innehatte. In der ersten Nachkriegszeit standen zunächst die aktuellsten Tagesprobleme im Vordergrund; es ging nicht nur um die reine

Wissenschaft, sondern auch um Nahrung, Wasser, Wärme und Licht. Schönbauers immense Begabung für das Praktische fand ein reiches Betätigungsfeld; seine Fähigkeit, Beziehungen zu knüpfen und zu nutzen, kamen dem Allgemeinen Krankenhaus sehr zugute; er erkämpfte Heizmaterial, und er schaffte waggonweise Nahrungsmittel für die hungernden Kranken herbei.
Als die ärgste Not überwunden war, galt es, der Wiener medizinischen Schule den Anschluß an die im Ausland errungenen Fortschritte zu sichern. Vor allem war es erforderlich, die modernen, in Amerika entwickelten Narkoseverfahren an die Klinik zu bringen. Ein in den Vereinigten Staaten ausgebildeter Anästhesist wurde an die Klinik gerufen, der sein Wissen jungen Ärzten weitergab. Schönbauer gründete eine Blutersatzstelle, die in den ersten Jahren ihres Bestandes fast alle Wiener Spitäler mit Blutkonserven versorgte, bis der steigende Bedarf weitere ähnliche Einrichtungen entstehen ließ. Eine Station für plastische Chirurgie wurde ins Leben gerufen. Spezialambulanzen wurden aufgebaut, so für Brustdrüsenerkrankungen, für Gefäßerkrankungen und eine Gesundenuntersuchungsstelle. Die Erste Unfallstation konnte durch einen Zubau wesentlich erweitert werden.
Es gibt kaum ein Gebiet der Chirurgie, das Schönbauer nicht bereicherte. Besonders wichtig war ihm die Krebsforschung und -behandlung. Schon im Strahlentherapeutischen Institut in Lainz hatte er wertvolle Ergebnisse erzielt. Spätere Untersuchungen galten vor allem dem Brustkrebs und den bösartigen Geschwülsten des Magen-Darmtraktes. In weitgreifenden statistischen Untersuchungen trachtete er die Möglichkeiten der Erblichkeit von Krebserkrankungen und die Bedeutung der Umwelt für ihre Entstehung zu ergründen. Lange nach seiner Emeritierung noch liefen die Tierversuche, die die Bedeutung der Luftverunreinigung für die Entwicklung des Lungenkrebses abgrenzen sollten. Sein Interesse ließ ihn bei jeder klinischen Frage, die ihn bewegte, auch der geschichtlichen Entwicklung nachgehen. Er betrieb historische Studien, weil er glaubte, daß man um so besser künftige Entwicklungsmöglichkeiten sehen könne, je weiter man zurückzublicken imstande sei.
1944 erschien sein Buch »Das Medizinische Wien«, in dem er den großen Ärzten dieser Stadt ein bleibendes Denkmal setzen wollte. Sein Schüler und späterer treuer Freund Paul Huber (1901–1976), Ordina-

rius der Chirurgischen Universitätsklinik Innsbruck von 1956–1972, nennt dieses Buch eines der kostbarsten Geschenke, die Schönbauer hinterlassen habe, ein bleibendes Dokument seines Mutes. Für ihn sei es nämlich selbstverständlich gewesen, »daß eine solche historische Darstellung unvollständig geblieben wäre, wenn er eine den Nürnberger Rassengesetzen genehme Auswahl getroffen hätte, und so dürfte das Buch vielleicht das einzige geschichtliche Werk aus der Zeit des Nationalsozialismus sein, das die Forderung nach rassistischer Diskriminierung in Text und Abbildungen einfach glatt ignoriert hat.« Mit diesem Buch legitimierte sich Schönbauer als berufen, das 1945 verwaiste Institut für Geschichte der Medizin im Josephinum als provisorischer Leiter zu übernehmen. Eine Reihe wertvoller Bücherspenden galten seinem Namen, und dank seiner großzügigen finanziellen Unterstützung erfuhr die dort vorhandene Bibliothek eine bedeutende Ausgestaltung. Zahlreiche Publikationen über Einzelfragen der Geschichte der Chirurgie und ihrer Grenzgebiete erschienen aus seiner Feder. Das Josephinum mit seinen kostbaren Sammlungen wurde durch Schönbauer aber auch in den Dienst der Volksbildung gestellt, ebenso wie er sonst immer wieder bemüht war, das medizinische Wissen den Laien durch Vorträge in Volkshochschulen und durch sein Buch »Gesünder leben, länger leben« näherzubringen.

Immer öfter wurde Schönbauers Name in der Öffentlichkeit genannt, insbesondere dann, wenn es galt, Schwierigkeiten zu überwinden, ihrer Herr zu werden. Seiner Tatkraft gelang es, das Rudolfinerhaus mit seiner Schwesternschule, eine Gründung Theodor Billroths, von schweren Kriegsschäden zu befreien und darüber hinaus später dort wesentliche Aufbauarbeit zu leisten. Mit seiner Hilfe wurde dort ein modernes Schwesternheim gegründet, weil auch er erkannt hatte, daß der immer bedrohlicher werdende Schwesternmangel nur bekämpft werden könnte, wenn die berechtigten Wünsche der Schwestern erfüllt würden. In einem Spendenaufruf im Jahre 1958 sagte er: »Man darf nicht vergessen, daß es in einer Zeit der Technisierung am Krankenbett letztlich doch einzig und allein auf den Menschen ankommt. Wenn auch über dem Verdienen das Dienen im Krankenpflegeberuf steht, so bedeutet das doch nicht, daß die Gemeinschaft berechtigt ist, diese ethische Forderung als Entschuldigung dafür zu nehmen, daß bisher an eine auch nur annähernde Gegenleistung nicht gedacht wurde.«

Auch die Renovierung und Revitalisierung des Billroth-Hauses, des Sitzes der Gesellschaft der Ärzte in Wien, ist Schönbauers Initiative zu danken. Viele bedeutende Leistungen der Medizin in Österreich wurden in diesem Forum zum ersten Mal publiziert. In einer von ihm geleiteten Spendenaktion vermochte Schönbauer die Erneuerung und Erweiterung des Hauses und vor allem der Bibliothek zu sichern.
Für die Wiener medizinische Schule aber erkannte er als unabdingbare Notwendigkeit die Schaffung eines neuen Hauses, das an die Stelle des ehrwürdigen, aber völlig veralteten und unzulänglichen Allgemeinen Krankenhauses treten sollte. Dieser Forderung galt sein unermüdliches Drängen, für die er seine ganze, energiegeladene Persönlichkeit einsetzte; den von ihm immer wieder geforderten Baubeginn durfte er nicht mehr erleben.
Das Studienjahr 1953/54 sah Schönbauer auf dem Gipfel seiner akademischen Laufbahn: er wurde zum Rektor der Wiener Universität gewählt. In seiner Inaugurationsrede wurde er zum Seher und Mahner, der die Abwanderung des hochqualifizierten Nachwuchses ins Ausland beklagte, der es als unverantwortlich bezeichnete, daß auf Jahre hinaus auf eine planmäßige Forschung verzichtet wurde, und daß man sich nur mit der Übernahme ausländischen Wissensgutes begnügte. Er wies auf die mangelhafte Ausbildung der Studenten hin und betonte, daß die Universitas litterarum nicht allein eine Zierde unserer Kultur, sondern auch ein integrierender Bestandteil gegenwärtiger Zivilisation wäre. In klarer Erkenntnis der Bedeutung der Wissenschaften für das Leben und Bestehen der Völker forderte er ihre planvolle Unterstützung und Förderung, und er schloß mit den Worten: »Da man selten Gelegenheit hat, zugleich den Bundespräsidenten der Republik, den Kanzler und den Vizekanzler, die Herren Minister, prominente Vertreter des Staates und der Kirche, das Oberhaupt der Stadt Wien mit seinen Stadträten, Vertreter der Presse zu sehen und zu ihnen sprechen zu dürfen, sei die Bitte vorgebracht: ›Videant consules ne quid detrimenti capiat res publica‹, und zur ›res publica‹ gehört auch die Wissenschaft.«
So sehr Schönbauer den Kranken zu dienen bereit war, so wenig galt ihm die eigene Gesundheit. Darin liegt die Tragik seiner weiteren Entwicklung: Auf dem Gipfel seiner akademischen Laufbahn, im Genuß einer Popularität, wie sie mit Ausnahme Theodor Billroths kaum je-

mals vor ihm ein Arzt in Österreich genossen hatte, glaubte er die Zeit für gekommen, um seine sozialen Ideen verwirklichen zu können. Er suchte den Weg in die Politik, und als es ihm nicht gelang, völlig eigene Wege zu gehen, schloß er sich einer der bestehenden Parteien an. Aber seine Arbeitskraft hatte ihre Grenzen erreicht, und es gelang ihm nicht mehr, alle seine Bestrebungen verständlich zu machen und durchzusetzen. Unbefriedigt vom bestehenden System der sozialen Sicherheit und den endlosen Auseinandersetzungen zwischen Krankenkassen und Ärzteschaft stellte Schönbauer umfangreiche vergleichende Studien über die Verhältnisse in zahlreichen Staaten an. Diese Bemühungen blieben unvollendet. Seine angegriffene Gesundheit, sein kränkelnder Körper gehorchten seinem Willen nur mehr unvollkommen. Ein tragischer Konflikt zwischen den hochfliegenden Ideen und den immer schwächer werdenden Möglichkeiten sie zu realisieren, bahnte sich an. Daraus erlöste ihn ein rascher Tod: Am 11. September 1963 wollte er der Mutter seines verstorbenen Vetters Trost spenden – sein Herz versagte, er brach im Stiegenhaus zusammen und starb einsam.
Schönbauers ungemein dynamischer Persönlichkeit gerecht zu werden, ist nicht leicht. Im Vordergrund steht seine schier unerschöpfliche Arbeitskraft, seine Hilfsbereitschaft für die Patienten, sein Verständnis für die Sorgen und Probleme seiner Mitarbeiter, sein erstaunliches Organisationstalent, sein blitzartiges Erfassen eines Problems, sein Mut, seine Entscheidungsfreudigkeit, sein Verantwortungsbewußtsein, sein ausgeprägtes soziales Gefühl, sein staunenswertes Gedächtnis und seine sichere Menschenkenntnis, die er selbst als Erbe seiner bäuerlichen Vorfahren bezeichnete. Von seinem Humor, seinem freundlichen Spott, zeugen zahlreiche Anekdoten. Seine Erfolge ließen ihn nicht hochmütig werden, er blieb selbstkritisch und – als überzeugter Christ – demütig. Er war ein hervorragender Lehrer; seine Vorlesungen waren ungemein anregend und einprägsam und gaben vor allem dem zukünftigen Praktiker das notwendige Rüstzeug. Weit über 300 Publikationen, in denen er zu den verschiedensten Problemen der Chirurgie und der Geschichte der Medizin Stellung nahm, stammen aus seiner Feder. Der Bogen der von ihm behandelten Themen spannt sich von der Anatomie und Entwicklungsgeschichte über die Allgemeinchirurgie zu Fragen der unspezifischen und spezifischen Infektionen, der Verletzungen, der Kinder-

chirurgie, Geschwulstforschung, Abdominal- und Neurochirurgie. Er war einer der letzten, der es wagen konnte, ein Lehrbuch der gesamten Chirurgie, sie überblickend, zu schreiben. Er wußte sich stets ausgezeichnete Mitarbeiter zu sichern, von denen viele ein Ordinariat oder Primariat bekamen. Für viele trug das Bild Schönbauers auch die Züge eines in der Öffentlichkeit um seine Geltung bemühten Mannes: ein Bild freilich, das keinesfalls jenem Schönbauer gerecht wird, der die Herzen der Menschen eroberte und ihr Vertrauen gewann, oder mit den Worten seines Freundes Paul Huber ausgedrückt: »Dich fesselten stets viel mehr die Tragödien, die sich aus alltäglichen, oft zu wenig beachteten Erkrankungen entwickeln können, als einmalige technische Bravourleistungen. Häufigen chirurgischen Erkrankungen und deren oft erschütternden Komplikationen vorzubeugen oder sie wirksam zu bekämpfen, sahst Du als Deine wichtigste Aufgabe an. Die ernste Mahnung: ›Kleine Ursachen, große Wirkungen‹, die eine Deiner Arbeiten als Überschrift trägt, könnte man als Motto über viele Deiner Publikationen schreiben. Aus dieser weisen Gesinnung heraus hast Du auch das Abweisen ›uninteressanter Fälle‹ von der Klinik ebenso entschieden verboten, wie dies Eiselsberg und Ranzi getan hatten. Du siehst eben auch heute noch die Sorgen jedes einzelnen nicht nur aus der Gipfelschau des Klinikvorstandes, sondern Du hast Dir die Fähigkeit bewahrt, Dich noch ganz in diese Sorgen einzuleben.«

Franz Romeo Seligmann

1808–1892

Auf der bekannten, im Wiener Schubert-Museum befindlichen Sepiazeichnung von Schwind: »Ein Schubert-Abend bei Josef R. v. Spaun« erblickt man in der Reihe der rechtsstehenden Zuhörer den charakteristischen Kopf Grillparzers; ihm zunächst das lauschend zur Seite geneigte Haupt des Dichterphilosophen Ernst v. Feuchtersleben; dahinter, von diesem etwas verdeckt, die Physiognomie eines lebhaft dreinblickenden jungen Menschen mit hellen Augen, vollen Lippen, hoher Stirne und darüber sich wölbendem, mächtigen Haarschopf: es ist Feuchterslebens Studiengenosse an der medizinischen Fakultät, zugleich sein Intimus, der neunzehn- oder zwanzigjährige Romeo Seligmann, nachmals Professor für Geschichte der Medizin und Begründer dieser Lehrkanzel an der Wiener Universität, nebstdem ein vielbeschäftigter praktischer Arzt, Philanthrop, Kunstfreund usw.

Es hat im alten Wien vermutlich nicht viele Menschen gegeben, die, wie er, mit den meisten hervorragenden Vertretern des geistigen Lebens dieser Stadt bekannt, mit vielen befreundet, einen so starken persönlichen Einfluß auf ihre nächste Umgebung ausgeübt und so wenig Spuren ihres Seins und Wirkens im Gedächtnis der Nachwelt zurückgelassen haben. Es existieren Briefe an ihn von Feuchtersleben und Bauernfeld mit schwärmerischen Versicherungen ihrer Freundschaft; der weit ältere Schober wendet sich um Rat an ihn; für Ottilie v. Goethe war er Jahrzehnte hindurch, bis zu ihrem Tode, nicht nur in ärztlichen, sondern in allen Lebensfragen und -lagen die letzte, vertrauenswürdigste Instanz, nicht minder für ihre Söhne Walter und Wolf und für manche ihrer Freundinnen, wie z. B. Adele Schopenhauer, die Schwester des Philosphen. Der zum Absprechen stets geneigte Hebbel erwähnt ihn in seiner Biographie Feuchterslebens, die dessen gesammelten Werken beigegeben ist, mit auffallendem Respekt. Diese und viele andere, heute noch existierenden Zeugnisse sprechen für seine menschlichen Eigenschaften, die nun freilich mit dem Menschen selbst vergehen und deren Andenken bestenfalls noch die nächste Generation überdauert. Allein auch seine wissenschaftlichen Leistungen sind heute so gut wie völlig vergessen; zum Teil deshalb, weil sie ganz abseits gelegene, nur vereinzelten Fachgelehrten zugängliche Gebiete betreffen, zum Teil aus anderen Gründen, die noch später angeführt werden sollen.

In Wurzbachs »Biographischem Lexikon des Kaiserthums Oesterreich« ist ihm noch bei Lebzeiten (1877) ein ausführlicher Artikel gewidmet (Bd. 34, S. 50–54), der aber kaum eine Lebensbeschreibung genannt werden kann. Man findet hier wohl die notwendigsten biographischen Daten, sonst aber nur Tatsachen verzeichnet, die sich auf seine wissenschaftliche Laufbahn beziehen. In chronologischer Folge wird die Reihe seiner Publikationen angeführt, was die Veranlassung dazu gegeben hat, erzählt, ihr Inhalt kurz angegeben, desgleichen seine Tätigkeit als akademischer Lehrer wie auch auf dem Gebiet der öffentlichen Armen- und Gesundheitspflege durchaus sachlich geschildert. Alles Menschlich-Persönliche erscheint sorgfältig ausgeschieden. Das kommt daher, daß Seligmann, der mit Wurzbach eng befreundet war, ihm selbst das Material zu diesem Aufsatz geliefert und sich jede Erwähnung seiner privaten Erlebnisse oder Beziehungen als unbescheiden oder taktlos entschiedenst verbeten hatte. Nun sind es aber ohne Zweifel eben diese Erlebnisse und Beziehungen, die nicht nur interessante Streiflichter auf bedeutende Personen und Begebenheiten seiner Epoche werfen, sondern ihn schließlich selbst zu einer für die Welt von heute bemerkenswerten Erscheinung machen. So wird es erklärlich, daß der Herausgeber dieses biographischen Sammelwerkes sich entschlossen hat, in der Galerie denkwürdiger Persönlichkeiten aus Österreich auch sein Bild aufzustellen und sich zu diesem Behuf an den Schreiber dieser Zeilen gewendet hat, der als Sohn des vor nunmehr 36 Jahren im hohen Alter Verstorbenen und selbst schon von der Grenze, die der Prophet dem menschlichen Leben gesetzt hat, nicht mehr weit entfernt, wohl der einzige sein dürfte, der noch den Schlüssel zu vielem besitzt, das in brieflichen und anderen Dokumenten niedergelegt, schon der nächsten Generation ganz unverständlich sein wird.

Im übrigen ist sich der Verfasser der Schwierigkeiten wohl bewußt, die gerade ihm aus einer solchen Aufgabe erwachsen. Die Gefahr, aus Pietät in sentimentale Schönfärberei zu verfallen, ist nicht geringer als die, aus Angst vor solcher Schönfärberei eine trockene und kalte Schilderung zu liefern. Als der beste Ausweg schien es, sich streng an das dokumentarische Material zu halten, es so oft als möglich selbst sprechen zu lassen. Dieses Material ist in reichster Fülle vorhanden.

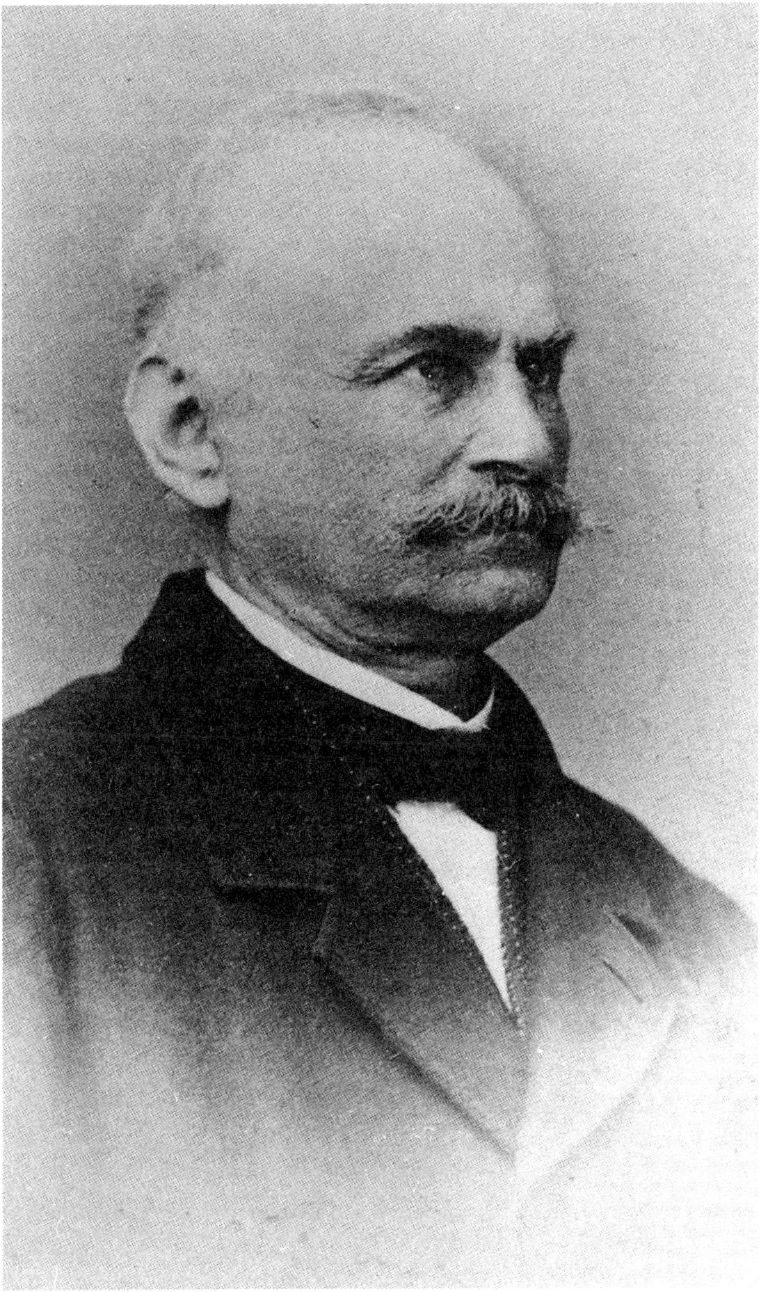

Franz Seligmann

Ein großer Teil – an 400 – seiner Briefe und Billette an Ottilie v. Goethe ist erhalten und wird im Goethe-Schiller-Archiv zu Weimar aufbewahrt. Er umfaßt die Zeit von 1836 bis 1872, dem Todesjahr der Freundin. Von ihren Gegenbriefen befinden sich die meisten an demselben Ort, einige im Wiener Goethe-Museum. (Großenteils veröffentlicht in der Jubiläumsnummer der Wiener Goethe-Chronik 1928.) In der Korrespondenz Ottiliens mit Adele Schopenhauer und Sibylle Mertens (abgedruckt in Prof. Houbens »Ottilie v. Goethe, Erlebnisse u. Geständnisse, Leipzig, Klinkhardt und Biermann, 1923«) wird Seligmanns oft und ausführlichst gedacht. Briefe an ihn von Feuchtersleben, Bauernfeld, Schober, A. Auersperg (Anastasius Grün) u. a. existieren. Für denjenigen, der mit den hier erwähnten Personen, Verhältnissen und Begebenheiten einigermaßen vertraut ist, setzt sich aus alledem, wie aus zahllosen Mosaiksteinchen, sozusagen ganz von selbst, ein plastisches Bild vom Wesen und Wirken des Mannes zusammen, für das die absolut authentischen Daten des Wurzbachschen Artikels überdies den festen Rahmen liefern.

Romeo Seligmann wurde am 30. Juni 1808 in dem mährischen Städtchen Nikolsburg geboren. Sein Vater war ein geschätzter Arzt und gebildeter Mann, ein rechtes Kind der Aufklärungsepoche. In seiner Bibliothek waren neben medizinischen Werken und denen der alten Klassiker auch Voltaire und Diderot, Lessing, Kant und Winckelmann vertreten (manches davon besitze ich noch). Er unterrichtete den Kleinen, dem mit der Zeit noch fünf Geschwister folgten, in den Elementargegenständen selbst und ließ ihn, als er zehn Jahre alt geworden war, am Nikolsburger Piaristengymnasium studieren. Der Knabe begleitete nun den Vater nicht selten, wenn der seine Patienten besuchte, und erwarb sich auf solche Weise die Grundbegriffe der ärztlichen Kunst. Im Laboratorium eines befreundeten Apothekers trieb er Chemie; nebstbei studierte er Sprachen und war mit 17 Jahren im Französischen, Englischen, Italienischen, sogar im Spanischen so fest, daß er die Autoren dieser Nationen im Original zu lesen vermochte.

Auch am Gymnasium muß er als guter Schüler gegolten haben, denn schon mit 14 Jahren wurde er ausersehen, bei einer öffentlichen Schulfeier ein selbstverfaßtes Gedicht vorzutragen. Dieses Opus von beträchtlicher Länge umfaßte 32 sechszeilige, erstaunlich formge-

wandte Stanzen, in denen, etwa im Stil von Albrecht von Hallers »Alpen«, nicht mehr und nicht weniger versucht wird, als die Kulturentwicklung der gesamten Menschheit vom ersten Schöpfungstage an zu schildern. Das Poem wurde sogar gedruckt, und es ist immerhin bezeichnend, daß sich im Nachlasse meines Vaters kein Exemplar davon vorgefunden hat, sondern daß mir ein solches erst lange Jahre nach seinem Tode von einem freundlichen Antiquar, der es zwischen allerhand Makulatur entdeckt hatte, zugesendet worden ist, wodurch ich überhaupt von seiner Existenz erfuhr. Der Titel lautet: »Ueber die Wohlthätigkeit des Fleißes. Epilog bey Gelegenheit der öffentlichen Prämienaustheilung am Nikolsburger Gymnasium den 14. September 1822. Gedichtet und gesprochen von Romeo Seligmann, Schüler der zweyten Humanitätsklasse«.
Im Herbst 1825 kam er, siebzehnjährig, nach Wien, um sich an der medizinischen Fakultät zu inskribieren. Auch sonst nahm er begierig auf, was die große Stadt an Anregungen bot. Namentlich in den kaiserlichen Kunstsammlungen war er oft zu finden, desgleichen in der Hofbibliothek, wo er kunstwissenschaftliche Werke las. Dorthin zog ihn aber noch ein besonderes Interesse. Als Gymnasiast hatte er in einem Werk über diese weltberühmte Büchersammlung gelesen, daß sich daselbst ein altpersisches Manuskript befinde, die Arzneimittellehre des Abu Mansur, ein Unikum, von dem nirgends eine Abschrift existiere. Schon damals hatte er den Gedanken gefaßt, persisch zu lernen; in Wien fand sich nun Gelegenheit dazu. Nach einigen Monaten fleißigen Studiums war er so weit, sich an die Übersetzung des Manuskripts zu wagen, das ihm zugleich den Stoff für seine Doktordissertation gab.
Inzwischen hatte ihn der Zufall in einen höchst anregenden geselligen Kreis geführt. Bereits im ersten Semester seines Universitätsstudiums war er in den Vorlesungen mit dem um zwei Jahre älteren Ernst v. Feuchtersleben zusammengetroffen. Die beiden fanden Gefallen aneinander und wurden rasch Freunde. Es war jedenfalls Feuchtersleben, der ihn nun in die Gesellschaft einführte, der er, Bauernfeld, Schubert, Schwind, Niembsch (Lenau), Schober und viele andere angehörten und die sich öfter in dem sogenannten »silbernen Kaffeehaus« in der Plankengasse zu versammeln pflegten. Das Treiben dieser genial ungebundenen Corona ist oft genug geschildert worden; vielleicht hat man dabei zu wenig betont, wieviel ernste Arbeit von

diesen jungen Menschen dabei geleistet worden ist. Von ihrer erstaunlichen geistigen Reife und ihrem hohen Bildungsniveau legt u. a. eine Anzahl Briefe Zeugnis ab, die Feuchtersleben in den Jahren 1826 bis 1832 an seinen Freund Romeo gerichtet hat. (»Aus Briefen Ernst Frhrn. v. Feuchterslebens.« Herausgegeben von A. F. Seligmann, Wien, 1910, H. Heller.) Darin werden neben persönlichen Erlebnissen Erscheinungen auf dem Gebiet der Literatur, der Philosophie, der Geschichte, des Theaters usw. in einer Weise besprochen, daß man sowohl im Hinblick auf die Form wie auf den Inhalt kaum glauben möchte, die Äußerungen eines Zwei- oder Dreiundzwanzigjährigen vor sich zu haben! Gemeinsam war beiden Freunden die unbegrenzte Verehrung für Goethe, damals noch gar nicht so allgemein, insbesondere nicht in bezug auf seine späteren Werke. Die Art, wie Feuchtersleben hier die Anordnung der damals eben erschienenen Ausgabe letzter Hand erklärt und in ihr den Bildungsgang des Dichters widergespiegelt findet, ist ungemein geistreich und interessant. Die Gegenbriefe sind leider verlorengegangen.
Am 30. August 1830 wurde Seligmann zum Doktor promoviert. Eben hatte ein böser Gast, die Cholera, ihren Einzug gehalten; namentlich in den nördlichen Provinzen herrschte Ärztemangel. Seligmann stellte sich der Regierung zur Verfügung und wurde als Choleraarzt nach Brünn und Nikolsburg geschickt, wo er im Laufe von etwa zwei Jahren Erfahrungen sammelte, die ihm später zugute kommen sollten. Aus jener Zeit sei eine charakteristische Stelle aus einem Briefe Feuchterslebens zitiert: »Quoad literas sind die neuesten Briefe aus Paris von Börne das Interessanteste; ich habe eine Stelle daraus eigens kopiert, die Dich, auch wenn Seuche und Tod um Dich wüthen, erschrecken und schütteln wird«. Es folgt nun dieser Absatz mit den bekannten Vorwürfen gegen den »Despotendiener« usw., und Feuchtersleben fährt fort: »So weit Börne und von mir ist, glaube ich, jeder Zusatz unnöthig, als daß B. einer der besten und geachtetsten neuen teutschen Schriftsteller ist, daß er sein Heil in der Politik sucht und daß das alles wahr ist.«
Ende 1832 wurde Seligmann nach Wien zurückberufen und versah dort seinen Dienst in einer Vorstadt. Als die Epidemie erloschen war, hatte er wieder Muße, sich seinen Studien zuzuwenden. Die Dissertation »De re medica Persarum«, die den lateinischen Auszug der ersten Hälfte des erwähnten Manuskripts enthielt, hatte in Fachkreisen

ein gewisses Aufsehen gemacht. Hammer-Purgstall interessierte sich für den Autor, stellte ihm Manuskriptmaterial aus seinem eigenen Besitz zur Verfügung, wurde sein Gönner, bald sein Freund und wählte ihn später zu seinem Hausarzt. Als im Jahre 1832 ein Naturforscher- und Ärztekongreß in Wien stattfand, suchte der berühmte Schönlein, damals noch Direktor des Juliusspitals in Würzburg, bald Direktor der medizinischen Kliniken in Berlin, später Obermedizinalrat, vortragender Rat im Ministerium und Leibarzt Friedrich Wilhelm IV., ihn als den Verfasser der vorerwähnten Abhandlung auf und stellte sich ihm zur Verfügung, wenn er die Absicht hätte, nach Deutschland zu übersiedeln. All das ermutigte ihn zur Weiterarbeit, und so erschien nun bald auch der Auszug des zweiten Teiles: Liber fundamentorum Pharmacologiae Auctore Abu Mansur etc. Epitome, Pars I et II. Viennae 1830 et 1833, nebst einer deutschen Broschüre unter dem Titel: »Ueber drey höchst seltene persische Handschriften«. Daneben betrieb er eifrig Kunststudien. Er besaß ein gewisses Zeichentalent und spielte sogar einige Zeit mit der Idee, Bildhauer zu werden. Jedenfalls hatte er sich eine gründliche Kenntnis der ganzen damaligen Kunstliteratur, namentlich auf dem Gebiet der Antike und der italienischen Renaissance, angeeignet und der grauen Theorie durch eine mit dem Dichter J. N. Vogel gemeinsam unternommene Fußreise durch Oberitalien lebendigen Inhalt gegeben. Es existiert noch aus jener Zeit das Brouillon eines Gesuches um die damals eben freigewordene Kustosstelle am kaiserlichen Antikenkabinett. Ob es überhaupt abgesendet wurde, weiß ich nicht. Jedenfalls ist die Stelle anderweitig besetzt worden. Nun eröffnete Seligmann (1833) an der Universität Vorlesungen über Geschichte der Medizin, wozu ihm auf Grund seiner Publikationen die Erlaubnis erteilt wurde. Seine historischen, philosophischen, kunst- und naturwissenschaftlichen Studien gaben ihm den Anlaß zu Untersuchungen auf dem Gebiet der vergleichenden Anatomie und Rassenlehre. Versuche, die typischen Darstellungen der menschlichen Gestalt in den antiken Kunstwerken aus Rassenmerkmalen zu erklären oder doch mit diesen in Zusammenhang zu bringen, beschäftigten ihn und veranlaßten einen populären Aufsatz »Götter, Satyrn und Faune«, den er später dem Schriftsteller Witthauer für das zum Besten der durch die Überschwemmung im Jahre 1838 Verunglückten herausgegebene »Album« überließ.

Alle diese Beschäftigungen waren zwar bildend, aber, wie man sich leicht vorstellen kann, nichts weniger als einträglich; da auch die ohnedies spärlichen Unterstützungen von daheim nach und nach völlig versiegten – der Vater war in der Cholerazeit ein Opfer seines Berufes geworden – mußte er ernstlich daran denken, sich eine Existenz zu gründen. Er etablierte sich also als praktischer Arzt und scheint tatsächlich bald Patienten bekommen zu haben. Er wohnte damals im Hotel »Zum Römischen Kaiser«, Renngasse 1, in einem Hause, das heute noch steht.

Im Spätherbst 1834 kam Ottilie v. Goethe zu längerem Aufenthalte nach Wien. Sie befand sich damals in einer schweren seelischen und körperlichen Krise. Ein leidenschaftliches, kürzlich abgebrochenes Verhältnis mit einem jungen Engländer namens Charles Sterling hatte in Weimar großes Ärgernis erregt und war, wie sich jetzt herausstellte, nicht ohne Folgen geblieben. Seit dem vor zwei Jahren erfolgten Tod ihres Schwiegervaters war die Witwe Augusts v. Goethe, die zwei fast erwachsene Söhne, Walter und Wolf, und eine siebenjährige Tochter Alma besaß, ihres gesellschaftlichen Rückhalts einigermaßen beraubt und dem Gerede der Kleinstadt ausgeliefert, zu dem sie allerdings, man kann es nicht verschweigen, reichlichen Anlaß geboten hatte. Um dem Klatsch zu entgehen, war sie also damals mit einer Freundin, der Schriftstellerin Jameson, in die fremde Stadt gekommen und dort im Hotel »Zum Römischen Kaiser« abgestiegen. Als sie einmal während der Nacht ärztlichen Beistandes bedurfte, rief die Frau des Portiers den im Hause wohnenden Dr. Seligmann zu der Kranken. Er muß sich damals als Arzt wie als Mensch durchaus bewährt haben, denn dieser erste Besuch war der Anfang einer Freundschaft, die weit über ein Menschenalter dauerte und nur durch den Tod getrennt wurde.
Die Nachrichten aus jener Zeit fließen begreiflicherweise spärlich. Die Briefe Ottiliens wie die ihrer Freunde und Freundinnen sind zum größten Teil vernichtet worden. Was man über diese dunkelste Episode ihres Lebens in Erfahrung gebracht hat, erzählt übrigens H. H. Houben in seinem vorhin erwähnten Buch in ebenso taktvoller als wohlwollender Art. Hier soll nur gesagt werden, daß Ottilie tatsächlich zu Beginn des Jahres 1835 einem Kinde das Leben schenkte, das aber schon Anfang 1836 starb.

Die nicht mehr junge, eigentlich unschöne, schwer nervenleidende und auch sonst kränkliche Frau – sie litt fast beständig an Migräne, Gesichtsschmerzen, fieberischen Katarrhen und Asthma, Magenverstimmungen usw. – muß trotz alledem, wie aus den zeitgenössischen Berichten übereinstimmend hervorgeht, einen ganz merkwürdigen Charme besessen haben. Wo immer sie längere Zeit verweilte, in Weimar oder Wien, in Leipzig, Dresden, Rom, Venedig, überall versammelte sie alsbald eine Anzahl geistvoller und bedeutender Männer und Frauen um sich. Daß ihr fast alle von diesen wirklich ergeben waren und anhänglich blieben, ja daß es wenige Frauen gegeben haben mag, denen soviel echte und aufopfernde Freundschaft entgegengebracht worden ist, spricht sehr für ihre menschlichen Eigenschaften. In Wien scheint sie durch Seligmann sehr bald mit den bedeutenderen Mitgliedern seines Freundeskreises bekanntgeworden zu sein, so mit Bauernfeld, Feuchtersleben, Schober und anderen, derer in ihren und Seligmanns Briefen als Bekannter gelegentlich gedacht wird. So schreibt sie schon im Jahre 1836 aus Weimar, wohin sie kürzlich von Wien zurückgekehrt war: »Die Vorlesung (?) hatte bis jetzt unterbleiben müssen, da der Regisseur Herr Dunand tödtlich krank – dies war auch die Ursache, warum ich gar nichts zur Besorgung des Lustspieles von Bauernfeld thun konnte. Vorgestern war er endlich bei mir, ging von da zum Intendanten, und auf meine Anfrage heute wurde ich gebeten, bei Hrn. v. Bauernfeld also die Sendung des Lustspiels Romantisch und bürgerlich (sic!) zu bewirken. Ich habe, wie Sie mir schrieben, 8 Dukaten dafür verlangt.« Diese liebenswürdige Hilfsbereitschaft hat sie auch später öfter bewiesen, wie aus vielen Briefstellen hervorgeht.

Die nächsten Jahre verflossen für Seligmann in mannigfacher Tätigkeit. Er war, um Erfahrungen am Krankenbett zu sammeln, als Sekundararzt ins Allgemeine Krankenhaus eingetreten, hatte mit seiner eigenen Praxis zu tun, nebenher betrieb er seine medizinisch-historischen, anthropologischen, ikonographischen und Kunststudien. Er erwarb sich auf diese Art ein umfassendes Wissen – einer seiner Kollegen hat ihn in einem Nachruf den letzten Polyhistor genannt – kam aber (auch später) nie dazu, diese gesammelten Kenntnisse in einer großen wissenschaftlichen Arbeit zu verwerten; er verstreute sie im Gespräch, in seinen Vorlesungen, in Buchbesprechungen, kleinen Aufsätzen u. dgl. m., stellte sie auch höchst uneigennützig jüngeren

wie älteren Kollegen zur Verfügung. Immer zieht es ihn aber wieder zu seinem persischen Codex zurück, den im Original herauszugeben sein Wunsch ist. Im Jahre 1841 reist er nach Paris, um einige in der dortigen Nationalbibliothek befindliche persische Manuskripte zu studieren. Ottilie empfiehlt ihn an den berühmten Bildhauer David d'Angers (der im Jahre 1828 zum 80. Geburtstage Goethes in Weimar gewesen war und daselbst das große Porträtrelief modelliert hatte, das jetzt in der dortigen Bibliothek aufgestellt ist). »Er ist«, so schreibt ihr Seligmann, »ein merkwürdiger Mensch, eine naive, antik-republikanische Künstlernatur, so einfach, daß man erschrickt, so was in Paris zu finden. Er und Arago, sein Freund, thun alles für mich.« Tatsächlich interessierte sich Arago sehr für Seligmanns Arbeiten und machte ihm sogar den Vorschlag, seinen »Abu Mansur« im Faksimile durch die französische Akademie publizieren zu lassen. Es scheint aber, daß Seligmann befürchtete, man würde ihm das in Wien übelnehmen, und deshalb auf diesen Antrag nicht einging. Das Werk ist denn auch nach Überwindung vieler Hindernisse wirklich von der Wiener Staatsdruckerei verlegt und herausgegeben worden – im Jahre 1860! Nach Wien zurückgekehrt, wo sein Freund Feuchtersleben ihn inzwischen vertreten hatte, schreibt er am 4. Nov. 1841: »Uebrigens bin ich sehr fleißig und meine Arbeiten runden sich zu einer vollständigen Reihe, die Lücken füllen sich aus und endlich wäre es doch möglich, daß ich bald nicht nur dächte, sondern auch drucken ließe ...« Das war nun freilich eine Täuschung.
Im folgenden Jahr beabsichtigt Ottilie wieder für längere Zeit nach Wien zu kommen und fragt bei Seligmann an, wie er sich dazu stelle. Die – anscheinend verlorengegangene – Antwort muß die überaus empfindliche, Stimmungen allzusehr unterworfene Frau irgendwie verletzt haben, denn in ihrem nächsten Brief macht sie dem Freund Vorwürfe. Er antwortet sehr scharf: »Sie klagen über Mangel an Vertrauen, ich weiß nicht, ob meines gegen Sie oder Ihres gegen mich; was das Ihrige gegen mich betrifft, so ist das thöricht, da Ihnen Vertrauen hilft; wenn Sie aber das meine verlangen, so haben Sie's dadurch verloren. Ich bin da, den Leuten zu helfen; wer mir aber helfen will, soll warten, bis ich ihn darum bitte. Uebrigens brauche ich mich niemanden zu vertrauen, weil es mir nicht hilft, sondern weh thut ...« Und ein paar Tage später: »Sollte ich in meinem letzten Brief hart gegen Sie gewesen sein, so bitte ich Sie noch einmal um Verzeihung.

Ich fühle es recht gut, daß mir ein zeitweiliges Beisammensein mit Ihnen geistig vorteilhaft ist, daß ich Ihnen zu Gefallen mehr arbeiten würde zum Beispiel, denn ich thue leichter irgend Jemand etwas zu Gefallen als mir selbst. Aber die Wichtigkeit der Bedeutung, die Sie für sich daraus schufen, schreckte mich von jeher ...« »es wäre ein großes Unglück für Sie, wenn ich zu den Dingen gehörte, die für Sie unentbehrlich sind; ich war nie ungenießbarer (als eben jetzt). Seit einiger Zeit stecke ich über den Kopf in Arbeit und das hat angefangen, mich zu erheitern. Vor den anderen rettet man sich nur durch sich selbst; vor sich selbst rettet man sich nur durch Arbeit. Merken Sie sich das!«

Diese Wolken am Freundschaftshimmel verzogen sich indes rasch. Ottilie kommt mit ihren Kindern nach Wien und schreibt von dort an ihre Freundin Sibylle Mertens im April 1843: »Ich habe noch einen anderen Grund hier zu bleiben – es ist das Gefühl der Zufriedenheit, was mich jetzt erfüllt. Ich weiß, daß es nicht so bleiben kann und wird, denn der größte Teil dieses Glückes kommt auf Rechnung von Seligmann, den ich täglich sehe und der mir dadurch den geistreichen Umgang bietet. Nun ist wohl vorauszusehen, daß er früher oder später sich doch verheiraten wird und obgleich unser Verhältniß nur rein freundschaftlich ist, so hätte ich ihn dann doch natürlich verloren, da er keine Zeit mehr für mich haben würde. Dann gehe ich aber wahrscheinlich hier weg.«

Allein es sollte ganz anders kommen. Im September 1844 erkrankte die siebzehnjährige Alma, ein begabtes, schönes Geschöpf, an Thyphus, und starb trotz aller aufopfernden Pflege in wenigen Tagen. Wenn es dem Arzt nicht gelungen war, das Leben der Tochter zu retten, so war er doch imstande, der Mutter über den Zustand der äußersten Verzweiflung hinwegzuhelfen; er erwies sich auch diesmal wieder als »Seelenarzt«, wie sie ihn einmal in einem Brief an die Mertens nennt. Doch hat sie den Schlag nie ganz verwunden. Seligmann schreibt ihr später einmal: »Mich hat das Leben hart gefaßt, und so habe ich eine rauhe Haut bekommen ... Trägt aber jemand wie Walther und wie Sie theilweise die Spitzen seiner Haut nach innen – da thut freilich jedes Anrühren weh. Auch Sie haben das Maß verloren. Sie haben so kolossale Schmerzen erlitten, daß Sie mir vorkommen wie jener Künstler, der aus einem Berg eine Statue formte und dann aber kein Augenmaß für die gewöhnlichen Dinge hatte.«

Der Verlust der Tochter war für Ottilie um so schmerzlicher gewesen, als von ihren drei Kindern gerade Alma das einzige gesunde und normale war, während die beiden Söhne, erblich belastet – der Vater ein Trinker, die Mutter Hysterikerin – von der Größe ihres Namens erdrückt, sich im Leben nicht zurechtzufinden wußten und körperlich wie seelisch beständig litten. Walter war Musiker geworden; sein kleines Talent wurde von der Mutter überschätzt. Sie hat es Liszt nie verziehen, daß er Walters Oper »Enzio« in Weimar nicht zur Aufführung brachte. Auch in Wien versuchte Seligmann erfolglos, etwas zu erreichen. Er schreibt am 7. September 1846: »Soll ich wegen Pokorny (Direktor des Theaters a. d. Wien) auch Schritte thun, da Walther anwesend ist? Wollen Sie warten bis Meyerbeer kommt? Er wird in Wien das »Lager« (»Nordstern«) aufführen. Lortzing ist seit wenig Tagen Kapellmeister an der Wien. Durch die Lind, welche in kurzer Zeit wiederkommt (sie sang die Hauptrolle in der Meyerbeerschen Oper) hätt' ich vielleicht auch Wege!« – Wolf, der Jüngere, war in den diplomatischen Dienst getreten, aber mit seiner Stellung stets unzufrieden. »Sie wissen«, schreibt Seligmann später einmal an Ottilie, »daß ich überhaupt dagegen bin, daß Sie Ihre Söhne, welche nicht einmal mehr junge Männer sind, stets noch besorgen wollen. Walther hat sich dem brüsk entzogen und Wolf beengt es; ich zweifle, ob es ihm nützt. In Wolf ist durchaus keine Harmonie mit der Außenwelt, somit auch mit keiner denkbaren Stellung; den Muth zum Entsagen hat er aber auch nicht – aus Ehrgeiz. Wer aber mit seinem Berufe nicht eins ist, dem ist nicht zu helfen. Da können weder Sie noch irgendwer eine Brücke schlagen und der Fehler ist, daß Sie stets diese Brücke bauen wollen, während ein Mann, dem es mit dem Leben ernst ist, sie selbst bauen muß, wenn es Noth thut. Ob krank oder gesund – man muß in einem gewissen Alter seine Angelegenheiten selbst thun – wie Essen und Trinken.«

Im Jahre 1845 trat Seligmann eine längere Reise durch ganz Italien an, wobei er an der Naturforscherversammlung in Neapel teilnahm. Seine inzwischen sehr zahlreich gewordenen Patienten übernahm währenddessen Feuchtersleben. Darunter befanden sich auch viele Arme. Seligmann schreibt am 3. März dieses Jahres: »Nun etwas wahrhaft Erfreuliches – ein Freund von mir ist reich geworden und hat mich ermächtigt, für arme Kranke auf sein Konto Medikamente zu verschreiben und auch Geldaushülfe von ihm zu verlangen. Sie können sich denken, wie mich das glücklich macht! Wie mancher arme Teufel kann nicht gesunden, weil er die 20 Kreuzer für's Medikament nicht hat.« Überhaupt beschäftigte ihn die Armenfürsorge damals stark. »Wissen Sie«, schreibt er am 2. Mai 1847, »daß ich endlich dazu gelangt bin, meinen Suppenverein zu gründen und daß es etwas Großartiges werden wird! Speisevertheilung, Erbauung von Schlafstellen, Verfertigung von Kleidern, kurz, womöglich: Schutz dem Proletarier! Der Verein heißt: allgemeiner Hilfsverein. Wir haben schon gegen 3000 fl. C.-M. Rothschild allein gab uns 1000 fl. Nun fangen wir an zu werben, Statuten zu entwerfen und nächstens hoff' ich, fangen wir zu kochen an. Wenn Sie aber sehen würden, wie die besten Menschen unfähig sind, einen großen schönen Gedanken zu fassen, wie sie überall nur Kontrolle wollen und es ihnen nicht genug ist, daß ein Mensch hungert, sondern wie sie immer sicher sein wollen, ob's ja ein ehrlicher Hungernder ist, wie allen ein göttlicher Sinn abgeht, der freie und unbegrenzte Wohlthat verlangt – Sie würden wie ich, zehnmal länger aus der Haut fahren!« Näheres über diese Wohltätigkeitsaktion berichtet die auf Regierungskosten gedruckte, 1852 erschienene Schrift Seligmanns: »Die Kochanstalt des Wiener allgemeinen Hilfsvereins«, ein Versuch, die Lehre von den Nahrungsmitteln populär darzustellen, nebst einer Anleitung zur Bereitung der sogenannten Rumford-Suppe im großen, mittels eines von ihm erfundenen Apparates.

20. Mai 1847: »Lenau ist angekommen, und ich erhalte eben die Nachricht, daß ich zur Konsultation nach Döbling muß, daher diese Eile. Ich fürchte mich auf den Anblick!« Ein paar Tage später: »Ich war wieder bei Lenau und möchte lieber nicht daran denken. Er sieht wundervoll aus, blaß, mit langem Bart und Haar – wie der Genius des Wahnsinns; das Auge ist nicht unheimlich, ja es war unheimlicher als er gesund war, es ist bloß kalt und blitzt nur auf, wenn er jemanden erkennt. Er ist fast immer in sich versunken und murmelt unverständlich. Heute sagte er auf einmal deutlich, indem er mich ansah: Das ist nun ein Gedicht, ein Epos! Dann wieder kein verständlich Wort bis ich ging. Die Hand reicht er und drückt sie fest. Ich habe aber keine Hoffnung. Adieu!«

Inzwischen hatte das große Sturmjahr bereits angefangen, seine Schatten vorauszuwerfen. Im Jänner 1847 schreibt Seligmann an Ot-

tilie: »Apropos Bauernfeld! Sie werden in der »Europa« eine ganz niederträchtige Recension über sein neuestes Stück finden, überhaupt ist Kühne's Korrespondent ein Esel und miserabel, wenn er nicht bloß das Erste im höchsten Grade ist. B. hat mit dem Stück (»Großjährig«) eine Epoche für Österreichs Zensur gebildet und das Alte ist fortan unmöglich. Das pro primo. Was das Stück selbst betrifft, ist es die geistreichste Satire auf den dummen Conservatismus (nicht auf den echten, der das gute erhalten will) und auf den dummen Liberalismus, das leere Opponieren ohne Ziel (nicht auf den echten, der den Fortschritt zum guten Ziele will). Das pro secundo. Es ist der Anfang politischer Bildung des Wiener Publikums wie der »Deutche Krieger« der Anfang zur deutsch-patriotischen war ... Auch über (L. A.) Frankl's Don Juan (d'Austria) nirgends ein honettes Urtheil. Niemand erkennt die schöne Idee des Ganzen, daß ein Held untergeht, weil er eine freie Nation unterdrücken will. Schreiben Sie doch Kühne drüber!« Gustav Kühne war eine der letzten »Schwärmereien« Ottiliens gewesen; er lebte damals verheiratet in Leipzig und redigierte die »Elegante Zeitung« und die »Europa«.
Seligmann war Mitglied des »Juridisch-politischen Lesevereins« und nahm an den Zusammenkünften bei Bauernfeld teil. »Dort hat sich«, schreibt er am 1. März 1847, »ein merkwürdiger Kreis gebildet aus Fürsten, Grafen, Banquiers, Künstlern, Dichtern, Gelehrten; man soll darüber schweigen.«
Als die Märzunruhen ausbrachen, schloß sich Seligmann den Kämpfern für Preßfreiheit und Konstitution an, versuchte aber gleich von Anfang an, auf die Studenten beruhigend zu wirken. Die weitere Entwicklung der Dinge war ihm natürlich höchst antipathisch. »Meine Freunde«, schreibt er am 18. Juli 1848 an Ottilie, »werden Minister und ich fürchte, sie sind meine Freunde gewesen – Bach, Hornbostel, Doblhoff. Feuchtersleben hat entschieden abgelehnt, man hat ihn förmlich angebettelt, aber es widert ihn die Misere an wie mich.« 3. August: »Wir stehen hier am Vorabend der Entscheidung; wenn der Kaiser nicht kommt, so gehts drüber und drunter und es ist mir sehr lieb, daß Walther nicht da ist. Da es nur einen Kampf zwischen republikanischem Gesindel und honetten Constitutionellen geben würde, so gehe ich sogleich von Wien weg, wenns losgehen sollte, da ich meine politische Confession und meine Ansicht von der Nothwendigkeit des gegenwärtig Durchzuführenden nicht miteinander in

Konflikt bringen möchte.« 30. Oktober: »Wien hat sich ergeben, die Stadt ohne, die Vorstädte nach hartnäckigem Widerstande. Ich habe ein Spital mit Verwundeten in Döbling übernommen.« 1. November: »Ein Theil der Stadt kam friedlich, die Gegend der Burg durch Sturm in die Hände der Truppen. Die Croaten retteten die schon brennende Bibliothek! Ungeheuerste Ironie!«
Da die Cholera drohte, hielt Seligmann, auf seine reichen Erfahrungen gestützt, eine Reihe von öffentlichen Vorträgen über diese Krankheit und die erforderlichen Abwehrmaßnahmen. Dafür wurde ihm der Titel eines außerordentlichen Professors verliehen, freilich nur der Titel. Sein Freund Feuchtersleben, der zwar den Ministerposten abgelehnt, jedoch in der Hoffnung, Gutes wirken zu können, die Stelle eines Unterstaatssekretärs für Unterricht angenommen hatte, wollte nicht in den Verdacht kommen, Protektion zu üben. Hebbel sagt in seiner schon erwähnten Biographie Feuchterslebens: »Einen längst mit Ehren genannten Jugendfreund, dessen Talent und Wissen wohl niemand bezweifeln konnte und für den sich eine Lehrkanzel vorfand, stellte er gerade nicht an, und das hieß die Unparteilichkeit doch gewiß auf die Spitze treiben.«
Im Übrigen war Feuchterslebens schwache Konstitution den Anstrengungen und Aufregungen dieser Stellung nicht gewachsen. Schon nach einem Jahre erkrankte er schwer. Am 2. September schreibt Seligmann: »Mit Feuchtersleben habe ich unendlichen Jammer. Er stirbt seit drei Wochen, und manchmal ist's, als sollte er doch genesen. Nie sah ich soviel Geduld. In alten Zeiten wär's ein Weiser, im Mittelalter ein Heiliger genannt worden, jetzt ist's eben ein Schriftsteller ... Seine Frau vermehrt den Jammer, sie ist völlig unbrauchbar aus lauter Mitleid ...« Tags darauf: »Leider schreibe ich heute die Fortsetzung und das Ende der Leidensgeschichte. F. verschied heute Nacht um 1 Uhr ruhig, schmerzlos, schnelle«, und am 4. September: »Seit Feuchtersleben todt ist, wollen die Leute bemerken, daß er gelebt hat. Man möchte vor Ekel sich verkriechen, wenn Raben vor einem Leichnam devot thun!« Er hatte nun den Freund verloren, den er am meisten schätzte. Schon aus dem Jahre 1843 findet sich in seinen Briefen eine Stelle, wo er von Schobers Eitelkeit spricht: »Dem sind die Leute, die ihn anbeten, das Höchste; auch ihm ist nicht die Idee in Kunst oder Wissenschaft oder Leben dasjenige, dem er sich opfert; er will die Rosen als Salat essen, und was ihm

wohlthut, ist eben trefflich. Nach und nach merke ich doch, daß Feuchtersleben der bedeutendste Mensch ist, der mir bis jetzt vorkam.«

Anschließend an diesen Ausspruch sei noch ein anderer, höchst charakteristischer aus einem späteren Briefe angeführt, in dem von einer gemeinsamen Bekannten die Rede ist: »Ich habe sie physiognomisch und innerlich nie gemocht, es ist nichts egoistischeres in der Welt als das Geschlecht, das Gelübde thut, kein Fleisch ißt, kein Thier tödtet; alle die halten sich berechtigt, Menschen zu essen.«

Im Jahre 1850 gab Seligmann eine kleine Schrift heraus: »Die Heilsysteme und die Volkskrankheiten«. Obwohl er nun den Professortitel erlangt hatte, war er im übrigen, was sein Einkommen betraf, ganz und gar auf seine Praxis angewiesen. »Die Sucht nach etwas Sicherem ist geradezu krankhaft in mir geworden und lähmt mich, statt zur Arbeit zu stacheln und daran merke ich daß ich altere«, schreibt er der Freundin. So petitionierte er damals um die Überweisung der Bibliothek des Josephinums an den jeweiligen Professor der Geschichte der Medizin als den dafür berufenen Fachmann (wie in Paris); erstlich im Interesse der Wissenschaft; dann verweist er darauf, daß er, seit so langer Zeit Dozent, seit einem Jahr Professor, für seine Bemühungen weder jetzt noch früher jemals eine Renumeration empfangen und sich somit um die Stelle eines Bibliothekars bewerbe, die mit 600 fl. Gehalt und 200 fl. Quartiergeld bedacht ist. Das Gesuch hatte keinen Erfolg, inzwischen war aber ein anderes Ereignis eingetreten, das ihn dem ersehnten Ziel näher brachte. Der berühmte Geschichtsforscher der Medizin, Prof. J. F. K. Hecker, in Berlin war gestorben und nun kündigte ein Brief Schönleins in seinem und Alex. von Humboldts Namen ihm die bevorstehende Berufung nach Berlin an. »Wenn die Professur so bleibt, wie Hecker sie hatte und die pekuniären Verhältnisse einladend sind, so nehme ich an, wenn ich keine bittenden Schritte zu machen habe«, schreibt er am 26. August an Ottilie. Es war ihm aber gestattet worden, den vorhin erwähnten Brief an der maßgebenden Stelle bekanntzumachen, und infolge eines speziellen Vortrags des Unterrichtsministers beim Kaiser wurde er endlich zum besoldeten Extraordinarius in Wien ernannt.

Die nächsten Jahre waren mit anstrengender aber zersplitternder Tätigkeit ausgefüllt. Er arbeitet fleißig an seinen Vorlesungen. Auch seine Praxis hatte sich inzwischen sehr gehoben: »Ich habe keine Zeit zum Essen vor vielen Kranken«, schreibt er an Ottilie, und zu Weihnachten 1859: »Zu der Schnurre, die Ihnen Luise (die Kammerfrau) von mir gibt, hätte ich gern ein paar Verse gemacht, aber ich habe so fürchterlich zu thun und so schwere Kranke, daß ich keine Lust zu Späßen habe.«

1854 war er in London gewesen: »Ihr Brief an Phipps war mir von größter Wichtigkeit, nicht der Anstalten wegen, sondern weil es mir nur durch ihn möglich war, die anatomischen Handzeichnungen des Leonardo da Vinci in Windsor zu sehen, die für mich von höchstem Interesse waren.« An bildender Kunst, alter wie neuer, nahm er auch weiterhin stets Anteil. Das 1859 enthüllte Fernkornsche Reiterstandbild des Erzherzogs Karl beschreibt er enthusiastisch: »Es ist eine der großartigsten Leistungen der monumentalen Plastik und wohl die größte der modernen Kunst; waghalsigste Technik, kühnster Realismus und großartigste Idealität.« Es folgt eine längere Beschreibung, und zum Schluß: »Komisch ist, daß noch kein einziges Journal den Muth hatte zu sagen, daß wir einen der größten Künstler besitzen, sie warten, bis ›draußen‹ ein Kunstkritiker es ihnen sagen wird, und da die Journalisten nicht wissen, was sie sagen sollen, wissen's die andern auch nicht.«

Um diese Zeit traf er, der schon die Fünfzig überschritten hatte, in der Familie eines Jugendfreundes und Universitätskollegen öfter mit einem jungen Mädchen zusammen, das dort als Untermieterin wohnte. Sie hieß Therese Hommer, war die Tochter eines Pallavicinischen Wirtschaftsbeamten in Althart (Mähren), hatte ihre Eltern verloren und war nach Wien gekommen, um eine Stelle zu finden. Ihr »stets heiteres, kindlich unbefangenes Wesen« – so schreibt er später einmal Ottilien, fesselte ihn. Sie wurde seine Gattin. Es war trotz des großen Altersunterschiedes – 31 Jahre! – eine außerordentlich glückliche Ehe. Seligmann zog sich nun nach und nach aus der Gesellschaft in seine Häuslichkeit zurück. Aus dem Jahre 1868 existiert ein Brief, in dem es heißt: »Ich kann mich kaum erinnern, je einen so durchaus heiteren Abschnitt in meinem Leben gehabt zu haben. Seit langem fühlte ich mich nicht so gesund, die Meinigen haben sich vortrefflich erholt, die Verhältnisse unseres Landes consolidieren sich, und da ich fast zur selben Zeit meine Besoldung um einige hundert Gulden erhöht bekam, so konnte ich, ohne mir zu große Entbehrungen aufzuerlegen, durch Aufopfern einer (freilich bedeutenden) Summe die

Zukunft meiner Frau sicherstellen, denn unsere Beamtenwitwenpensionen sind geradezu zum Erhungern.«

Über die wissenschaftliche Tätigkeit Seligmanns in diesen Jahren ist folgendes zu berichten: Es war ihm von der Novara-Expedition (1857–1859), die sein um ein Jahr jüngerer Bruder Franz als Chefarzt mitgemacht hatte, eine ziemlich große Sammlung von Rassenschädeln zur Untersuchung übergeben worden. Er hat sich lange Zeit damit beschäftigt, ist aber mit der Arbeit nicht fertig geworden. (Der Anatom Emil Zuckerkandl, der viele Jahre später die Aufgabe übernahm, hat sie auch niemals beendet!) Eine Reise durch Deutschland (1865) gab ihm den Anlaß, die dort befindlichen ethnographischen und Schädelsammlungen zu studieren, wobei er die Entdeckung machte, daß bei gewissen, in der Kindheit künstlich verunstalteten Peruanerschädeln sich stets ein bestimmter Knochenauswuchs im äußeren Gehörgang vorfinde. (Vorträge darüber in der Akademie der Wissenschaften und 1869 auf dem Naturforscherkongreß in Innsbruck). Im Jahre 1866 übernahm er die Mitarbeiterschaft an Behms »geographischem Jahrbuch« (Gotha, J. Perthes) für den ethnographischen Teil, wenige Jahre später das ständige Referat über die in allen Kultursprachen erscheinenden Publikationen auf dem Gebiete der Geschichte der Medizin und der Volkskrankheiten für den von Virchow und Hirsch in Berlin herausgegebenen »Jahresbericht über die Leistungen und Fortschritte in der gesamten Medizin«.

Im Jahre 1869 wurde er zum ordentlichen Professor ernannt. Daß er auch in dieser Stellung seine sehr ausgesprochenen Ansichten unverblümt zu äußern pflegte, zeigt das folgende Geschichtchen, das seinerzeit in Fachkreisen viel erzählt wurde: In einer Fakultätssitzung, in der ein durch bedeutende Arbeiten bekannter Privatdozent zum Professor vorgeschlagen werden sollte, äußerte der einflußreiche Referent Bedenken, weil es doch leider allgemein bekannt sei, daß der in Frage Kommende nicht nur der Minerva und dem Äskulap, sondern auch dem Bacchus eifrig zu opfern pflege. Da rief ihm Seligmann zu: »Lieber ein besoffenes Genie als ein nüchterner Esel.« Das soll den Ausschlag gegeben haben. Der Betreffende wurde übrigens später eine der Leuchten der Wiener medizinischen Schule, die ja damals noch ihre Glanzepoche hatte – was freilich nicht hinderte, daß an der Fakultät – gerade so wie auch zu anderen Zeiten – Cliquen- und Protektionswesen in voller Blüte stand. So dürfte es gelegentlich zwi-

schen Seligmann und einem Teil seiner Kollegen zu weit schärferen Gegensätzen gekommen sein als in dem eben erwähnten Falle. Trotzdem – oder wohl eben deshalb – schlossen sich ihm einige Professoren um so enger an und blieben mit ihm in dauerndem, intim-freundschaftlichen Verkehr, so der Physiologe Ernst Brücke, der Augenarzt Eduard Jaeger, der Gehirnanatom Theodor Meynert, der Kinderarzt Widerhofer, um nur die bedeutendsten zu nennen. Von den alten Freunden gehörten, seit Schober, Kürnberger, Wurzbach von Wien verzogen oder gestorben waren, noch der treue Bauernfeld und L. A. Frankl zu den ständigen Besuchern, von den jüngeren Gelehrten Theodor Gomperz, Dr. Joseph Breuer, der Theologe Prof. Karl Werner u. a.
Die zwei letzten Jahrzehnte seines Lebens verliefen nicht ungetrübt. Von einem Unfall – ein Omnibus hatte ihn niedergestoßen – blieb ein quälendes Ohrensausen zurück, das ihn oft am Schlafen hinderte. Im Jahre 1873 wurde ein nicht unbedeutender Sparpfennig, den er sich beiseitegelegt hatte, durch den Krach nahezu vollständig entwertet. Seine Praxis hatte er schon vorher aufgegeben; so war er nach und nach gezwungen, sich einzuschränken, seine große Bibliothek – über 8000 Bände – in Kisten zu verpacken und in ein Magazin zu stellen. Hatte doch auch seine 1879 erfolgte Pensionierung nach zurückgelegtem Ehrenjahr eine merkliche Verminderung seiner Einkünfte mit sich gebracht. Damals besuchte ihn sein Fakultätskollege, der Anatom Langer, um ihn – inoffiziell – im Namen des Ministeriums zu fragen, ob er den Hofratstitel oder den Franz-Josef-Orden vorziehe. »Sie sollen mir eine Pensionszulage geben«, brummte er, »auf das andere pfeif' ich.« Langer beeilte sich, diese Äußerung brühwarm zu hinterbringen. Die Folgen kann man sich denken: weder Orden noch Titel, aber auch keine Pensionszulage. Seligmann mußte sich bei seinem Abgange mit der »Allerhöchsten Zufriedenheit«, sozusagen dem gesetzlichen Minimum von Anerkennung, begnügen, nachdem ihn einige Kollegen noch den Tort angetan hatten, im vorausgegangenen Jahr seine Wahl zum Dekan zu hintertreiben und ihm damit eine nennenswerte finanzielle Zubuße zu entziehen.
Hier muß noch gesagt werden, daß der Lebensabend des kränklichen, hypochondrisch und launenhaft gewordenen Greises durch die musterhafte Wirtschaftsführung und die wahrhaft aufopfernde Pflege seiner Gattin so sanft und erträglich gestaltet wurde, als nur

denkbar. Außerdem hatte er noch das Glück, bis wenige Monate vor seinem Tode bei völlig ungeschwächtem Gedächtnis- und Auffassungsvermögen viele Stunden täglich – ohne Brille – lesen zu können. So verfolgte er in der wissenschaftlichen Literatur wie in der Belletristik die neuen und neuesten Erscheinungen, äußerte sich wohl auch darüber mit der ihm bis zuletzt gebliebenen Begeisterungsfähigkeit. Erst im Frühjahr 1892 zeigten sich plötzlich Symptome körperlicher Schwäche. Er wurde bettlägerig und ist, in völliger Klarheit über seinen Zustand, von seinem jüngsten Bruder, dem (1815 geborenen) Oberstabsarzt Leopold v. Seligmann, ärztlich betreut, von seiner Gattin mit beispielloser Geduld gepflegt, am 15. September desselben Jahres an Altersschwäche gestorben.

In seinem Nachlasse fanden sich drei große Kisten, dicht gefüllt mit Vorarbeiten und Notizen zu seinen Vorlesungen. Da er stets frei zu sprechen pflegte, waren es aber lediglich Namen, Ziffern, Daten, Schlagworte, Hinweise auf bestimmte Werke, abgerissene Bemerkungen, außerhalb des Zusammenhanges vollkommen unverständlich. Sein Nachfolger Prof. Th. Puschmann hat sich damit viel Mühe gegeben, aber ohne den geringsten Erfolg. So war eine Arbeit von vielen Jahrzehnten verloren.

»Geringer Ehrgeiz, ein übergroßes Streben nach Vollkommenheit, das ihn nur schwer zum Abschluß seiner umfassenden Entwürfe gelangen ließ und nicht zum mindesten wohl der allzu weit ausgedehnte Kreis seiner Interessen sind daran schuld, daß die Früchte seines lebenslangen, rastlosen Bemühens den Mitforschern und der Nachwelt nicht in vollem Maße zugute kommen.« So Theodor Gomperz in dem schönen Nachruf, den er dem Dahingeschiedenen gewidmet hat, dessen Grabstein auf dem Döblinger Friedhof ein gleichfalls von Gomperz verfaßter Spruch ziert: Omnium rerum humanarum cognitioni, universae scientiae, litteris atque artibus vixit diu et totus – Ingenii acie praecellebat, fervorem animi morum suavitate temperabat.

Julius von Wagner-Jauregg

1857–1940

In unserem immer schnellebigeren, immer unaufhaltsamer typisierenden und standardisierenden Zeitalter wird weniger und weniger Platz für Originale und Originalitäten. Wohl jenen unter uns, denen es noch vergönnt war, in ehrfurchtsvollem Aufblick zu großen Meistern wachsen zu dürfen, die getreu dem Dichterspruch gelebt und gewirkt haben: höchstes Glück der Erdenkinder sei doch die Persönlichkeit.

Solch eine durchaus originale Persönlichkeit war auch Julius Wagner-Jauregg. Am 7. März 1857 zu Wels als Sproß einer später geadelten Beamtenfamilie sudetendeutscher Herkunft, mit von Mutters Seite her innerösterreichischer (niederösterreichischer) und von ebendaher auch einem Schuß lombardischer Einkreuzung, geboren, eine typisch altösterreichische Mischung, wie man sieht, bezieht der spätere Meister, als siebzehnjähriger Jüngling, nach einigem Schwanken, die medizinische Fakultät der Wiener Universität. Frühzeitig schon arbeitet er unter Stricker experimentell-pathologisch, war eine Zeitlang als Assistent bei diesem, strebt alsdann, 1880 zum Doktor der gesamten Heilkunde promoviert, der Klinik zu, und zwar der internen Medizin, doch blieb ihm die Chance, hier eine Assistentenstelle zu erlangen, versagt. Auch andere Pläne, die er damals hegte, ließen sich nicht verwirklichen, zum Glück für die leidende Menschheit, muß man sagen, denn nur dank aller dieser Umstände wurde es möglich, daß der junge Julius Wagner – damals hatte sein Vater den Beamtenadel noch nicht erlangt – zugriff, als ihm Freunde zuredeten, sich um eine an der psychiatrischen Klinik Prof. Leidesdorfs in der niederösterreichischen Landesirrenanstalt eben freiwerdende Assistentenstelle zu bewerben. Diese schicksalsträchtige Unterredung fand übrigens auf der noch heute als solche bestehenden Kaffeehausterrasse statt, die an das »Graue Haus« unmittelbar angrenzt, und zwar im Spätsommer 1882; sie brachte den künftigen Bezwinger der progressiven Paralyse zum ersten Male in seinem Leben dem Gedanken näher, vorerst wenigstens sich der Psychiatrie zu widmen, der er bis dahin meilenferne gestanden war: Welch eine sonderbare und doch glückhafte Schicksalsfügung! Wagner-Jauregg selbst hat es aber stets für einen besonderen Vorteil gehalten, daß er, anfangs rein zufällig und beinahe widerstrebend, zur Psychiatrie erst auf dem Umwege über die experimentelle und interne Pathologie, denen seine erste Liebe gehört hatte, gekommen ist: er hat stets unterstrichen, wie bedeutsam für die Seelenheilkunde gerade ihre internpathologischen und experimentellen Beziehungen seien, denen er dann auch stets besonders zugewandt blieb.

Die Einarbeitung in die ihm bis dahin ganz fremd gewesene Sphäre der Psychiatrie gelang dem ausgezeichnet vorgebildeten, zielbewußt und energisch zu handeln gewohnten jungen Arzt ohne Schwierigkeiten, unbeschadet seines Mangels an äußerem Ehrgeiz. Schon 1885, nicht ohne Überwindung von Schwierigkeiten seitens des damals in Wien dominierenden großen Psychiaters Meynert, Dozent, wird er von 1887 bis 1889 mit der Supplierung der Klinik seines Chefs betraut, da Leidesdorf schwer erkrankte und alsbald in den Ruhestand trat. Noch 1889 aber wird Wagner-Jauregg zum Vorstande der nach Krafft-Ebings Berufung nach Wien frei gewordenen Grazer psychiatrisch-neurologischen Klinik ernannt. Schon damals hatte er sich, ganz abgesehen von anderen Arbeiten, durch eine Veröffentlichung über die Störungen bei wiederbelebten Erhängten einen Namen gemacht. Aber ebenfalls schon in diese Zeit fällt sein Vorschlag der Malariabehandlung der progressiven Paralyse, den der noch junge Gelehrte schon damals gemacht hatte; wie er sich später ausdrückte: er hatte ein Paket an den Straßenrand gelegt, doch niemand, vollends er selbst nicht, damals noch so jung, hatte gewagt, es aufzuheben und von ihm Gebrauch zu machen: damals …

1893 erfolgt Wagner-Jaureggs Berufung als Ordinarius nach Wien an die Klinik, an der er etliche Jahre zuvor unter Leidesdorf noch Assistent gewesen: erst 37 Jahre alt, ist er schon ordentlicher Universitätsprofessor, und das ohne jedwede Protektion, allerdings zum Teil dank damals glücklicher konstellativer Fügungen. Von da ab zeichnet sich, übrigens schon in Graz begonnen, mehr und mehr sein Profil als das eines führenden Psychiaters und Neurologen von origineller Eigenart und Vielseitigkeit. So führt Wagner-Jauregg, um nur etliches zu erwähnen, einem seiner übrigens später prominent gewordenen Assistenten, dem späteren Anstaltsdirektor Dr. Starlinger, die Hand bei dem erstmals erfolgten operativ-experimentellen Nachweis, daß es bei den höheren Tieren – Jahrzehnte später sollte sein berühmter Schüler Economo es in großem Stile klinisch-pathologisch auch für

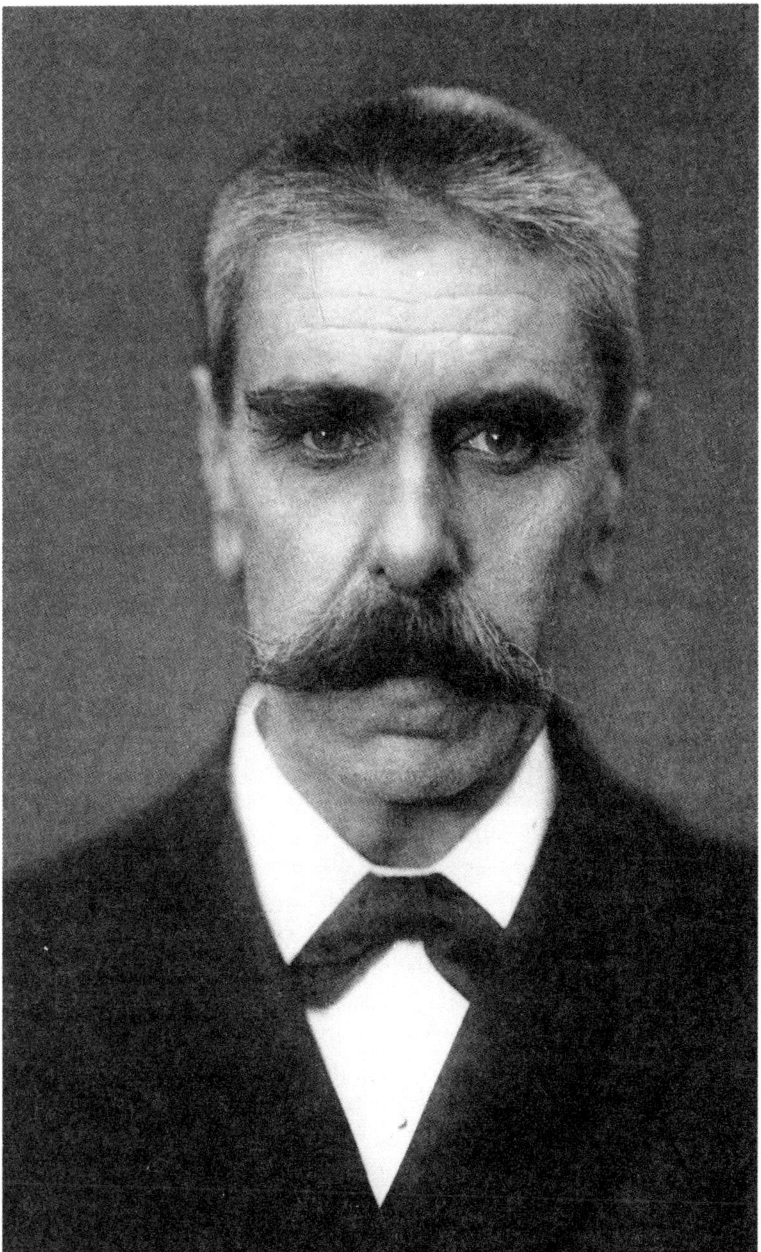

Julius v. Wagner-Jauregg

den Menschen neu dartun! – neben der motorischen Hauptbahn noch eine zweite, extrapyramidale, zentral-nervöse Bewegungsleitung gibt; er publiziert darüber hinaus wichtige klinische Arbeiten über den Zusammenhang seelischer und körperlicher Erkrankungen in verschiedenen Sparten, so nicht zuletzt im gastrointestinalen Bereich. Mehr und mehr aber – denn Wagner-Jauregg war darin, ähnlich Obersteiner, von einzigartiger Selbstlosigkeit – ereignete es sich, daß seine Assistenten mit höchst bemerkenswerten Veröffentlichungen hervortraten, deren eigentlicher Autor ihr Chef war, ohne aber zu prätendieren, als solcher auch genannt zu werden; nur die Eingeweihten wußten dann, wer die Seele dieser Arbeiten gewesen war. Wurde freilich einer seiner Schüler literarisch angegriffen, dann pflegte Wagner-Jauregg selbst die Parade auf sich zu nehmen, und seine mit Wucht, wiewohl elegant geführten Hiebe saßen hart. 1902 endlich, nach dem Rücktritt Krafft-Ebings, übernimmt Wagner-Jauregg die psychiatrisch-neurologische Klinik im Allgemeinen Krankenhaus, die wenige Jahre später mit der älteren Klinik in der einstigen (inzwischen auf den Steinhof übersiedelten) Landesirrenanstalt in eins verschmolzen wird.

Um diese Zeit begann sich die außenpolitische Situation mehr und mehr zu trüben und zu umdüstern, auf die Annexionskrise folgten die Kriege in Tripolis und auf dem Balkan, und 1914 kommt es zum Ausbruch des ersten Weltkrieges. Wagner-Jauregg wird gleich anderen prominenten Professoren der Antrag gemacht, als Konsiliararzt im Generalsrange (er zählte ja bereits 57 Jahre und war zudem einst Marinearzt der Reserve gewesen) in die Armee einzutreten; allein er lehnt dies ab, er will in keine militärische Rangordnung eingegliedert sein, wie er dem Schreiber dieser Zeilen erzählt hat, aber er stellt als aufrechter Patriot seine Klinik mit ganzer Seele in den Dienst des Kriegssanitätswesens, erhält also reichlichen Zuzug an erkrankten Kriegsteilnehmern. Und das sollte nun ein besonderer Glücksfall für die Menschheit werden und der schicksalsmäßige Auftakt zu ihrer Befreiung von einer ihrer schlimmsten Geißeln.

Denn natürlich kamen so an die Klinik auch Kriegsteilnehmer, die an progressiver Paralyse erkrankt waren, demnach, nach dem damaligen Stand der Dinge, einen minimalen Prozentsatz ausgenommen, so gut wie sämtlich dem nahen, nicht aufzuhaltenden Tode Verfallene. Der Krieg schafft sich nun aber einmal, allenthalben und zu allen Zeiten seine eigenen Gesetzlichkeiten und er schuf sie sich auch hier: die diskretionären Rechte eines – wenn auch ad personam im Zivilstande verbliebenen, immerhin aber genugsam autoritätsumgürteten – Klinikchefs, dessen Klinik auch kriegsspitalmäßige Funktionen versah, im Verein mit dem kriegsentsprechenden Grundsatz: Not bricht Eisen. Sie ermöglichten es Wagner-Jauregg, das von ihm vor drei Jahrzehnten an den Straßenrand gelegte Paket, an dessen »Sprengladung« sich bis dahin niemand herangetraut hatte, nun selbst beherzt aufzuheben und von seinem Inhalte Gebrauch zu machen. Im Anschluß an die alte Erfahrung, daß Geisteskrankheiten, wenn interkurrent fieberhafte, zumal infektiöse Affektionen solch einen Kranken heimsuchten, auffällige Krankheitsnachlässe erkennen lassen konnten, hatte Wagner-Jauregg schon durch Jahrzehnte Versuche mit fiebererzeugenden Mitteln und auch mit abgeschwächten Bakteriengiften, in den letzten Jahren vor dem Kriege auch mit dem Kochschen Alttuberkulin bei Paralytikern unternommen und immerhin nicht unbeachtliche, wenngleich nicht durchschlagende Erfolge erzielt. Nun aber betrat er einen ihm selbst bis dahin verboten erschienenen, streng gesetzlich verstanden, auch nicht eigentlich restlos unbedenklichen Weg: er impfte paralytische Soldaten kurzerhand mit virulenter Malaria. Und nun: das Resultat der während der zweiten Kriegshälfte fortgesetzten Versuche war, namentlich in der Rückschau gesehen, verblüffend! Der Großteil der Fälle, von einigen nun einmal so gut wie niemals vermeidbaren Fehlschlägen abgesehen – man vergleiche etwa die schmerzlichen Fehlschläge auf dem Weg eines Sauerbruch – rekonvaleszierte –, nicht wenige solcher Rekonvaleszenten konnten später über Jahre hin verfolgt werden –, aus einem diagnostischen Todesurteil wurde eine heilbare Erkrankung, mit praktischen Heilungen bis an 50 Prozent der Fälle, und darüber hinaus noch mit einer größeren Anzahl mindestens abgestufter Besserungen, Verblödende mit beginnenden Lähmungserscheinungen wurden wieder aktionsfähig, ja berufsfähig, blieben es durch Jahre hindurch! Eine Umwälzung war angebahnt, die, im Verein mit Ehrlichs Erstellung des Salvarsans und in späterer Folge mit Flemings Entdeckung des Penicillins, auch der Grunderkrankung der Paralyse und der Tabes, der Syphilis, dermaßen an den Kragen gehen sollte, daß diese, noch vor nicht langer Zeit eine der verbreitetsten, heute eine der seltenen Seuchen geworden ist, mindestens in den zivilisierten Ländern; und daß

die progressive Paralyse, einst eines der häufigsten und traurigsten Erscheinungsbilder in Kliniken und Irrenanstalten, gleich der einst so verbreiteten Tabes allgemach in die klinische Raritätenkammer abzuwandern im Begriffe ist. Ein Nebengewinn, aber ein sehr gewichtiger, war bei alledem die Erkenntnis, daß die Impfmalaria durch die Anophelesmücke im allgemeinen nicht übertragen wird. So hatte Wagner-Jauregg, als Krönung jahrzehntelanger Vorarbeit, eine jener epochalen medizinischen Großtaten vollbracht, die Meilensteine auf den Wegen unserer Wissenschaft sind; sie war es, die ihm 1927, ein Jahr vor seiner akademischen Emeritierung, den Nobelpreis eintrug, als einzigem Psychiater, dem diese höchste wissenschaftliche Auszeichnung bisher zuteil geworden ist.
Damit ist indes bei weitem nicht erschöpft, was Wagner-Jauregg an Großleistungen erbracht hat. Auf dem Gebiete der Erforschung der Schilddrüsenfunktion und ihrer Störungen und speziell der Behandlung des Kretinismus unter unserer Alpenbevölkerung zumal hat er Grundlegendes geleistet, darüber hinaus aber auch für die Kropfprophylaxe mittels jodiertem Kochsalz, die dann in Österreich vor allem auf seine Initiative hin, wenn auch nicht durchaus und durchwegs seinen Intentionen proportional, organisiert worden ist. Über das rein Klinische hinaus aber hat er für die öffentliche und forensische Medizin Bedeutsames geschaffen. Leitsätze zu einer Irrengesetzgebung, zur Strafgesetz-, zur Strafverfahrensreform, zur Trinkerfürsorge hat er schon vor weit mehr als einem halben Jahrhundert niedergelegt, als offiziöser Experte und darüber hinaus. Er war übrigens, neben seiner klinischen und biologischen Hochbegabung, auch ein ganz hervorragender Kriminalist überhaupt und insbesondere von einer fast genialisch zu nennenden polizistischen Begabung, dank welcher ihm einmal in offener Schwurgerichtsverhandlung die Entlarvung eines Münzfälschers größten Stiles gelang, der es bis dahin zuwegegebracht hatte, durch geschickt getarntes Aufschnupfen von Kokain epileptische Anfälle zu provozieren und auf diese Weise das Gerichtsverfahren zu verunmöglichen; bis Wagner-Jauregg, über Ersuchen des Gerichtes als quasi Delegierter der medizinischen Fakultät im Gerichtssaale anwesend, mit kühnem Zugriff, auf offener Szene sozusagen, dem Spiel, unter ungeheurem Aufsehen, ein rauhes Ende bereitete, worauf die Verhandlung gegen den total verdatterten Angeklagten ordnungsgemäß zu Ende geführt werden konnte. Launig

meinte – das sei in diesem Zusammenhange erwähnt – einst Wagner-Jauregg, als er ein Kastenschloß aufsprengte, welches wir anderen nicht zu öffnen vermochten: »mir scheint, ich werde meinen Assistenten einen Einbrecherkurs lesen müssen.« Seine Vorlesung über Verbrechertypen war eine der fesselndsten, ihrem Inhalte wie ihrem Aufbaue nach; diese Thematik fesselte eben auch ihn in besonderem Maße. Es war nicht verwunderlich, daß seinem Scharfblick gegenüber Aggravanten und Simulanten kein leichtes Spiel hatten; das erwies sich auch während des ersten Weltkrieges, weswegen er dann nachher vor den damaligen »Staatsgerichtshof« gestellt worden ist, der ihn freilich freisprechen mußte. Diese damalige »Anklage« war kein Ruhmesblatt für Österreich, so wenig wie manch andere Hetzkampagne gegen berühmte und verdiente Mediziner vorher und nachher, derlei auch Wagner-Jauregg aus mancherlei Anlässen nicht erspart geblieben ist.
Wagner-Jauregg hatte sich allerdings ein Maß von Gelassenheit gegenüber solchen Inzidentien zueigen gemacht, mindestens trug er es nach außen hin zur Schau, mochte er auch in seinem Innersten vielleicht anders empfunden haben. Wagner-Jauregg war nämlich keine so einfach aufzulösende Natur: äußerlich rustikal wirkend, war er innerlich viel, viel komplizierter geschichtet als man glauben mochte. »Was wissen Sie denn von mir!«, fuhr er mich einmal recht ungnädigen Tones an, als ich gelegentlich einer weltschmerzlich, ja fast lebensüberdrüssig klingenden Äußerung aus seinem Munde in meiner Gegenwart ausrief, solcherlei sei doch gerade ihm, dem Lebenskünstler, als der er sich gab, unmöglich zuzumuten. Der Mann, der im schäbigsten Holzknechtgewande noch bis zur Siebzigerwende im Hochgebirge und später noch über die Gipfel des Wienerwaldes und Voralpenlandes zu wandern pflegte, er hatte die gediegensten Kenntnisse im Reiche der schönen Literatur, so daß man sich hüten mußte, hier irgend etwas falsch zu zitieren, und Goethes Faust war sein Brevier auf seinem Sterbelager. Jovial, urgemütlich, ungezwungen im Umgange auch mit dem Geringsten in seiner Umwelt konnte er erschreckend steif werden, wenn man wähnte, in gleichem Tonfall replizieren zu können. Wenig erbaut, wenn man ihm leichtfertig widersprach – er konnte da nicht nur gewaltig aufbrausen, sondern er pflegte solcherlei auch lange Zeit hindurch nachzutragen –, hielt er doch Menschen, auch Untergebene, nicht allzu wert, die ihm auf Po-

loniusart schmeichlerisch gefällig zu sein trachteten, achtete er im Gegenteil auch wissenschaftliche und andere Überzeugungen bei seinen Schülern, die den seinigen widersprachen, wenn er sie nur für ehrlich gemeint hielt. Den Schreiber dieser Zeilen hat er, trotz mancher Opposition gerade seinerseits, schon sehr früh sich habilitieren lassen und ließ als dessen Habilitationsschrift eine Arbeit zu, deren Tenor seiner – Wagner-Jaureggs – klinisch-psychiatrischer Überzeugung durchaus widersprach, sich übrigens in der Folge doch als tatsachengerecht erwiesen hat. Daß eine so bedeutende und innerlich so sehr komplexe Persönlichkeit gelegentlich einmal über seine Mitmenschen allzu scharf geurteilt hat, kann am Ende nicht wundernehmen; übrigens ist auch Wagner-Jaureggs Genius lange Jahre nicht als solcher erkannt worden, ward er als aufstrebender junger Arzt von manchen großen Meistern der damaligen Zeit abgelehnt, und auch nachdem er längst Ordinarius geworden war, sind ihm, in Österreich wie in Deutschland, viele Fachgenossen bei weitem nicht gerecht geworden; um später freilich ihr Urteil gründlich korrigieren zu müssen. Sprühend war Wagner-Jaureggs Geistreichtum, war sein sarkastischer Humor, war seine Meisterschaft, mit ein paar zielsicheren Worten ridendo dicere verum. Ich zitiere aufs Geratewohl etliche Bonmots: »Ein Arzt, der behauptet, nie eine Fehldiagnose gestellt oder nie einen Fehlschlag erzielt zu haben, beweist damit nur, daß er keine Praxis hat.« »Der sicherste Weg, sich jemandem zum Feinde zu machen, ist, ihn sich zu Dank verpflichtet zu haben.« »Die Herren Festredner haben von meinen verschiedenen Eigenschaften berichtet, aber keiner von ihnen hat erzählt, was für ein boshaftes Luder ich eigentlich bin«, so leitete er seine Dankesrede anläßlich des Festmahles bei seiner Abschiedsfeier vom akademischen Lehramte ein. Solcher »Bonbons« ließen sich noch zahllose servieren, aber wir wollen davon absehen, denn manche derselben schmecken gar zu bitter, wenn man sie auf der Zunge zergehen läßt. Unnachahmlich charakteristisch war sein Profil – sprechend festgehalten auf den 500-Schilling-Noten, die sein Bildnis tragen –, war seine Attitüde, seine Tracht, originell in jeder Einzelheit, aber natürlich und nie gesucht wie seine ganze äußere und seine höchst komplizierte innere Persönlichkeit. Vollblutösterreicher von Schrot und Korn, vereinigte er in sich eben dieses Österreichertum, das sich nie und nirgends verleugnete, mit einer kernhaft gesamtdeutsches Kultur- und Schicksalsbewußtsein betonenden Gesinnung, und eine selten innige Freundschaft verband ihn mit dem heute noch, 95 Jahre alt, auf seinem holsteinischen Gute lebenden Altmeister der deutschen Neurologen, dem Norddeutschen Max Nonne, emeritiertem Professor der Universität in Hamburg, der als einer der ersten die Bedeutung der Malariatherapie erfaßt und propagiert hat. Seine persönliche Freundschaft war etwas, was Wagner-Jauregg nicht leicht vergab: von seinen vielen bedeutenden Schülern, die er ohne Rücksicht auf persönliche Sympathie fast alle selbstlos gefördert hat, wo er konnte, durften sich seiner Freundschaft nur Emil Redlich und Constantin Economo, der große Entdecker der Encephalitis lethargica, rühmen. Aber auf der anderen Seite konnte Wagner-Jauregg auch gegenüber Gegnern großzügig und großherzig sein: das hat er gegenüber Sigmund Freud bewiesen wie gegenüber einem anderen, nun bereits verstorbenen hervorragenden Mitgliede der Fakultät, mit dem er einst auf deren Boden bittere Kämpfe auszufechten gehabt hatte, dem er aber dann ostentativ einen Besuch in dessen Wohnung abstattete, da derselbe, im Beginn der nationalsozialistischen Ära in Österreich verhaftet gewesen, endlich wieder hatte heimkehren können, freilich aller seiner Ämter entkleidet; Wagner-Jauregg, das hat mir dieser Herr selber erzählt, erklärte ihm damals, er wolle durch diesen seinen Besuch zum Ausdrucke bringen, daß er die Gewaltmaßnahmen der Nazi entschieden mißbillige; das hat er übrigens auch bei anderen Gelegenheiten während der nationalsozialistischen Ära unmißverständlich zum Ausdrucke gebracht, unbeschadet seiner vorhin gekennzeichneten, scharf profilierten gesamtdeutschen Gesinnung.

Noch kurz vor seinem am 28. September 1940 erfolgten Hinscheiden hat Wagner-Jauregg, auch nach seiner 1928 erfolgten akademischen Emeritierung fast pausenlos wissenschaftlich, ärztlich und im öffentlichen Leben tätig, ein bedeutendes Werk »über die menschliche Lebensdauer« vollendet, welches sein Sohn, Dr. Theodor Wagner-Jauregg, ein zur Zeit in den USA schaffender, übrigens recht namhafter Chemiker, nach dem Ableben seines großen Vaters herausgegeben hat. So konnte Wagner-Jauregg, ehe er die Augen für immer schloß, auf ein gewaltiges Lebenswerk zurückblicken, konnte er von sich sagen, er habe wahrlich nicht umsonst gelebt und er habe – auch äußerlich verstanden, denn hohe Auszeichnungen waren ihm im letzten Lebensabschnitte noch reichlich zuteil geworden –, Kämpfe und Anfechtungen, nach deren Überwindung aber Anerkennung in vollstem Umfange erfahren und erlebt. Aber auch nach seinem Tode hat, entgegen einer sarkastisch-pessimistischen Prophezeiung aus seinem Munde, die Nachwelt ihn nicht vergessen, auch Wien nicht, die Stadt, in der er am längsten und bedeutsamsten gewirkt hat, wo ein großer Gemeindebau nach ihm benannt worden ist. Nie wird das Andenken dieses großen Arztes, Forschers und Österreichers in den Annalen unserer Wissenschaft erlöschen.

Autoren der Essays und Erscheinungsjahr

In der Klammer werden der betreffende Band der »Neuen Österreichischen Biographie« angegeben.

Theodor Billroth: *Alexander Fraenkel* (VII, 1931)
Lorenz Böhler: *Jörg Böhler, Inge Lehne* (XIX, 1977)
Burkhard Breitner: *Viktor Reimann* (XX, 1979)
Josef Breuer: *Hans Horst Meyer* (V, 1928)
Ernst W. Brücke: *E. Th. Brücke* (V, 1928)
Constantin v. Economo: *Erwin Stransky* (X, 1957)
Anton v. Eiselsberg: *Burkhard Breitner* (IX, 1956)
Sigmund v. Exner-Ewarten: *A. During* (VI, 1929)
Ernst v. Feuchtersleben: *Elisabeth Keppelmüller* (X, 1957)
Johann Peter Frank: *Friedrich Wallisch* (XVI, 1965)
Sigmund Freud: *Erwin Ringel* (XVI, 1965)
Ernst Fuchs: *Alexander Jokl* (XV, 1963)
Robert Gersuny: *Otto Frisch* (IV, 1927)
Guido Holzknecht: *Ernst Georg Mayer* (XII, 1957)
Adolf Lorenz: *Albert Lorenz* (XI, 1956)
Edmund v. Neusser: *N. Ortner* (VI, 1929)
Hermann Nothnagel: *Ernst Lauda* (XI, 1956)
Heinrich Obersteiner: *Erwin Stransky* (XI, 1956)
Clemens v. Pirquet: *Edmund Nobel* (VIII, 1935)
Fritz Pregl: *Hans Lieb* (VIII, 1935)
Carl Rokitansky: *Erna Lesky* (XII, 1957)
Leopold Schönbauer: *Marlene Jantsch* und *Manfred Skopec* (XXI, 1982)
Franz Seligmann: *Adalbert Franz Seligmann* (VI, 1929)
Julius v. Wagner-Jauregg: *Erwin Stransky* (X, 1957)

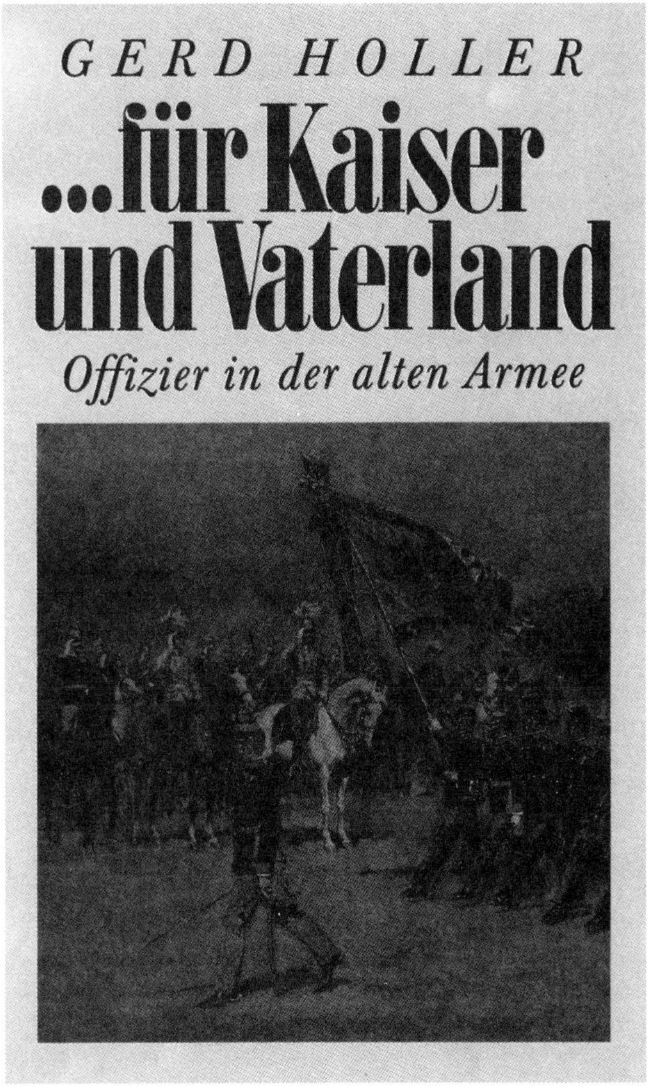

Efalin, 392 Seiten Text, 14 Farbbilder, ISBN 3-85002-287-0